实用现场流行病学调查与应急处置

主审　文育锋

主编　陈　健

中国科学技术大学出版社

内容简介

本书以突发公共卫生事件现场调查与应急处置的基本程序和要求、新冠肺炎疫情的流行病学调查与应急处置的技术路线及工作流程为两个总则,围绕基础性的流调技术、疫情早期分析研判技术、监测预警技术、风险评估技术、现代检测技术、甲类传染病疫情(以新冠肺炎乙类甲管为例)的个案流调和重点场所流调技术、重点和常见传染病(疫情)的预防控制和调查处置技术以及实用个人技术八类调查处置技术展开具体内容。同时加入近年新冠肺炎疫情对流调技术的新要求、真实案例研讨等实用内容。可使预防医学专业学生和基层疾病预防控制人员更加深入掌握疫情现场调查处置的总体思路、步骤和要求,熟练掌握现场数据收集、样本采集、个人防护的方法和要点,为培养实用性人才提供有效路径。

本书可供高校预防医学专业以及各级卫生应急队伍和疾病预防控制机构专业技术人员使用。

图书在版编目(CIP)数据

实用现场流行病学调查与应急处置 / 陈健主编. -- 合肥 : 中国科学技术大学出版社, 2024.12

ISBN 978-7-312-05996-4

Ⅰ. 实… Ⅱ. 陈… Ⅲ. 流行病学 Ⅳ. R18

中国国家版本馆 CIP 数据核字(2024)第 110416 号

实用现场流行病学调查与应急处置

SHIYONG XIANCHANG LIUXINGBINGXUE DIAOCHA YU YINGJI CHUZHI

出版	中国科学技术大学出版社
	安徽省合肥市金寨路 96 号,230026
	http://press.ustc.edu.cn
	https://zgkxjsdxcbs.tmall.com
印刷	安徽省瑞隆印务有限公司
发行	中国科学技术大学出版社
开本	787 mm×1092 mm 1/16
印张	18.5
字数	437 千
版次	2024 年 12 月第 1 版
印次	2024 年 12 月第 1 次印刷
定价	58.00 元

编 委 会

主　审　文育锋

主　编　陈　健

副主编　杨　锟　金岳龙

编　委（以姓氏笔画为序）

王　玮　马鞍山市疾病预防控制中心

王　春　马鞍山市疾病预防控制中心

王　俊　皖南医学院

方大春　马鞍山市疾病预防控制中心

甘俊英　马鞍山市疾病预防控制中心

朱宏斌　马鞍山市疾病预防控制中心

朱晓芳　马鞍山市疾病预防控制中心

江良梁　马鞍山市疾病预防控制中心

汤海燕　当涂县疾病预防控制中心

吴　铭　马鞍山市疾病预防控制中心

吴起乐　马鞍山市疾病预防控制中心

汪为春　马鞍山市疾病预防控制中心

陈道利　马鞍山市疾病预防控制中心

赵志荣　马鞍山市疾病预防控制中心

查　兵　马鞍山市疾病预防控制中心

袁　慧　皖南医学院

常微微　皖南医学院

章　江　马鞍山市疾病预防控制中心

梁雅丽　皖南医学院

秘　书　高　倩　朱　琼　刘　盈

前　　言

一、背景和目的

　　人类与传染病的斗争从古至今一直都在进行,可以说人类社会的发展史就是一部与传染病作斗争的历史,每一次大范围传染病的流行都对经济和社会的发展造成巨大的冲击。尤其是在经济社会高度发展和医疗技术快速进步的现今,2020 年以来的新冠肺炎暴发流行对全球的冲击,给人类社会造成巨大的危害和影响让人始料未及,颠覆了人类对疾病的认知,截至 2023 年 5 月 5 日世界卫生组织(World Health Organization,WHO)宣布新冠疫情不再构成"国际关注的突发公共卫生事件",全世界向 WHO 报告死于该病的人数近 700 万,而 WHO 估计至少有 2000 万人死于该病。这一灾难性事件对公共卫生系统,尤其是疾病预防控制系统的考验前所未有,新冠肺炎疫情暴发以来,基层疾控系统的流行病学调查、应急处置能力成为全社会关注的焦点,包括专业队伍力量、技术装备和技术手段(如信息化)、应对大规模疫情实战能力和在严格防控要求下技术路线等方面,经过三年疫情的检验,暴露出程度不一的短板和弱项,尤其是在新冠肺炎疫情持续扩散蔓延,面临快速排清风险人群和风险区域、快速控制疫情以实现社会面清零的任务要求下,问题和矛盾显得更加突显。

　　如何比病毒"跑"得更快,即在疫情早期,能在流行病学调查第一时间精准介入以后实现更快的切断传播,显现更好的防控效果,关键是流行病学调查处置能力与阻断疫情传播扩散的要求能否匹配,能否与之一战。在实战需求面前,流行病学调查处置除了能力提升外,没有其他退路,其主要方法和实现路径包括两个方面:一是专业队伍的组建和扩容,队伍的来源包括疾病预防控制机构内的专业人员、基层医疗卫生机构的公共卫生力量以及高校预防医学类学生等;二是专业能力的快速提升,检验的标准只有一个,就是能否胜任实战要求。而在三年的现场实战中,流行病学调查能力问题也逐渐暴露出来:

　　(1) 高等医学院校毕业生虽然经过流行病学基本理论的学习,但大多缺乏现场流行病学调查与应急处置的实用性知识和技能。

　　(2) 基层医疗机构的公共卫生人员、疾病预防控制机构内的非应急岗人员,把现场流行病调查基础知识转为流行病学调查与应急处置实战性技能的能力与实战要求仍有较大差距。

自 2023 年 1 月 8 日起，虽然新型冠状病毒感染被调整为乙类传染病，防控措施要求也同步调整，但未来，传染病的威胁仍将继续，正如 2015 年比尔·盖茨在 TED（technology、entertainment and design，即技术、娱乐和设计）演讲中向我们发出的警告："The next outbreak? We are not ready."（下次疫情暴发？我们还没准备好。）目前全球新发传染病如猴痘、儿童不明原因肝炎、禽流感新亚型、埃博拉出血热等时刻威胁着人类，各类突发公共卫生事件随时会发生，疾病预防控制机构如何更好地提升实战性的、与新形势新要求相匹配的现代化流行病调查与应急处置能力，开发并建立相应的技术，高等医学院校如何为专业机构输送更加实用性的梯队人才，已成当务之急。

现代化流行病调查与应急处置能力，应定位于捍卫国家和地区公共卫生安全的维度，与这个定位相匹配的是要培养一支训练有素、吃苦耐劳、独立思考和勤于实践的流行病学调查专业队伍，从而提升实战能力，以队伍建设和能力提升的确定性应对疫情发生发展的不确定性和高风险性。所谓匹配的能力，具体应表现为，在一次疫情发生时间、规模不确定的情况下，对于一般性的传染病疫情，专业力量足以从根本上控制住或扭转公共卫生灾难事件发生发展的惯性趋势，使其对经济社会的影响降低到民众可接受的程度；对于重大传染病疫情，由全面应急处置转向应急处置和常态化防控相结合，由群专结合、群防群控转向群专结合、以专为主，有能力为防控模式的及时有序转换提供更加坚实的专业保障。

高等医学院校通过对"流行病学"这门基础性课程的教授，让预防医学毕业生掌握了现场调查的基本框架和要素；各级各类现场流行病学调查培训班的举办，让更多的现场班学员有了现场调查的基本思维。本书编制的目的和意义在于发生突发公共卫生事件后，如何在实战中形成现场流行病学调查与应急处置的思维闭环并抓住核心要素，科学运用流行病学技术、方法和路线，通过快速调查、风险研判和及时处置，取得精准、有效控制的实际效果。

二、实用流行病学调查与应急处置的实践意义

流行病学是研究人群中疾病与健康状况的分布及其影响因素，并研究防治疾病及促进健康的策略和措施的科学，是公共卫生的重要的基础学科之一，是现场流行病学调查员建立流行病学思维的根本源泉。

2003 年严重急性呼吸综合征（severe acute respiratory syndrome，SARS）暴发流行后，流行病学的现场工作，尤其是在解决突发公共卫生事件中所呈现出的重要性和特殊性，受到广泛重视，并促进现场流行病学得到了快速发展。现场流行病学是应用流行病学和其他相关学科的理论和方法，对发生在现场人群中重要公共卫生问题的预防和控制，并进行效果评价，以保护和增进群体健康的学科。美国流行病学者 Gregg 认为，现

场流行病学是流行病学在下列情况下的应用：① 问题发生的时限难以预料。② 必须立即对该问题作出反应。③ 流行病学工作者必须亲赴现场解决该问题。④ 调查深度可能受到限制，必须采取及时的控制措施，研究设计和方法受到紧急情况的制约。随着实践中的广泛运用和发展，现场流行病学已成为流行病学的一个重要分支，是现场流行病学调查员学习实践的重要遵循。

《中华人民共和国国民经济和社会发展第十四个五年规划和2035年远景目标纲要》明确提出"改革疾病预防控制体系，强化监测预警、风险评估、流行病学调查、检验检测、应急处置等职能"。随着实践的发展，特别是新冠肺炎疫情的出现，对现代化流行病学调查处置能力提升的需求已十分紧迫和必要。广义的流行病学调查处置能力包含了流行病学调查、应急处置、风险评估和监测预警等专业技能，从宏观上来说，这四项能力构建了现代化流行病学调查处置能力的有机体，监测预警指向前端，流行病学调查-应急处置用在战时，风险评估贯穿始终，溯及现代化流行病学调查处置能力的全要素。流行病学调查处置能力建设和提升需要同步，这样流行病学调查处置的效应才会更加凸显。本书的编写正基于此，并着眼于以下三个方面：

（1）基层疾病预防控制人员和高等医学院校实习生，调查处置突发公共卫生事件的实用性、实战性能力的提升。

（2）现代化流行病学调查处置能力的构建，展开并突出流行病学调查、风险评估、监测预警和应急处置等核心内容，以及实战中必需的流行病学技术、方法和路线。

（3）将流行病学思维贯穿于突发公共卫生事件调查处置全过程的运用。

三、实用流行病学调查与应急处置的内容设置

本书按照一个具备基本流行病学知识的调查员，在参与现场调查处置时应当具备的实用技能和实践要求来撰写，教学内容由6个章节的现场调查处置和2个章节的桌面演练与实践活动要求构成，教程框架构建和内容编制的总体思路如下：

（1）遵循现代化流行病学调查处置技术要求。篇章结构包括2个总则和8类调查处置技术，2个总则包括：突发公共卫生事件现场调查和应急处置的基本程序及要求；新冠肺炎疫情的流行病学调查与应急处置的技术路线及工作流程。8类调查处置技术包括：基础性的流调技术；疫情早期分析研判技术；监测预警技术；风险评估技术；现代检测技术；甲类传染病疫情（以新冠肺炎乙类甲管为例）的个案流调和重点场所流调技术；重点和常见传染病（疫情）的预防控制和调查处置技术；实用个人技术。

（2）突出实战实用性。如对突发公共卫生事件调查处置实战中的基本程序深入细化的同时，辅之以实例讲解；调查技术、个人技术和防控技术要点等，都是从实战角度，以实用性的技术要求来编制的。

（3）增加新冠肺炎疫情后对流调技术的新要求。如增加了疫情分析研判技术、监测

预警技术和风险评估技术以及在新冠肺炎疫情实战中提炼出的流行病学调查与应急处置技术。

（4）增加调查处置能力提升的实施路径内容。包括案例研讨、桌面推演和现场实践要求等内容。

具体章节内容涵盖：第一章为总纲，内容包括实用流行病学调查与处置涉及的基础性概念，突发公共卫生事件调查早期的流行病学分析研判，以及突发公共卫生事件现场调查与应急处置的基本程序和要求。第二章为实用调查技术，内容包括结合实践用的调查方案和调查表设计、调查图表制作、调查报告撰写、现代检测技术，实践性的监测预警技术和风险评估技术等。第三章为新冠肺炎疫情的现场调查与应急处置，内容以新冠肺炎防控为例，为甲类传染病疫情和今后的新发、重大呼吸道传染病紧急状态下防控提供参考性技术指南。第四章为重大和常见传染病预防控制和调查处置技术，内容包括艾滋病、血吸虫病、结核病、疫苗可预防疾病和常见传染病的实践性的防控技术要点。第五章为实用个人技术，内容包括个人防护装备使用、信息化系统使用、标本采集、现场调查防范交叉感染的技术要点，本章节为实践教学，重在实际操作。第六章为实践案例研讨，本章节为互动式教学，重在通过案例讨论，促进学生思考和领会。第七章为桌面演练实践，内容包括桌面演练的基本要求、实践性案例桌面演练的设计和操练，本章节为实践教学，重在实际操作和运用。第八章为现场实践要求，内容是对调查员的实践活动提出基本要求，本章节要求重在落实于实践。

编　者

2024 年 10 月

目　　录

第一章 总 纲

第一节 实用流行病学调查与应急处置涉及的基础概念

现场流行病学调查员通过现场调查,初步阐明疾病总体发病情况以及时间、地点和人群中的分布特征,描述疫情(事件)的流行病学特征,提出可能的暴露因素/致病因子、发生发展过程的假设,运用流行病学分析方法,得出初步的流行病学调查结论,并进一步明确和评估预防控制措施及其效果,在这些过程中,均涉及流行病学基础概念和方法,以下对现场调查中常见的概念和方法进行简述。

一、常见有关的"率"及比较分析

(一)发病率、罹患率、患病率

1. 发病率(incidence rate)

是指一定期间内,一定范围人群中某种疾病新病例出现的频率,分子是一定期间内某病的新发病例数,如计算 2022 年某地艾滋病的发病率,假设某地艾滋病新发病例 100 例,除以地区人口 216 万,则某地艾滋病的发病率为 4.6/10 万。

2. 罹患率(attack rate)

也是测量人群中某病新发病例发生频率的指标,通常用于疾病暴发期间某一局限范围、短时间内的发病率,如某次流感暴发疫情中,对某学校 1000 名学生教师进行现场调查,其中 100 名病例符合病例定义要求,则罹患率为 10%。

3. 患病率(prevalence)

是指某特定时间内一定人群中某种疾病新旧病例所占比例。如计算 2022 年某区糖尿病的患病率,指的是 2022 年度某区现有糖尿病患者(含新发和既往病例),除以某区人口数,得出的比例。

（二）死亡率、病死率

1．死亡率（mortality rate）
指的是在一定期间内，一定人群中，死于某病或多种病的频率，其分母为总人口数。

2．病死率（case fatality rate）
指的是在一定时期内，某病的全部患者中因该病死亡者所占的比例，其分母为患病总人数。

（三）比较分析

两个或多个率的比较分析，最常用的统计学方法是 χ^2 检验，如某学校发生水痘暴发疫情，两个年级的水痘罹患率的比较，是否有统计学差异，则用 χ^2 检验进行分析。

二、病例对照研究和队列研究的关联强度指标

（1）病例对照研究中描述疾病与暴露之间的关联强度的指标，常用比值比（odds ratio，OR），用病例组的暴露比值和对照组的暴露比值之比来表示，表明暴露组的发病危险性是非暴露组的多少倍。病例对照研究不能计算发病率。病例对照研究中数据整理分析用的表格见表 1.1。病例对照研究常用于难以调查事件全部病例或事件暴露人群不确定时。

表 1.1　病例对照研究数据整理表

暴露或特征	病例	对照	合　计
有	a	b	$a+b=n_1$
无	c	d	$c+d=n_0$
合计	$a+c=m_1$	$b+d=m_0$	$a+b+c+d=t$

注：OR 值 $=\dfrac{\text{病例组的暴露比值}}{\text{对照组的暴露比值}}=\dfrac{a/c}{b/d}=\dfrac{ad}{bc}$。

例 1　如某学校发生一起由致泻性大肠埃希氏菌引起的食源性疾病暴发事件，食用中餐后陆续发病 114 例，可疑暴露餐次为中餐，学生餐中餐菜谱包括：自制酱鸭、西红柿炒蛋、金玉满堂、清炒豇豆和酸奶，为进一步分析可疑食品，对病例所在班级和性别进行匹配，选取对照 120 例，进行流行病学调查，并计算各种食品的 OR 值和 95%CI，其中对进食酱鸭的统计分析见表 1.2。

表 1.2　某学校食源性暴发事件病例对照研究数据整理表

酱鸭	病例	对照	合计
吃	107	78	185
未吃	7	42	49
合计	114	120	234

注：OR $=8.23$，95%CI $=3.55\sim20.13$。

统计分析结果显示,病例组和对照组进食酱鸭的比例,存在统计学差异($\chi^2 = 29.41$,$P < 0.05$),表明进食酱鸭和发病有统计学关联;$OR = 8.23$,可认为吃酱鸭者的发病风险是未吃酱鸭者的8.23倍,初步判断酱鸭为可疑污染食品。

(2)队列研究中描述疾病与暴露之间的关联强度的指标,常用相对危险度(relative risk,RR),用暴露组和非暴露组发病率的比值来表示,表明暴露组的发病危险是非暴露组的多少倍。队列研究中数据整理分析用的表格见表1.3,队列研究常用于事件暴露人群已经确定且人群数量较少时。

表1.3 队列研究数据整理表

组 别	病 例	非病例	合 计	发病率
暴露组	a	b	$a + b = n_1$	a/n_1
非暴露组	c	d	$c + d = n_0$	c/n_0
合计	$a + c = m_1$	$b + d = m_0$	$a + b + c + d = t$	

注:RR 值 $= \dfrac{\text{暴露组的发病率}}{\text{非暴露组的发病率}} = \dfrac{I_e}{I_0} = \dfrac{a/n_1}{c/n_0}$。

例2 某工厂70名员工,近一周陆续发生工人腹泻病例,无共同就餐史,对其中66名员工进行个案流行病学调查,初步怀疑与饮用水相关联,分别计算饮用桶装饮用水、瓶装矿泉水的、自带热水后发生腹泻的 RR 值和95%CI,其中饮用桶装饮用水情况的统计分析见表1.4。

表1.4 某工厂聚集性腹泻事件队列研究数据整理表

饮水情况	发病	未发病	合计	罹患率(%)
饮用	41	10	51	80.39
未饮用	2	13	15	13.33
合计	43	23	66	65.15

注:RR $= 6.03$,95%CI $= 1.65 \sim 22.06$。

统计分析结果显示,饮用桶装饮用水的罹患率和未饮用桶装饮用水的罹患率差异有统计学意义($\chi^2 = 22.96$,$P < 0.05$),初步分析饮用桶装饮用水为危险因素,饮用者发病风险是非饮用者的6.03倍。

三、传染病的流行过程

(1)流行过程"三环节",即流行过程必须具备三个条件,传染源、传播途径和易感人群。如采取有效措施,控制、切断其中任一环节,其流行过程即告终止;传染病疫情发生后,应急处置最基本的流行病学思维为:控制/消灭传染源、切断传播途径和保护易感人群。

(2)影响和制约"两因素",即自然因素和社会因素,自然因素包括气候、地理等,社会因素包括生活条件、风俗习惯、医疗卫生状况、文化水平、宗教信仰等。如 2000 年 10 月,非洲乌干达一地发生聚集性危重埃博拉病毒病疫情,发病病例共 425 例,此次疫情的初期患者大多数都来自 Gulu 地区的 Rwot-Obillo 村庄,他们之前都出席过某人的葬礼,其发生和流行就与当地人葬礼习俗——密切接触病人的尸体有关联。

四、传染病的病因

(一) 病因模式(传播模式)

传染病的传统传播模式即流行病学"三角模式",由病因(agent)、宿主(host)和环境(environment)组成。

1. 病因因素

指病原学病因。狭义的病因指的是传染性的微生物,广义的病因包括引发疾病或损伤的化学性和物理性因素。

2. 宿主因素

指能够患病的人,不同宿主或同一宿主的不同阶段可能存在着遗传因素、免疫状况、营养状况、精神状况、行为特征、年龄、性别等因素的差异性和不确定性。

3. 环境因素

指存在于人类周围环境中可以影响人群健康的物理、化学和生物因素,也包括经济、社会等其他影响人类行为的相关因素。

(二) 流行病学病因

1980 年,美国 Lilienfeld 提出了广义病因的概念:"那些使人们发病率增加的因子就可以认为有病因关系存在,当它们之中一个或多个不存在时,疾病频率就下降。这种与发病率消长有关的因素称为病因,它涵盖了危险因素(risk factors)与决定因素(determinants)。"简言之,那些使人群中某病发病概率增加的因素称为该病的病因。

相比病原学病因,流行病学病因对疾病的预防控制具有更重要的意义,它从多因素病因角度考虑,对于疾病的早期预防、不明原因疾病的控制,作用更加明显。

五、疾病的自然史和感染谱

(一) 潜隐期、潜伏期、传染期

1. 潜隐期(latent period)

通常是指宿主暴露于病原体到具备传染力(可以排出新病原体)的时间间隔。

2. 潜伏期(incubation period)

通常是指宿主暴露于病原体到出现临床症状的时间间隔。

3. 传染期(infection period)

通常是指感染宿主可以持续传播病原体的时期。

在疫情(事件)的流行病学调查中,一般需要基于个案调查资料描述其最短、最长和平均潜伏期(潜伏期中位数),随着调查的深入,可以不断调整,潜伏期的流行病学意义,包括推断可能暴露时间、确定接触者的隔离和医学观察期限(如一个最长潜伏期)、评价预防控制效果(判定疫情终止)等。

潜隐期一般需要通过对感染者在发病前进行连续敏感的检测进行判断,潜隐期的终点即传染期的起点,潜隐期如小于潜伏期,意味着在潜伏期内(如潜伏末期)即具备传染性,见图1.1,潜隐期/传染期对于确定排查病例接触者的起点、终点具有重要的流行病学意义。如SARS、新冠肺炎感染者在潜伏末期就具备了传染性,那么在排查该类病例的密切接触者时,把排查的起点确定在发病前1~2天。

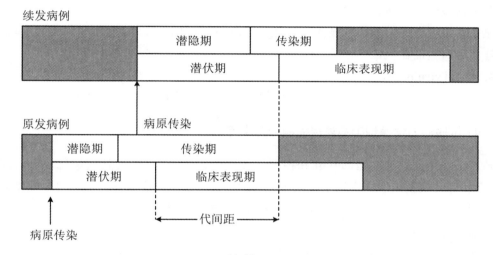

图1.1 潜伏期、潜隐期、传染期和代间距示意图

(引自冯子健,2013)

(二)传染过程中的感染谱

机体感染病原体后,出现临床症状、表现的各种不同情况,即感染谱(infection spectrum),其完整的表现形式包括:未感染、隐性感染、显性感染(轻、中、重型)、死亡等。不同的传染病、传染病的不同时期,其感染谱均可能不同,有的以隐性感染为主,如脊髓灰质炎、流行性脑脊髓膜炎、流行性乙型脑炎。结核菌素试验阳性时,无临床症状者比例要远大于出现临床症状的结核病患者,有的以显性感染为主,如麻疹、水痘。

对于突发性的公共卫生事件,特别是新发传染病,其感染谱的完整、真实展示,往往和流行病学调查的深入、细致有关。一个横断面的感染谱只能反映某个时点(时期)所调查病例展示的情形,一定程度上受到调查范围、调查对象临床症状的追踪等因素的影响,如在规模性筛查早期,有可能出现病原学阳性但未出现临床症状的人员,其可能的结局则有两种,一种是始终不出现症状的隐性感染者,而另一种则是处在潜伏期内的感染者,随着时间的推移则会出现相应的临床症状。

具备传染性的隐性感染者、长期的慢性携带者(如乙肝病毒携带者)、处在潜伏期内具备传染性病例和临床症状不典型(或疾病发病初期)患者,相比临床症状典型的患者,从疫情控制来说,更具备流行病学调查和应急处置的价值。

(三)传染性病原体的传染力、致病力和毒力

1．传染力(infectivity)

是指暴露人群中感染者所占的比例。

传统流行病学中常用续发率评价传染病的传染力;续发率(secondary attack rate)是指在最短潜伏期到最长潜伏期之间(一个潜伏期内),易感接触者中发病人数占所有易感接触者总数的比例。

2．致病力(pathogenicity)

是指感染人群中出现临床显性感染症状者所占的比例。实践过程中,更关注出现明显临床症状者所占的比例。

3．毒力(virulence)

是指临床病例中严重或致死病例所占的比例。通常用重症率、病死率来衡量。

(四)传播动力学模型中描述传播能力的常用指标

随着疾病传播数学模型的建立和传播动力学的深入研究,因为其定量化、精确性的特点,数学和统计模型被广泛应用于研究传染病的传播过程以及疫情发展趋势的分析和预测。

代间距(generation time)和再生数(reproduction number)是传播动力学模型中常见的描述传播能力的指标。

代间距是指原发病例的发病日期与其传播感染导致的续发病例发病日期的间隔,见图1.1,代间距越短,表明该传染病在人群中的传播速度越快。

再生数是指当一种新的传染病出现时,往往会用基本再生数(R_0)和有效再生数(R_e)来量化它的传播能力。基本再生数(R_0)是指在所有人都是易感者的人群中,一个指示病例在感染期间感染的平均人数。有效再生数(R_e)是指在某种程度上具有免疫力(或因对病例、接触者实施了隔离措施)的人群中,一个指示病例的平均感染人数。R_e也称为随时间变化的有效再生数(R_t),指在疾病流行过程中的t时刻(一般以1天计),由一个一代病例所产生的二代病例的平均数量。R_0的定义要求群体中所有人都是易感者,而R_e的定义是当疾病开始流行后,存在感染后、接种后免疫或防控措施干预的条件,此时易感者的数量较开始时有所下降。

基本再生数(R_0)可用于预测传染病的流行趋势,在疾病自然传播,没有人为干预的情况下,R_0的值越大,表示传染性越强,疾病越容易在人群中暴发和流行,也越难得到控制。

有效再生数(R_e)可用于评估疫情规模、发展趋势和防控措施效果,当$R_e<1$时,疫情将出现下降趋势;当$R_e=1$时,疫情将呈现平稳趋势;当$R_e>1$时,疫情将呈现持续上升趋势。

六、疾病的流行水平和流行模式

（一）疾病的流行水平

传染病的流行强度包括散发、暴发、流行和大流行等。

1. 散发（sporadic）

是指发病病例在发病时间、地点上无流行病学关联，发病水平呈历年来的一般水平（基线水平）。

2. 暴发（outbreak）

是指在某局部地区或单位中，短时间出现大量症状相同的病例，如食物中毒、某学校的流感、某行政村的伤寒暴发等。

3. 流行（epidemic）

是指在某地区人群中，某种传染病的发病数量增加，明显超出历年来的一般水平（基线水平），常常用前 3 年或前 5 年的平均发病水平来衡量，比较、判断时需要考虑范围、人群、时间的同质化。

4. 大流行（pandemic）

是指某种传染病蔓延迅速，越过多个国界甚至洲界形成全球性流行。如霍乱、流感、新型冠状病毒肺炎引起的全球性大流行。

（二）疾病的流行（传播）模式

根据疾病在人群中的传播方式将流行模式主要分为同源型、扩散型和混合型。

1. 同源型（common source）

是指人群均暴露于相同来源的病原体或有毒物质，包括点源传播、持续同源传播、间歇同源传播等。

2. 扩散型（propagated）

是指人与人的直接传播或通过生物媒介造成的人与人的传播，如流感等呼吸道传染病、登革热等虫媒传染病等。

3. 混合型（mixed）

是指某些疾病兼具了同源型传播和扩散型传播的特点，常常因为同源型暴发后，又混合发生了人传人的传播。如学校、托幼机构发生的诺如病毒病暴发疫情。

不同传播模式的典型流行曲线特征示例如下：

1. 点源传播模式

其流行曲线表现为发病时间相对集中，曲线快速上升后，快速下降或拖尾缓慢下降，高峰持续时间较短（图 1.2）。

2. 持续同源传播模式

其流行曲线表现为曲线快速上升后，保持在一个高峰平台期，暴露因素消除或得到控制后,曲线才呈下降趋势(图1.3)。

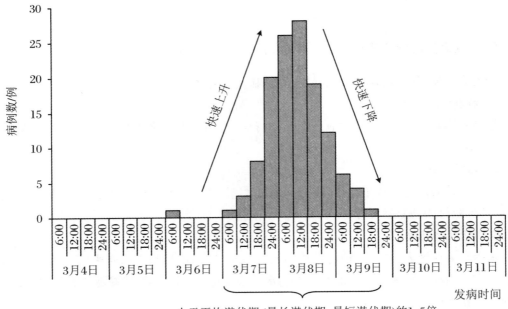

图1.2 点源传播模式流行曲线示意图

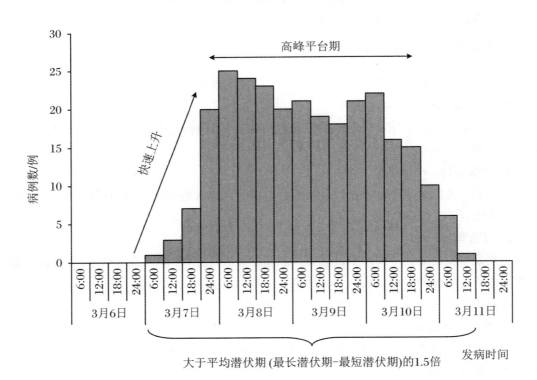

图1.3 持续同源传播模式流行曲线示意图

3.间歇同源传播模式

总体与持续同源传播流行曲线相似,因暴露因素间断发生,或暴露因素暂时去除后又再次出现,造成曲线的不规则形状(图1.4)。

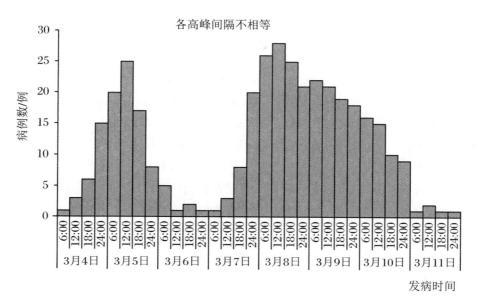

图1.4 间歇同源传播模式流行曲线示意图

4.扩散型(人传人)传播模式

其典型流行曲线有一定的周期性(周期的间隔约等于疾病的平均潜伏期),缓慢上升后,出现连续性、缓慢增高的峰(提示传播的代数),达到一定高峰后下降(图1.5)。

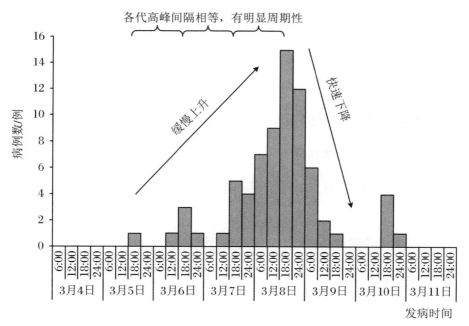

图1.5 扩散型(人传人)传播模式流行曲线示意图

第二节　突发公共卫生事件调查早期的流行病学分析研判

在疫情或事件接报后的早期,由于掌握和了解的基本信息和数据,可能呈现零散化、碎片化,疫情形势尚不明朗,如何能在第一时间就现有的信息和数据进行科学的流行病学特征分析和风险研判,并第一时间精准提出下一步的应急处置建议,是在实践过程中疾病预防控制机构和专业人员处理突发公共卫生事件时面临的第一个挑战,也是能够充分体现流行病学思维和发挥公共卫生价值的第一关,需要遵循的原则即"特征分析、风险研判和应急处置建议三同时",即同步开展流行病学特征分析、同步风险研判和同步提供应急处置建议。

早期的流行病学分析研判的适用情形,包括调查前内部组织准备、调查前的首次会议和到达事发现场调查开始后的首次会议等。本章节以传染病突发公共卫生事件为调查分析背景。

一、前提

电话了解事件基本情况,基层机构进行初步调查以及收集初步调查、检测的相关数据。

二、目的

进行早期的流行病学特征分析和风险研判,为下一步的紧急调查处置提出明确思路和建议。

三、基本步骤和内容

基本步骤和内容包括以下六个方面。

(一) 阐述该传染病的基本特征

常见传染源、传播途径、易感人群、潜伏期、传染期、传染力、致病力以及常见流行特征等。

(二) 阐述该类传染病疫情的基本特征和流行形势

(1) 传染病类型:甲、乙、丙类/监测类/不明原因类。

(2) 呼吸道/肠道/自然疫源及虫媒/血源及性传播传染病。

(3) 散发/聚集性/暴发疫情(突发公共卫生事件)。

(4) 目前本地区、周边地区和其他地区同类疫情的流行形势。

（三）目前疫情的流行病学特征分析

（1）传染源特征。首发（首报）情况、可能来源（输入/本地）、发现方式、可疑暴露因素等。

（2）传播链特征。可能的传播途径是什么？传播链条有哪些？是否清晰？

（3）临床特征。多数病例共同的临床症状和体征，常规检测情况，重症和死亡情况等。

（4）流行特征。疫情规模和传播模式、平均潜伏期、三间分布及传播代际等情况。

（四）提炼本次疫情的特有特征

主要包括本次疫情与既往疫情的不同点，事发地的特殊情况，紧急事项以及特别要注意的事项等。

（五）动态风险研判

就现有数据和资料，主要研判当前风险要素、风险程度和是否可控，下一步可能出现的情形，以及对疫情规模和流行强度产生的影响。研判要充分体现流行病学思维，分析轻重缓急程度。结合数据和资料的进展变化，及时进行动态分析研判。

如新冠肺炎疫情在乙类甲管期间的每起疫情调查初期，亟须动态研判风险程度，主要通过病例发现时间和方式、源头是否清晰、传播链是否清晰、社区传播风险以及风险区域的大小和风险人员的多少等现场调查情况，结合病毒类型、核酸检测 Ct 值、第一轮检测结果等实验室检测情况，进行综合研判。

（六）提出应急调查处置建议

提出立即要采取的调查工作要点和紧急控制、处理措施建议，要体现下一步的工作思路和目的意图，分清轻重缓急，并考虑到对风险不确定性及动态变化的预期控制效果。

以上仅为疫情调查早期进行流行病学分析研判的基本程序、步骤和内容要点，实际工作中，要结合疫情的实际情况、特点和掌握信息多少灵活运用，步骤之间可以融合，每一步骤的内容可详细可简略，重要的是抓紧时间进行核心信息提炼、科学分析研判和果断应急处置。

如疫情发生初期病因不明确，则要更加侧重于疫情的流行病学特征，尤其是特有特征的分析研判，根据初步研判结果采取针对性的应急处置措施，同时要加快推进现场流行病学调查、现场卫生学调查以及多病原实验室快速检测，根据调查和检测进展，及时动态研判风险，并对应急处置措施进行调整完善。

四、以实际案例解析疫情早期的流行病学分析研判

案例解析 1　2017 年 A 省 M 市一起感染性腹泻暴发疫情早期流行病学分析研判

基本情况：2017 年 6 月 13 日上午 10 时左右，A 省 M 市疾控中心接到 B 区疾控中心报告，当地 2 家卫生院电话报告称：2 家卫生院从 6 月 11 日开始，感染性腹泻病例骤然增多。

经初步核实,该地区 6 个行政村 2016 年 6 月 11—13 日同期未报告病例,5 月同期罹患率为 1.67/万,此次报告罹患率为 37.68/万,远高于基线水平。

1. 阐述该传染病的基本特征

感染性腹泻的常见传染源、传播途径、易感人群、潜伏期、传染期、传染力、致病力和常见流行特征等。

2. 阐述该类传染病疫情的基本特征和流行形势

丙类传染病,肠道传染病类,该类疫情如同一起疫情病例数在一周内达到 20 例及以上,则构成突发公共卫生事件;该类传染病疫情夏秋季多发,农村环境条件改善后,暴发性疫情目前已不多见。

3. 目前疫情的流行病学特征分析

无明确首发病例,6 月初有少量散发病例,6 月 11 日以来病例突然增多,目前已覆盖到 6 个行政村,临床症状以腹痛、腹泻和发热为主,目前无重症病例报告,可能的传播途径包括饮用水受污染或共同食品受污染,目前传播链条不清晰,需要进一步调查。

4. 提炼本次疫情的特有特征

短期内、较大范围的病例集中发生,提示水源性肠道传染病暴发的可能性大,6 月 10 日 B 区发生入夏以来首次强降雨。

5. 动态风险研判

(1)研判点 1:应尽快溯清污染源头,如源头不能理清,后续病例仍会快速增加,首要风险考虑饮用水受污染,特殊情形下应考虑一段时间的紧急停水,其次考虑共同污染的食品、环境。

(2)研判点 2:应全面展开流行病学调查,必须分组同步展开,当地政府应充分配合,如不能迅速展开,则疫情规模和涉疫范围不能尽快明确,传染来源也无法查清。

(3)研判点 3:应迅速安排第一批饮用水、环境、人员等重点关键样本的采集和检测,以期早期排查感染来源线索,其结果直接影响到下一步的风险研判和控制措施。

6. 立即要采取的调查工作要点和应急处置建议

包括立即向上级报告,传染病疫情的早期网络报告;立即召集流调队员,进行分组分工,并统一流调要求;设计准备流调表格,包括个案表、一览表;通知市级实验室做好下一步样品采集、检测的各项准备;建议涉事的自来水厂立即检修制水工艺并适当加大消毒剂量(在加大剂量前采集样本);立即安排当地疾控中心迅速采集第一批饮用水、环境、人员等关键样本并送检。

❋ **案例解析 2** **2022 年 12 月 3 日 H 区某实验中学新冠肺炎聚集性疫情流行病学分析研判(分阶段)**

(一)起始阶段基本情况:重处置阶段(12 月 3 日)

基本情况:2022 年 12 月 3 日 20 时左右,M 市 H 区疾控中心报告,辖区某实验中学 802 班一名学生 3 日下午去市某医院发热门诊就诊,核酸检测为阳性,初步了解家庭同吃同住 4

人,近期无外出史和风险人员接触史,抗原均为阴性,学校共有 600 余名师生,目前情况不清,需要紧急处置。

1. 阐述该传染病的基本特征

新冠肺炎的常见传染源、传播途径、易感人群、潜伏期、传染期、传染力、致病力等。

2. 阐述该类传染病疫情的基本特征和流行形势

乙类甲管传染病,呼吸道传染病类,该类疫情如在一个社区或同一单位病例达到 2 例,则构成突发公共卫生事件;按当时国务院联防联控机制要求,在一个潜伏期内实现社会面清零,目前该市其他区县均为清零状态,周边省市出现多点散发、暴发等疫情,近期北京、广东、河北有大学生因疫情原因提前返回。

3. 目前疫情的流行病学特征分析

目前仅有首报病例情况(确诊病例、初二年级学生),传染源不清,家庭传播链暂未发现线索,学校传播链待进一步调查明确,首报病例不一定是首发病例,此起疫情规模尚不清。

4. 本次疫情的特有特征

本次疫情涉及学校,学校是新冠肺炎疫情发生发展的"放大器"场所,人员聚集、接触交流渠道多,包括课堂教学、课后交流、文体活动、师生交流、老师之间交流等,亟待紧急处置,摸清疫情底数和规模,迅速切断传播链,控制疫情进一步发展。

5. 动态风险研判

(1)研判点 1:首报病例为发热门诊发现,已经出现症状,在发现时已经具备传染性,出现续发病例可能性大。

(2)研判点 2:因目前传染源头不清,如源头在学校,则可能已有 2～3 代,学校呈聚集性疫情态势;如源头在社会面,从社会面引入,则社会面可能已有局部(局点)散发或聚集性疫情。

6. 立即要采取的调查工作要点和应急处置建议

(1)迅速排清下游。疾控、教育、公安部门协同,立即展开个案流行病学调查,排清病例的密接并同时转运。

(2)同步排查源头,并核清疫情规模。① 首先通知全校 600 余名师生就地不流动。② 然后按照分层次、分时段来校采样,连夜完成。第一层级(单采):同班级＋授课老师;第二层级(混采):同年级、同楼层＋授课老师;第三层级(混采):其他师生。③ 布置核酸采样点 10 个以上,抗原先行检测。④ 要求:严禁乘坐公共交通工具,采样时严禁聚集,校内师生与家属同步来校,采样时一户一管。

(3)病例所在楼栋封闭管理,按频次开展核酸检测。

(4)在医院发热门诊开展密切接触者排查,并对发热门诊进行终末消毒。

(二)进展情况:深入分析跟进处置阶段(12 月 4 日)

1. 深入流行病学特征分析、风险研判

(1)经 12 月 3 日晚连夜全校有序筛查,共发现同班确诊病例 10 名(9 名学生和 1 名老师),5 个混样阳性,9 个可疑阳性(单靶标阳性或 Ct 值高),后续核酸筛查仍会出现阳性病例;同日晚某医院发热门诊报告该校周边一炒货店店主核酸阳性。

（2）该校已出现暴发疫情,目前呈同班级、同楼层聚集性,802班成为暴发点,首发病例应当出现在5～6天之前,已发生3代以上病例。

（3）传染源和传播链分析:家庭成员均无外出史,核酸检测阴性,感染来源可排除;学生传老师可能性大,如老师传学生,则学生病例应分布更广;学生可能由社会面传入,可能线索包括,11月30日学生组队去T市比赛,周边炒货店店主,学生家长关联风险人员等,待进一步流调核实。

（4）因疫情发现迟、源头不清,新报病例快速增加,需公安、社区等部门和单位协同跟进流调排查工作,后续不排除出现新的社会面病例。

2. 跟进应急处置建议（要点）

（1）事发学校需采取的跟进措施:新病例转运、210名密接隔离检测、其他师生健康监测（3天3检）等。

（2）其他学校需采取的跟进措施:全面监测一轮、每天20%轮检等。

（3）社区管理需采取的跟进措施:病例涉及封控区（楼栋）管理,覆盖学校周边地区及炒货店周边合围区域的核酸筛查,所涉街道（低风险区）的健康监测。

（4）全面加快推进流调溯源工作、涉事医院发热门诊应急处置等。

案例解析3 　2020年4月H县发热伴血小板减少综合征聚集性疫情流行病学分析研判

基本情况:2020年4月11日18时许,M市H县疾控中心接到H镇社区一居民电话报告,述其亲戚齐某于4月1日病逝,当时在A市某医院照顾齐某的多名亲属自4月8日起陆续出现发热症状,电话初步了解,3月31日经核酸和血清学检测,新型布尼亚病毒核酸阳性、IgM阳性,齐某被诊断为发热伴血小板减少综合征,4月1日19时左右,患者在家中死亡,当时在医院照顾齐某的5名亲属,包括其大女婿、小女婿、弟弟、妹夫、堂侄5人自4月8日至11日,陆续出现发热、畏寒、腹泻等症状,目前均在H县医院、周边市医院救治。

1. 阐述该传染病的基本特征

发热伴血小板减少综合征:常见传染源、传播途径、易感人群、潜伏期、传染期、传染力、致病力和常见流行特征等。

2. 阐述该类传染病疫情的基本特征和流行形势

监测类传染病,自然疫源性传染病,2周内在同一村庄（或同一聚集地）人员中出现2例及以上病例,达到聚集性疫情报告标准。近年来河南、湖北、山东及安徽相继报告病例,安徽省L市、C市等地报告病例较多,5～10月为发病高峰期,本地2015—2019年报告病例均在10～30例范围,H县病例占比高,疫源地有扩大趋势,2016年报告3起家庭聚集性疫情。

3. 目前疫情的流行病学特征分析

首发病例于3月26日出现症状,3月31日明确诊断,4月1日病逝,首发病例传染源目前不清;后续出现症状的5名亲属经初步了解,在病例危重、医院护理期间均近距离接触,未有效防护,暴露史、潜伏期、临床症状均符合发热伴血小板减少综合征流行病学、临床特征,后续被诊断为确诊病例可能性大,如确诊则这些病例均应归属于二代病例;本起疫情中,至少有病例危重期间护理照顾、葬礼相关活动两条传播链,涉及密切接触、防护不当人员待进一步排查,不排除后续仍有病例发生可能。

4．提炼本次疫情的特有特征

5名亲属如确诊,则提示此起疫情为发热伴血小板减少综合征的暴发疫情,这在本市、本省并不多见;续发病例集中出现,提示首发病例病毒载量高,传染性强。

5．动态风险研判

风险因素:发热伴血小板减少综合征病例的急性期血液和体液具有传染性,医院护理期间、办理丧事期间,还涉及哪些人员,需尽快排清,后续仍有可能出现续发病例。

(1)研判点1:应尽快通报给A市,对该病例医疗救治期间,医务人员如防护不当,也可能会出现感染。

(2)研判点2:葬礼是发热伴血小板减少综合征传播扩散的危险因素,参加葬礼与病例尸体接触,还涉及哪些人员,需尽快排清,开展医学观察。

(3)研判点3:目前该病例的传染源尚不清楚,应尽快查清,否则疫情的起始传播链可能还有其他续发病例。

6．立即要采取的调查工作要点和应急处置建议

(1)包括立即向上级报告,了解5名亲属的病情、诊断和救治进展情况。

(2)立即召集流调队员,尽快对首发病例家属、可能续发病例全面展开个案流行病学调查,对首发病例溯清潜伏期内的疫源地暴露、蜱虫和带毒动物的接触史情况。

(3)连夜发动社区排查3月26日至3月31日病例救治期间的密切接触者、参加齐某4月1日葬礼人员,并采集血液,进行核酸检测筛查,暂时进行14天医学观察和健康监测。

(4)对病例可能涉及的环境,尽快开展蜱虫密度和带毒率监测。

(5)对县级医疗机构进行发热等症状的应急监测,以便早期发现病例,疫情流行期间严禁基层医疗机构截留发热病例。

(6)尽快对病例家庭及周边环境进行清理和消杀,广泛开展爱国卫生运动,通过各种形式宣传,加强进入疫源地的个人防护。

第三节　突发公共卫生事件现场调查
与应急处置的基本程序和要求

调查组到达现场后展开流行病学调查,要围绕描述情况、分析原因和控制事态等目的和内容,逐步展开并同步推进工作。现场调查的基本步骤一般包括调查前准备、核实诊断和确认暴发、病例定义和病例搜索、个案流行病学调查(同步应急检测)、现场卫生学调查(同步应急检测)、描述性分析、形成假设、验证假设、采取控制措施和效果评估、工作总结和交流反馈等。在现场调查过程中,各种控制措施的实施、各类样本的采集等工作,同时展开显得尤为重要,现场调查应遵循"边调查、边控制、边调整"的基本原则,同步开展预防控制和应急处置措施,并随着调查深入,不断进行效果评估、优化和调整措施,同步采集各类人员、物品和环境样本,并注意尽量一次、全面采集到位。

现场调查大致可分为描述性流行病学调查和分析性流行病学调查两个阶段:① 描述性流行病学调查是现场调查的基础,主要解决"是什么、有多少和在哪里"等基本要素问题,在此阶段,可提出初步的预防控制措施。② 分析性流行病学调查是现场调查的延伸,主要解决"什么原因、怎么传播和发展趋势"等核心要素问题。两个阶段的调查过程中,均需要在持续检视、评估的基础上,不断补充完善、调整优化各项预防控制和应急处置措施,进一步提升各项措施的针对性和有效性。具体步骤见图1.6。

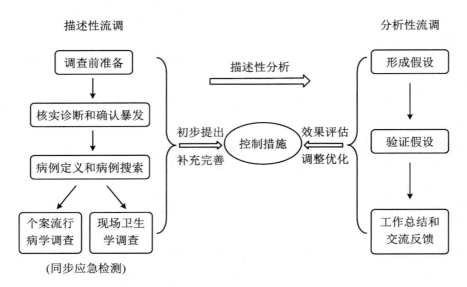

图 1.6　现场调查与应急处置基本业务流程图

一、调查前准备

调查前的准备是否充分,直接影响到调查组到达现场后能否有序、高效地展开调查工作,调查前充分、针对性的准备可以达到事半功倍的效果。

(一)调查前的准备事项

主要包括人员、技术、物资、方案等方面,具体如下:

1. 调集调查人员

首先是专业公共卫生人员,要训练有素,调查人员数量要与事先了解的工作量匹配,明确具备核心流调思维的人员作为组长,配置有相关经验的采样人员,其次是根据实际情况,召集临床、农业、公安等相关部门人员,同步赶赴现场。

2．调查技术准备

迅速查阅相关资料、文献、标准、程序等，重要资料可以携带到现场，梳理现有的关于事件（疫情）传染源、传播途径、危险因素等重要信息，构建到达现场后的工作思路以及工作预案的要点。

3．调查物资准备

要拟定现场调查物资清单，包括调查装备、防护物资、采样物资、调查表、技术资料、信息化设备、取证设备、个人生活物资以及与运载人员、物资相匹配的车辆等；物资的准备要注意针对性，如针对性的调查表，针对不同类型标本的采样管或采样设备，同时对消耗量大的物资要有补给通道。

4．制定调查方案（调查提纲）

根据调查目的和内容制定调查方案，如果事件紧急或时间有限不能制定调查方案的，可以简单列出调查提纲，以免遗漏重要事项。

（二）特别要注意的事项

（1）召开准备会。除非时间特别紧急（如急性中毒事件，需要分秒必争地赶赴现场），均应尽量召集调查组成员或核心骨干成员，召开一个简短的准备会（5～10分钟），简要说明现场工作要点、明确人员分工和提醒注意事项（如清点好物资、现场应注意哪些防护等），以避免到达现场后因事情纷杂而忙乱无序影响调查和处置工作。

（2）一般情况下，调查人员应紧急集结，在30分钟至1小时内迅速到达事发现场，特殊情况下，人员可以临机分批到达，但核心人员应分秒必争地赶赴现场处置，早到达1分钟，调查、采样就能抢占1分钟的先机。

（3）临行前需要对重要的物资进行清点核对，如专用采样管、样品转运箱、专用调查表、防护服、消毒剂等，重要物资缺乏会直接导致调查处置工作的中断。

（4）赶赴现场前，应注意和实验室检验人员进行沟通，内容包括可能的采样样品、数量和检测项目，以便实验室提前做好检测准备，尽快获得检测结果。

（5）利用好赶赴现场的路途时间，可以与事发地的现场相关人员进一步沟通，了解最新进展、建议当前必须采取的紧急措施，也可以利用路途中的时间，调查组成员进一步对即将开展的现场调查进行沟通商议。

二、核实诊断和确认暴发

突发公共卫生事件报告的起点是核实诊断，调查人员到达现场后必须亲自核实诊断，应根据病例的临床表现、实验室检测结果、流行病学史和流行病学特征综合研判，以避免误诊误判。核实内容包括病例诊断和暴发确认两部分。实践过程中，有些核实工作是与流行病学个案调查同步开展的。

（一）核实诊断

通过典型病例访谈、病历资料查看，了解病例的临床症状及体征，也可以进一步与临床医师交流,核实是否符合临床诊断;查阅实验室检测报告、影像学资料等,如果有条件,可以进入实验室查证实验室结果,与检验师交流、查看检验记录等,核实诊断的实验室检测包括生物标本常规检测和致病因子检测,多数基层医疗机构仅能开展常规检测,因此致病原检测常需要现场调查采样后进一步开展;一些虫媒传染病、自然疫源性疾病、地方性流行病、血源和性传染病、食源性疾病等常常伴有特殊的风险媒介、动物、疫区、环境、人员和食品(有毒有害物质)接触史/暴露史,需要对个案的流行病学史进行核实。如学校、托幼机构内出现群体性的腹痛腹泻、发热、呕吐类临床症状的情形,是食源性疾病,还是传染性疾病;是痢疾、伤寒类感染性腹泻,还是其他感染性腹泻;是感染性腹泻,还是非感染性腹泻,都需要认真甄别,不要轻易下结论,有的需要通过进一步现场调查和病原学检测来确认。

(二)确认暴发

通过初期部分典型病例各类资料的收集、整理,进行快速的流行病学特征分析,包括计算平均潜伏期、制作临床症状/体征的频数分布图表、分析传播链和疾病谱,快速核实以下三个方面问题:一是多数病例的潜伏期、临床表现、实验室结果等是否一致,是否符合该传染病的一般特征;二是从发病时间、地区及传播链上看,多数病例是否属于同一起疫情;三是初步估计病例数是否超过了平常估计值,是否异常增多,是否达到了聚集性/暴发事件的标准等。

三、制定病例定义和病例搜索

(一)制定病例定义

无论初步报告或初步调查的病例数明确与否,都需要进一步核实,在核实清楚前,病例数都应视为未知数,都存在漏诊漏报的可能,这一点是每一位流调员在现场调查前首先需要认知的,因此现场调查的首要工作是进行事件涉及病例的全面搜索,这项工作可以与病例的核实诊断同步开展。病例搜索的前提是要制定统一的病例定义,即病例判定标准,该判定标准应简便、客观和容易操作,可以随着调查的深入对判定标准进行适当调整,以便更全面、更准确地发现所有病例。

病例定义的要素,一般包括流行病学、临床表现和实验室检测三个方面。流行病学标准包括时间、地点、人群等。临床表现包括多数病例表现出的共同的症状或体征、疾病特有的临床症状或体征。实验室检测包括特异性的致病原的检测、相关生物样本辅助性检测、生物标志物检测等。流行病学标准中一般不包括有待研究的暴露因素。

流行病学标准的时间要素,起点一般需要从首报病例的发病日期前推1~2个疾病的最长潜伏期,具体可根据疫情的性质和疫情报告的早迟来判断和确定,致病因子不明确时,根据已知病例时间分布和流行特征综合研判,确定追溯的时间起点,包括共同暴露时间、季节性、发病时间间隔、同类型疾病常见潜伏期等因素。地点要素,可根据已报告病例的地区分布确定,如为单点类的企业、学校、医院等,可明确限定,如为社区类的,可根据调查进展,不断调整地区范围,如首先在一个行政村(乡镇)发现,后扩展为多个行政村(乡镇)。人群要素,一般为行政或自然区域内的人群,根据特定情形,也可是特定场所、特定活动的人群。

现场调查中,病例定义的分类,一般可分为三类,包括疑似病例(suspected case)、可能病例(临床诊断病例)(probable case)和确诊病例(confirmed cases)。

在实践调查过程中,特别是调查初期、致病因子不明确、缺少实验室资料情况下,病例定义可适当放宽,以减少真病例的漏排。疑似病例筛查是调查初期首选的方法,一般在调查实践过程中,对于致病因子不明确的或临床症状难以进行典型性描述时,可根据多数病例共同的流行病学特征、临床症状(体征)选择疑似病例定义进行筛查。事件调查中部分病例具有特有临床症状(体征)时,可以选择可能病例定义进行筛查。确诊病例必须有明确的实验室检测证据,如致病病原体(如细菌、病毒、寄生虫)分离培养、核酸检测结果、血清学检测结果、致病物质检测结果等。综合征类疾病确诊病例需要符合临床通用的诊断标准。2023 年 8 月,国家卫生健康委员会(简称国家卫健委)发布了《食源性疾病判定及处置技术指南(试行)》,对食源性疾病的确诊病例和疑似病例,提出了明确的判定原则,可在食源性疾病聚集性或暴发事件调查处置中使用。

确诊病例和临床诊断病例主要在正式调查报告中和法定报告中使用,以及供需要进行分析流行病学时使用。临床诊断病例判定常包括以下情形:① 病例在就医过程中,临床医师结合临床表现、实验室检测结果(常规生物样本、非致病因子检测)等作出的临床诊断。② 在疫情调查中,有典型的临床症状或体征,且与确诊病例有流行病学关联的疑似病例。③ 有的传染病诊断标准中对临床诊断标准有明确的要求,如霍乱、流感、手足口病等。

在调查实践过程中,在一些传染病暴发事件中,常因为采样不及时、不全面、药物干预及临床治疗等原因,无法得到所有病例的病原体检测阳性结果,在病因明确的一定规模的常见暴发疫情中,没有必要对每一个临床症状相似和相同暴露史的病例进行病原学检测(对于大多数病人的症状、体征符合诊断标准,美国疾控中心建议在现场调查时,如有 15%～20%由实验室确诊,就无须更多的实验室核实),因此,临床诊断病例显得很重要也很常见,需要公卫调查员和临床医生结合各类辅助实验室检测结果、疾病特有的临床症状或体征和流行病学调查结果,综合研判确定。

病例定义可根据调查的阶段、目的不同做动态的调整。定义越严密,特异性越高,漏诊越多,发现的病例数可能会越少;定义越宽松,敏感性越高,误诊越多,可能会纳入其他的非关联病例。每一次调查并非都要同时设定疑似病例、可能病例和确诊病例三种定义,可以根据事件、病例的实际情况选择一种或两种定义。

例 1 2017 年 6 月 13 日接报某地 D 镇中心卫生院,自 6 月 11 日起,辖区 2 家卫生院感染性腹泻病例骤然增多,以腹泻、腹痛、呕吐、发热等症状为主,每日约 30 例(日常仅几例)。

疑似病例:2017 年 6 月 8 日至 6 月 14 日,D 镇居民中出现腹泻(≥3 次/24 小时且伴有大便性状改变),或腹泻伴有呕吐、发热症状之一者。

确诊病例:疑似病例在粪便或肛拭子标本中检测出致病菌。

例 2 2016 年 M 市 7—8 月,发现横纹肌溶解综合征病例 30 余例,均有食用小龙虾史,患者出现有肌肉酸痛、乏力、头晕、胸闷、胸痛、面色苍白、呼吸困难、关节疼痛、恶心、茶色尿等症状和体征。

疑似病例:2016 年 7—8 月,M 市居民中,有食用小龙虾(或其他水产品)史,急性起病,出现全身或局部肌肉酸痛、僵硬、肌肉无力等横纹肌溶解症状,排除药物、过量运动、感染、遗传性疾病、代谢异常等原因导致横纹肌溶解。

临床诊断病例:疑似病例中肌酸激酶(CK)最高值高于正常值上限,但不高于 5 倍(200 U/L＜CK＜1000 U/L)。

确诊病例:疑似病例中 CK 最高值高于正常值上限 5 倍,或 24 小时血清肌红蛋白高于正常值上限者。

(二)病例搜索

现场调查的首要任务,是按照病例定义统一要求展开对事件涉及病例的广泛搜索,尽可能发现所有病例,即一定时间、区域范围内或关联风险行为中,所有涉及的共同暴露和流行病学关联的病例。有时因突发事件的性质严重和风险等级高,对疫情的控制效果可能会提出更高要求,相应地对病例搜索的手段和方法也会提出更严格的要求,如甲类传染病、新发传染病等,常见病例搜索的路径和方法有:

(1)收集核查事发地(单位)或风险行为关联人员的完整信息。如一起因参加婚宴引起的聚集性食源性暴发事件,首先应收集参加婚宴的所有人员信息。一起某学校部分班级的流感暴发疫情,首先应收集病例所涉班级(随着调查深入可以再扩大)的全部学生信息。

(2)收集核查可能涉及病例的相关信息。包括法定报告系统的信息报告、事发地周边医疗机构的就诊记录和检测结果记录、单位内部的因病缺勤记录、学校幼儿园的晨午晚检记录等。

(3)开展相关人员和重点病例的访谈。包括事发地行政负责人、主管或了解情况的相关人员、重点岗位人员,首发病例、指示病例、特殊病例等。2016 年 5 月,J 省人民医院报告 M 市 Y 区某村 1 例布鲁氏菌病病例,初次入病家开展个案流行病学调查,调查左邻右舍,仅有此 1 例,因病例无相关流行病学史,感染原因不明,调查组再次入村到户调查,深入访谈村干部和村民,主动搜索发现同村隔街养羊户夫妻两人为疑似病例,经实验室检测为确诊病例,流行病学调查显示该夫妇感染是在为病羊接羔护羔中接触污染所致。

(4)开展一定范围内人员的快速筛查。包括疾病特殊症状的快速筛查和特异性检测的快速筛检。如恙虫病聚集性疫情出现的特异性焦痂(皮肤),可以作为症状筛查的一条线索;结核病暴发时,可以对特定密切接触人群进行 X 线胸片筛查;布鲁氏菌病暴发时,可以对特定人群采集血液进行虎红平板凝集试验(RBPT)的筛检。

(5)通过音视频等客观资料信息比对查找。包括音频、监控视频等,如新冠肺炎疫情中,对出入重点场所的风险人员进行严密筛查、身份识别。

(6)通过大数据等现代化技术手段分析核实。包括活动轨迹核查,移动支付、移动通信等信息破解,往往需要公安、工信等部门的技术支持。如 2021 年 3 月,某高校 A 餐厅发生一起空肠弯曲菌引起的食源性疾病暴发事件,原因为 3 月 5 日晚餐现场制售的凉拌菜(皮蛋豆腐、黄瓜)生熟工艺交叉污染所致,流调显示同时段不同桌就餐人员 30 余人均有共同问题食品饮食史(多数相互不认识),有移动消费记录,但身份信息不完整,正常流调无法获取所有进食问题食品的人员信息,需要通过现代化技术手段解码移动支付的具体人员信息。

在特殊情形下,疾病传播扩散的风险危害大,需要采取更加果断、严密的措施控制疫情,对可疑病例的搜索、排查提出更严格的要求,如甲类传染病、已造成严重危害的不明原因传染病,可以采取发布公告、开展社区摸排等措施作为兜底性的病例搜索手段。

在病例搜索时,可以设计使用专用的一览表记录基本信息,如发病时间、症状、特征以及实验室检测结果等;甲类传染病、重点传染病和不明原因传染病的密切接触者筛查,也可参考上述方法。

四、个案流行病学调查

(一) 基本调查形式

在病例搜索的同时即开展个案调查。个案调查是现场流行病学调查最基础性的工作,也是流调员的基本技能。常用的调查方式包括面对面访谈和电话调查,在具备条件的前提下(被调查人配合、防护风险可控等),应尽量采取现场访谈的方式,以提升流调效果。使用的调查表一般有以下两种形式:

1. 专用个案调查表

适用情形包括:涉及病例较少、重点传染病需要进行详细个案调查的、不明原因传染病、重点病例如指示病例、首发病例、特殊病例的调查等;个案调查表包括国家、省、市统一规范的调查表(如甲乙类传染病、流感样疾病重症和死亡病例等)以及根据疫情特点设计的专门调查表。

2. 共用一览表

适用情形包括:常见的传染病暴发流行,如流感、手足口病、感染性腹泻等,疫情涉及的病例较多,有共同的临床症状,致病因子基本明确。一览表应当包括人员基本信息、流行病学基本信息(发病时间、诊断时间、暴露时间、暴露行为等)、临床症状信息、实验室检测结果等。一般在项目栏最后,留有备注栏,以备在现场调查时记录固定项目外的重要信息;对调查项目的简要注意事项说明可标注在表格的下方,供调查者在调查时参考,如调查腹泻症状时,应明确调查 24 小时内腹泻次数,以及性状改变的情形。

(二) 各类聚集性疫情/暴发事件的个案调查内容

1. 常见的各种类型聚集性或暴发事件(疫情)

常见的聚集性或暴发事件(疫情)包括传染病类、食源性、水源性疾病聚集性或暴发事件。传染病类一般按传播途径可分为呼吸道、肠道、自然疫源及虫媒传染病、性和血液传播疾病等,事件(疫情)发生后,需要及时开展个案流行病学调查。

常见的呼吸道传染病聚集性或暴发疫情,如流感、水痘、流行性腮腺炎、麻疹、风疹、肺结核、人感染动物源性流感、百日咳、猩红热、新型冠状病毒感染等;常见的肠道传染病聚集性或暴发疫情,如痢疾、伤寒、甲肝、戊肝、其他感染性腹泻、霍乱等;常见的自然疫源及虫媒传染病聚集性或暴发疫情,如发热伴血小板减少综合征、血吸虫病、布鲁氏杆菌病、流行性出血热、登革热、恙虫病、疟疾、鼠疫等;常见的性和血液传播疾病聚集性或暴发疫情,如乙肝、丙肝、梅毒、艾滋病、淋病等。一些传染病在暴发流行时可同时出现多种传播途径,如手足口病暴发时可同时伴有呼吸道、肠道和密接接触等传播途径,诸如病毒病暴发时可同时伴有呼吸道、肠道和气溶胶等传播途径。

2. 调查内容

一般包括病例基本情况、发病和就诊情况、临床情况、流行病学史(资料)、实验室检测情况、转归和诊断情况等。

流行病学资料的获得,是个案调查的重点任务之一,所获信息也是下一步明确传染源、传播途径和进行风险研判的关键性资料。调查内容主要包括病例在最长潜伏期内的风险源(人或动物传染源)接触史、风险区域(疫源地)旅居史、风险环境(污染环境)暴露史以及可能和致病相关联的高危行为史等。涉及致病程度高、危害影响大以及不明原因的疾病,要调查其密切接触者,如甲类传染病及按甲类管理传染病;涉及疾病有疫苗可预防的,如麻疹、风疹、百日咳、水痘、流行性腮腺炎等,注意调查其疫苗接种史;涉及自然疫源性疾病的,要注意对疫源地传播媒介的调查。调查病例临床特征时,注意该疾病特有的临床症状和体征的调查。

(三)个案调查的重点病例

1. 首发病例(first case)

首发病例是某一暴发、流行事件过程中首先发病的病例,一般需要对事件进行充分和完整的流行病学调查后予以明确。

2. 指示病例(index case)

指示病例是指最初报告、引起专业人员或公众注意,并启动流行病学调查的病例,指示病例通常表现出具有较为典型的临床症状或体征,反映可能出现公共卫生事件的苗头或征兆,通常在就医过程中被发现。

指示病例和首发病例可能是同一个病例,也可能不是同一个病例。指示病例一定存在,在不同的环境、群体中也可能不止一个,一起事件中出现多个指示病例需要在流行病学调查中予以关联;一起事件的首发病例一般具有唯一性,由于检测不及时、症状轻微、回忆偏倚、传播链不完整等原因,不一定能够找到和确认,需要对流行病学资料、临床资料和实验室检测资料进行综合研判。

3. 特殊病例(special case)

在流行病学调查中发现的不同于多数病例的、具有特殊意义的病例。如发病时间上,表现为在首末例病例前后延长一个最长潜伏期以外的病例;临床症状上,表现为重症和死亡病例;传播途径上,表现为和多数病例不同的传播途径。特殊病例均需要进行更为细致的流行病学调查,获得的详细流行病学信息在揭示事件流行病学特征上可能具有重要的价值。

（四）个案调查的注意事项

（1）面对面调查是个案调查的首选方式，与被调查的人"面对面"，可有效拉近调查者和被调查者的心理距离，双方处于同一环境、讨论同一话题，双方有条件在时间上、细节上更充分地交流，流调员关心的核心问题往往能够得到更积极的回应。

（2）流调员应注意沟通技巧和调查的方式方法，切忌审查式问询，尽量获取被调查对象的信任，调查对象的配合程度对调查的进度和质量有很大影响。

（3）出于涉及个人和其相关人员的隐私保护，被调查对象回答问题时可能存在隐瞒和虚假部分，应注意甄别、比对和核实。

（4）对于调查中的重要信息应注意多方印证，如甲类传染病密切接触者排查涉及隔离措施的采取，被调查对象可能会有意隐瞒，流调员需通过不同关联人员的信息比对、主观说法和客观证据（如支付、通信信息）的比对，进一步核实调查信息的真实性和准确性。

（5）调查时需要做好自身防护，特别是呼吸道传播疾病，长时间、面对面的调查，可造成自身的交叉感染。

（6）在食源性疾病、不明原因传染病暴发事件调查过程中，应注意在现场第一时间展开对非病例的调查，以进一步通过病例对照调查分析明确可疑食品、危险因素等。

五、现场卫生学调查

现场卫生学调查是现场调查的重要内容，流调员到达现场后，常常需要同步分组进行现场流行病学调查和现场卫生学调查，并及时互通进展、相互提供进一步深入调查的证据素材；随着调查的深入展开，在调查的不同阶段、不同类型的场所，获得了一定指向性的危险因素后，现场卫生学的调查内容和重点可进行相应的调整和深入。现场流行病学调查、现场卫生学调查和相关检验检测（包括实验室检测和快速检测）的结论如能吻合一致、相互印证，对病因推断和溯源调查的确认起到关键性作用。

（一）各类场景场所现场卫生学调查要点

1. 传染病聚集性或暴发事件

需要对与疫情的传染源、暴发地相关联的场所及环境进行调查，为进一步追溯和明确传染来源、传播渠道，完善传播链提供证据，同时为采取控制措施提供现场依据。

如农贸市场活禽交易场所是人感染禽流感疫情的高危场所，需要对农贸市场活禽摊位和活禽宰杀点进行卫生设施和环境卫生状况调查；如新冠病毒污染冷链食品引起人感染的相关疫情，要对冷链食品进货—装卸—加工—贮存—运输各环节进行调查，并重点对病例的接触污染致病环节和因素进行调查询问；如自然疫源性疾病，需要对自然疫情地的地形地貌进行勘察，重点是了解病例的病媒生物的暴露情况；如学校呼吸道传染病聚集性疫情，需要对班级、宿舍、卫生间等公共聚集性场所的方位、楼层分布、用具设施、通风和消毒等现况进行调查，为疫情的溯源、病例搜索和控制措施提供支撑和依据。

2. 食源性疾病聚集性或暴发事件

需要对涉事食品加工经营场所的功能布局、工艺流程、餐饮具消毒和卫生状况进行调查，对关联岗位人员的操作方式和健康状况进行调查，对可疑食品的进货、加工、制作、贮存、销售情况进行调查询问，重点调查其可能的污染来源和污染方式，特别是生熟交叉的可能环节，以收集病原菌或毒物污染的证据。

如某食堂发生一起食源性聚集性事件，通过初步流调怀疑其制售的烤鸭为可疑食品，为了验证假设，现场调查了粗加工、生熟切配及冷盘制作间的布局流程及卫生状况、加工人员的健康状况，并重点查勘、询问烤鸭从生鸭进货—清洗—生切配—熟制—熟切配—暂存—售卖的全过程，最后核实确认为烤鸭制售过程中因生、熟切配交叉污染所致。

3. 环境危害健康事件

卫生健康领域重点关注的是公共场所健康危害事件、室内空气污染事件、集中空调通风系统污染相关事件、生物地球化学性疾病等，近年来延伸到雾霾引起的相关疾病，此类环境危害健康事件的调查需要对事发现场环境、气象条件、场所布局、装饰装修、工艺流程、通风、消毒和关联设施设备操作规程等进行卫生学调查。

如军团病暴发涉及集中空调通风系统时，常对集中空调通风系统制冷类型、冷却塔运行和集水池卫生状况、冷却塔气溶胶扩散、冷凝水的收集排放、新风口设置和防护、通风管道卫生状况等进行卫生学调查，查找军团菌通过集中空调通风系统污染致病的重点环节和因素；如游泳池水污染事件，需要对游泳池净水工艺、浸脚池设置和管理、消毒设施运行、消毒剂规范投加、池水卫生状况、定期换水以及事发现场游泳人员数量和健康状况等进行调查和询问，以排查污染原因。

4. 饮用水污染事件

需要对供水单位的水源防护、给排水设施、净水工艺、消毒设施及消毒剂投加现况进行卫生学调查，收集致病因子或污染物质的污染证据。

如水源性肠道传染病、化学性水污染事件，调查的重点是其污染来源、污染方式、供水管道破损维修、混凝—沉淀—过滤等净水工艺完整性、消毒设施运行状况、净水剂消毒剂规范投加等，涉及二次供水设施还需要调查二次供水贮水设施的卫生状况、污染情况等，注意分析病例分布与供水管网分布的关系。

5. 职业中毒事件

需要对涉事企业或现场的生产工艺流程、功能布局、通风、净化、现场作业环境进行卫生学调查，对关联岗位人员的操作方式、个人防护和健康状况进行调查，找出其中可能有危害性的环节和因素，收集有毒有害物质致病的证据。

如一氧化碳、硫化氢、氯气、氨气、汞蒸气等有毒气体的急性职业中毒，常需要对作业空间是否受限、密闭，使用哪些原料、在生产工艺各环节中可产生哪些有毒有害气体、通风（送风、排风）是否良好、中毒人员怎样防护等进行卫生学调查，并结合特有的中毒临床表现和现场快速检测结果，现场初步排查分析致病源和中毒原因。

（二）现场调查同步开展应急检测的注意事项

开展个案流行病学调查、现场卫生学调查的同时，均要在事前考虑到应急检测的计划及执行人员,应急检测主要包括各类样本的采集和快速检测,特别是样本采集,是实验室检测的基础,直接关系到突发公共卫生事件的定性、疫情的规模、原因分析以及各项控制措施的采取。需要注意的事项要点有:

1. 做好防护

应当按照事发现场暴露的危险程度决定防护的等级,对于中毒事件还要依据毒物接触暴露的可能途径(吸入式、接触式)选择相应的防护用品。医用一次性防护服(隔离服)主要应用于传染病疫情处置中,一般不用于处置化学中毒事件。在采集人体生物标本时,由于无法确定被采集人是否被感染,因此均需要按照病例的防护要求采取标准防护。

2. 分类准备

在疫情处置初期,常存在多种类型病原体不明确的情形,而不同病原体检测对样本的采集和保存有不同的要求,应充分考虑到细菌、病毒和寄生虫对样本采集、分装和保存的特殊要求,做好相应的计划和准备工作。

3. 及时性

到达现场后,应第一时间安排专业人员采集各类样本,越早采集,样本的真实性、代表性越好。时间间隔越长,样本还原事发现场的客观性越容易受到干扰和影响。采样组如与调查组分设,应加强与调查组的及时沟通,了解关键部位和重点风险环节,相应调整和细化采集计划。

4. 完整性

现场卫生学调查中的样本应尽可能一次性采集完整,包括空气、水、土壤、食品、可疑物质、环境涂抹样本和人体生物样本等,也要注意结合疫情的实际特点和风险环节,避免毫无目的的大范围、无效、重复采样。

5. 针对性

对于可疑的污染环节和重点人员应分类型重点采集相关样本,采集的数量、质量应满足检测的要求。随着调查深入,需针对新的调查环节及时补充采集各类样本。

6. 快速检测

为了快速筛查污染、中毒原因,可使用现场快速定性或半定量检测的技术开展快速检测,快速筛查可能的污染物质/种类,也可对现场环境条件、消毒效果等客观指标进行快速检测,作为辅助分析数据。

六、描述性分析

现场流行病学调查结束后,要尽快将病例及相关人员的基本信息进行收集、整理、汇总、录入和分析,阐明疾病总体发病情况,在不同时间、地点、人群中疾病和暴露的分布特征,主要描述清楚以下问题:有多少发病、什么时间、什么地方发病、危及的人群主要有哪些、暴露因素(危险因素)有哪些? 现场卫生学调查结束后,要尽快描述其基本的功能布局、工艺流程和卫生状况,初步分析其可能的危害环节和危险因素,并综合比较分析流行病学和卫生学调查结果,找出其中的关联因素,形成流行病学的传播链或证据链,以进一步形成假设。不要等到病例全部调查结束后再进行描述性分析(descriptive analysis),应根据已收集的资料及时进行分析,越早分析,形成假设的雏形就越早,就越有利于收集更多有价值的信息,以尽早查明事件的真实原因。

(一)发病总体情况描述

简要说明疫情(事件)的发病过程、事发单位基本情况、事发地地形地貌、发病总人数、总罹患率(发病率)、疾病谱及严重程度、重要线索、重要特征等情况。

(二)病例临床特征描述

对所调查病例涉及的主要临床症状和体征分类进行统计,以频率形式分析,以对病例的临床特征进行直观描述,通过分析,要明确疫情(事件)涉及病例的主要临床表现有哪些,即大多数病例共有的临床表现是什么,也要注意分析少数或个别病例出现特殊临床表现的原因。如 2023 年 3 月,某小学先后有 129 名学生发生诺如病毒感染,出现呕吐、腹痛、腹泻等临床症状,经流行病学调查,对其临床特征描述见表 1.5。

表 1.5　某小学诺如病毒感染暴发疫情病例临床症状/体征频数表

症状	病例数($n=129$)	比例(%)
呕吐	120	93.02
腹痛	69	53.49
发热	67	51.94
恶心	59	45.74
腹泻	50	38.76

(三)时间分布描述

突发公共卫生事件可能在时间分布上表现出一些典型的特征或提供重要信息,其中最关键的特征是暴露于可疑或已知危险因素的时间,以及事件发生发展的时间。突发事件经常表现为短时间内出现较多数量病例,通常以发病时间-发病人数描述时间分布模式。

1. 流行曲线(epidemic curve)

以适当的时间间隔为横坐标,不同时间间隔内的病例数为纵坐标,绘成的直方图称为流行曲线。流行曲线是描述疫情时间分布特征的一种方法,点源传播、持续同源传播、间歇同源传播以及人-人增殖传播四种传播模式流行曲线的特点及意义,见第一章第一节的内容。流行曲线的作用包括:

(1)分析疾病的传播模式。见具体的四种模式。

(2)推断可能的暴露日期。致病因子已知而流行曲线提示点源传播时,可根据疾病的最短、最长和平均潜伏期,分别推算可能的暴露日期,见图 1.7。

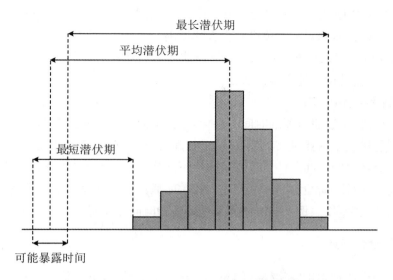

图 1.7 致病因子已知的点源传播推算可能暴露时间

（引自原卫生部办公厅,2012）

　　致病因子未知而流行曲线提示点源传播时,可根据发病时间的中位数向前推首末例的发病时间间隔(约为一个平均潜伏期),估算可能暴露时间,见图 1.8。

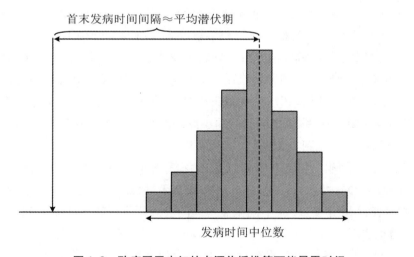

图 1.8 致病因子未知的点源传播推算可能暴露时间

（引自原卫生部办公厅,2012）

　　(3)推算潜伏期。当病例的暴露时间(单次暴露于致病源/因子)和发病时间(首次出现症状或体征的时间)明确时,可根据暴露时间和发病时间直接计算每个调查病例的潜伏期,在所有调查病例潜伏期的基础上,计算单次暴发疫情所涉病例(单一病因)的潜伏期范围(最短和最长潜伏期)以及平均潜伏期(中位数)。

　　(4)分析未来的发展趋势。通过流行曲线的趋势,预测还会有多少病例发生? 何时疫情终止?

（5）分析控制措施效果。采取处置措施后,疫情是否得到控制,如发病人数仍然居高不下,或仍处于上升态势,则提示需要进一步查找原因。

（6）提供病因假设的线索。可依据传播模式、特征、暴露时间、控制效果等显示的信息,提出可能传染源、传播途径等方面的假设。

2. 时间顺序图（time line）

病例数很少时,可以用重要的时间为坐标,绘制成简单的时间顺序图,在时间顺序图上,用条形中不同色段表示暴露期、潜伏期、发病时间、治疗时间等重要的时间段,用点表示暴露、发病、隔离等重要的时间点。可以直观表示不同病例的时间、空间分布特征,以及对病例间重要时点、重要时段的相互比较,从而建立相关的假设。如某商品交易市场相关新型冠状病毒肺炎聚集性疫情,用病例发病时序图描述疫情的时间分布特征。见图1.9。

（四）地区分布描述

地区分布是描述和识别疾病模式的另一个重要特征,地区分布信息可以是居住地、发病地、工作地、娱乐地等各类地区、场所以及内部的不同单元等,可以阐明事件波及的范围、区域内各类单元的分布特征以及空间聚集性分布的规律性,探索暴露危险因素的可能来源和传播途径,推测传播媒介的可能来源和传播途径等,常用的描述方法包括标点地图、面积地图、传播扩散图等。

例1 标点地图示例。用来描绘病例或溯源的生活、工作或暴露地点的分布。如2016年7月,M市出现与吃小龙虾关联的横纹肌溶解综合征（rhabdomyolysis,RM）病例异常增多,国家、省、市疾控中心联合调查组开展了问题小龙虾的流调溯源工作,追溯病例指向的问题小龙虾的直接来源（捕捞）地,溯源调查结果显示,有158例病例食用的小龙虾来源明确,78.5%的小龙虾来自野外捕捞,16.5%疑似野外捕捞,明确野外捕捞的小龙虾中,来自江边的占78%,以标点地图显示,病例指向的问题小龙虾的直接来源（捕捞）地,主要分布在长江江边及其附近汉河沿线。见图1.10。

例2 面积地图示例。用同一系列颜色的深浅表示某区域发病率的高低。如M市2022年发热伴血小板减少综合征共发病85例,分布于辖区三区三县,涉及重点乡镇21个,可以用面积地图表示M市2022年不同重点乡镇的发病严重程度。见图1.11。

例3 传播扩散图示例。2003年11月至2004年1月,法国加来发生的一起86人患病的军团病暴发事件,通过流行病学调查,证实是由冷却塔散发的含菌气溶胶所致,冷却塔含菌气溶胶传播扩散图表明,Plant A是最可能的暴发来源,军团菌的空气传播距离可达6 km以上。见图1.12。

例4 班级分布图示例。某小学发生诺如病毒病暴发疫情,经流行病学调查,病例主要分布于301班、302班、501班、502班、601班和602班,呈明显的班级聚集性,发病病例班级分布图（图1.13）提示,班级聚集性与首发病例（502班）的高危行为（呕吐）有一定程度的关联。

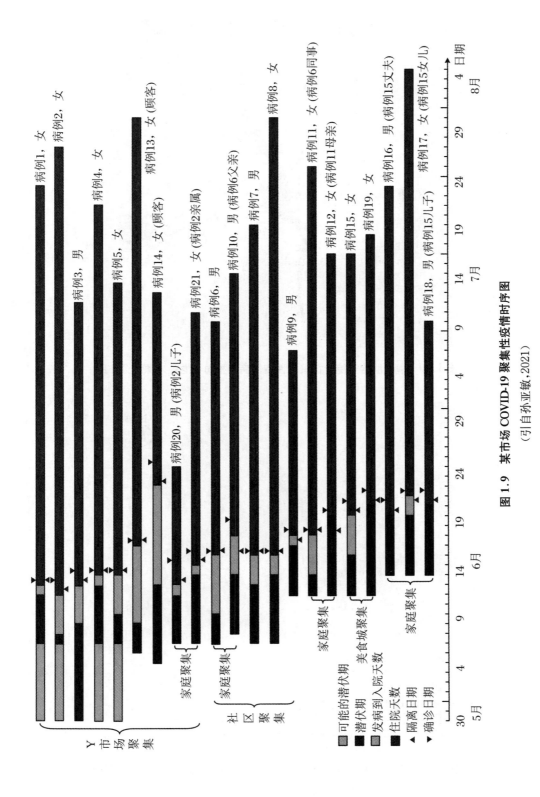

图 1.9 某市场 COVID-19 聚集性疫情时序图

（引自孙亚敏，2021）

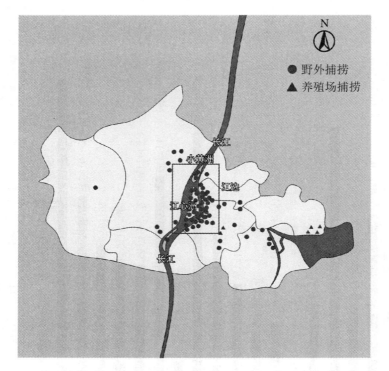

图 1.10 横纹肌溶解综合征聚集性疫情病例指向小龙虾来源地分布图

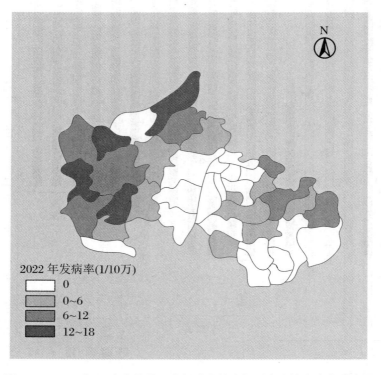

图 1.11 2022 年 M 市发热伴血小板减少综合征重点乡镇发病率分布图

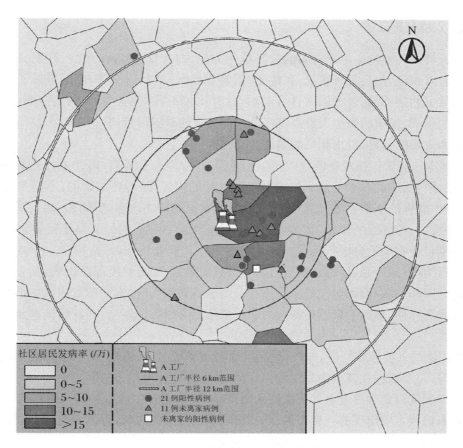

图 1.12 冷却塔含菌气溶胶传播扩散图

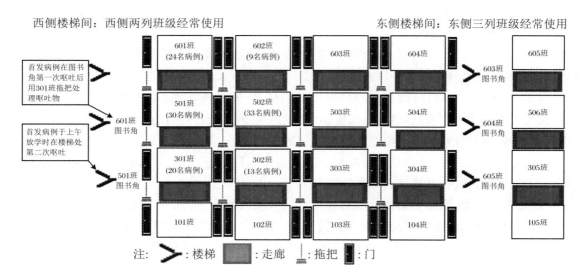

图 1.13 2023 年某小学诺如病毒病疫情病例班级分布图

（五）人群分布描述

病例人群的属性特征可以有不同分类描述方法，如人口统计学（年龄、性别、民族等）特征、职业、教育程度、社会经济状况、兴趣爱好、婚姻状况、宗教信仰等，可以包括任何能描述病例群体特征的指标，通过不同属性分类后，计算比较不同组别（类别）的发病率（罹患率），识别疾病的模式、发病的高危人群以及高危人群关联的暴露因素，分析高危人群与非高危人群的暴露和发病的差异，提出相关的病因假设。

（1）基本三要素。在现场调查中，年龄、性别、职业等三个要素，通常是首先需要统计分析的，属于流行病学的基本特征。特别是年龄特征的描述，是不可或缺的，不同年龄组的发病率、事件中病例的平均年龄、最小最大年龄都是常见的描述内容，婴幼儿、老人属于脆弱人群，因其免疫力、易感性的差异，直接影响到发病的风险、疾病的转归，属于需要重点关注的对象。性别特征常用的分析指标是构成比或性别比。职业特征，常常指向一个共同的或特定的暴露行为（方式），是寻找、发现病因的一条重要线索，如自然疫源性疾病，则必然和自然疫源地的暴露相关联，而职业性暴露导致的疾病感染概率会增加，如在发热伴血小板减少综合征的发病高峰期，暴露于自然疫源地的职业采茶工人如防护不当，则发病概率要高于普通人群。

（2）其他的人群分布特征，如教育程度、社会经济状况、兴趣爱好、婚姻状况、风俗习惯、宗教信仰等，需要根据在调查中发现的异常情况，而进行针对性地选取。

如新中国流行病学史上最具代表性的典型事件"察布查尔病"，1950—1957 年在新疆察布查尔县锡伯族人中出现的一种怪病，起初出现眼睛方面的症状，看东西模糊、睁不开眼、复视，接着咀嚼吞咽困难，严重者两三天即死亡，最终查明是当地锡伯族人爱吃的"米送乎乎"半成品受到肉毒毒素污染所致，突破了当时认为只有食用腌制的肉食才能引起肉毒中毒的理论。

如 2022 年全球陆续有 100 多个国家和地区报告猴痘疫情，鉴于猴痘疫情高发，2022 年 7 月 23 日，WHO 宣布猴痘疫情为"国际关注的突发公共卫生事件"。多国疫情显示，猴痘病毒已发生人际传播，主要为男男同性恋聚集性疫情，提示国内对该传染病进行防控时，需要对男男同性恋此类特殊群体予以重点关注。

（3）病例的个人特征性，如免疫状况、血型、怀孕、基础性疾病、用药史、使用特定产品等，常常因调查中发现有共同性特征、疾病发病的影响因素或对疾病的严重程度有影响而选取。如水痘、流行性腮腺炎等疫苗可预防疾病的暴发流行，其发病率及严重程度，受疫苗接种与否、是否全程接种、加强针是否接种等因素影响，因此调查时病例和非病例均需要了解疫苗的预防接种情况，并描述其分布特征。

需要注意的是，家庭聚集性是经常要描述的一项人群分布特征。家庭是社区的最小单元，社区的疾病传播，常常起源于家庭扩散；家庭成员之间因共同的暴露（环境、食品等）、近距离的密切接触会造成家庭内的快速传播，从而扩散到社区，有些传播力强的疾病还会造成社区暴发或流行。

（六）危险因素暴露分布描述

主要针对个案流行病学调查中流行病学史内容，重点是关于可疑传染源和传播途径方面的调查情况,不同传染病的传染源和传播途径可能不同,每一起突发事件(疫情)的感染来源和传播方式都有自身的特点,对调查信息进行汇总、描述和分析,寻找和探索共同的暴露因素或危险因素,或异常的独特的暴露因素或危险因素,是感染来源调查和传播链分析的重要内容,也是形成假设的重要依据。

如 2011 年 B 市 G 县 D 镇发生的丙肝暴发事件,在自经输血和血制品传播得到有效控制后,丙肝疫情在国内已不多见,故此次疫情的发生,社会影响大且危害严重,溯清感染来源显得极为紧迫和关键。经现场流行病学调查发现,95 例 HCV 抗体阳性者有不同频次前往 Y 市 M 镇吴某诊所接受过静脉注射/肌肉推注治疗史,调查组使用回顾性队列研究方法结合病因推断标准验证,去吴某诊所可能是危险因素,不排除本次疫情与该诊所不安全注射有关。

(七)现场卫生学描述

现场卫生学调查的描述性分析要点,虽不需要面面俱到,但要结合功能布局、工艺流程、现场环境和卫生状况,重点围绕与可能的致病因子(致病物质)相关联的危害环节和危险因素展开,并和现场流行病学调查结果综合比较分析,找出其中的关联/危险因素,形成进一步的病因假设。需要注意以下三个方面:

(1)注意现场卫生学调查结论和现场流行病学调查、相关实验室检测的结论是否能吻合一致、相互印证。如现场流行病学调查指向的现场危险环节,现场卫生学调查是否发现有明确的污染来源和客观证据,现场采样检测结果是否支持,这些直接关系到传播链和证据链的完整性、可追溯性。

如某起沙门氏菌引起的感染性腹泻暴发疫情,初步流调发现,57%的病例发病前曾生吃过"臭干子",提示生吃臭干子可能是发病的危险因素,故现场调查聚焦企业臭干子生产工艺,见图 1.14,调查发现用于浸泡豆腐干制作臭干子的卤水不是一次性用料,为多次反复使用,卤水中的发酵菌株对臭干子风味起到重要作用,而未加热的臭干子可能含有致病菌,同时当地居民习惯生食臭干子,与现场流调结果相互印证。

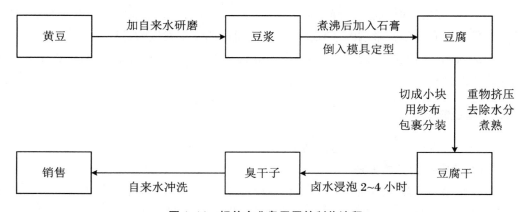

图 1.14 相关企业臭干子的制作流程

(2)多种致病原因并存需要确认时,作为排除、核实的重要依据。如诺如病毒病在集体单位的暴发,存在通过饮食、饮水、人-人等多种传播渠道可能,通过现场流行病学调查初步明确了人-人的传播途径,一般需要通过现场卫生学调查和采样检测,排除通过饮食、饮水的传播扩散的可能,以进一步明确事件发生发展的根本原因。但有时一起事件中出现多种传播途径并存也是有可能的。

（3）现场卫生学调查中发现的新线索,特别是和常态下相比较出现的人、物、流程、环境等方面异常/特殊情况,即便当时未发现和疾病之间有关联,也要特别留意,不要轻易排除,这些线索可能在进一步的调查观察中显现其作用和价值。如一起小龙虾相关的横纹肌溶解综合征聚集性疫情,对一个病例进行家庭现场调查中发现,病例（孩子）父母特意将小龙虾的虾黄挑出来给孩子吃,结果一家三口仅孩子一人发病,虽然致病因子一时难以弄清,但提示吃虾黄可能是发病的危险因素。

七、形成并验证假设

（一）形成假设

经过初步的流行病学调查,可以初步描述事件（疫情）的流行病学特征,提出可能的暴露因素/致病因子、发生发展过程的假设,接下来,就要展开进一步的流行病学分析来验证这些假设。事实上从疫情报告并展开流行病学调查后,流调员心中就应当始终抱有以下两个方面的疑问,将解疑释惑贯穿于调查处置的全过程,在调查处置过程中逐步调整和完善解决问题的方向和思路,针对性采取分析流行病学的调查手段,如早期与病例同步开展对照的个案调查。基本的假设包括:

1. 病因假设（etiological hypothesis）

此起事件（疫情）的传染源/致病源是什么,其感染来源、危险因素或危害环节是什么?从哪里来的? 核心是溯源问题。

2. 传播链假设（hypothesis of propagation chain）

此起事件（疫情）的传播途径和传播链条是否清晰、完整,整起事件是怎么传播、发展起来的? 高危人群有哪些? 影响因素有哪些? 核心是阐明发生发展的过程。

基于深入调查研究的不同需求,还可以建立细化的、不同类型的专项假设,以进一步解决和回答实践过程中不断产生的新的问题和疑惑。

（二）验证假设

通常验证假设的基本方法和适用情形有:

1. 流行病学综合分析方法

综合比较第一阶段描述性分析结果,包括现场流行病学（含临床特征）、现场卫生学以及实验室检测结果,得出结论性意见,包括流行特征、临床特征、现场环境的危险因素和实验室检测出的致病因子,相互支持、相互印证（见图1.15）,可以明确回答病因假设和传播链假设的问题,并能解释大多数病例,则无须进一步采取分析流行病学的方法措施。如流感、水痘、手足口病等常见传染病在流行季节发生的突发性事件,常运用流行病学综合分析方法,得出初步的流行病学调查结论,并进一步明确和评估预防控制措施及其效果。

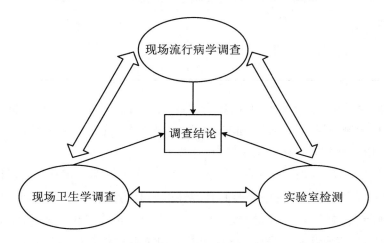

图 1.15　流行病学综合分析"三项基本要素"示意图

2. 分析流行病学方法

对于一些不明原因的传染病暴发、食源性疾病的暴发、急性职业中毒事件等,通常需要采取分析流行病学的方法进一步明确致病原因。常用的分析流行病学方法包括病例对照研究和回顾性队列研究。具体包括以下几种情形:

(1) 感染来源在调查初期不明确,或调查经过一段时间后受当时条件限制仍不能明确,需要进一步调查其可能的感染来源的。

例　2002 年 6 月 20 日,某市人民医院报告,该院陆续收治了 20 余例以年轻女性为主的伤寒病例,并有继续增多的趋势,至 6 月 25 日伤寒病例数已达 62 例,初期调查考虑以水源性传播为主,省调查组现场调查后初步排除水源性传播,考虑食品被污染可能性大,为进一步论证发病与可疑饮食暴露之间的关系,组织开展了病例对照研究。见表 1.6。

表 1.6　某市伤寒暴发疫情感染来源研究

(引自任军,2017)

危险因素	病例组($n=45$)	对照组($n=90$)	OR	95% CI
进食冷食史			2.25	1.05～4.84
有	32	47		
无	13	43		
进食凉粉			1.27	0.61～2.65
有	18	31		
无	27	59		
进食"娃娃鱼"			0.77	0.37～1.57
有	21	48		
无	24	42		

续表

危险因素	病例组($n=45$)	对照组($n=90$)	OR	95% CI
进食面皮			3.10	1.44~6.70
有	24	33		
无	21	57		

根据病例对照结果,结合个案调查、患者暴露危险因素调查、饮用水卫生监测以及可疑暴露食品的调查检测结果综合分析,确定暴发原因为:居住在该市主城区的居民(特别是年轻女性居民)食用了被伤寒杆菌污染的凉食(面皮)。

(2) 危险因素不清、污染环节不清或扩散因素(环节)不清,需要进一步调查分析明确的。

例 2016 年 7 月,M 市疾控中心监测食源性疾病监测报告系统发现横纹肌溶解综合征(RM)病例出现异常增多,6—8 月份累计发现和吃小龙虾相关的病例 226 例,为查明 RM 病例异常增多原因,探索发病相关危险因素,开展了同餐者病例对照研究,入选病例对照研究的病例组和对照组分别为 43 人和 55 人,调查研究结果显示见表 1.7。

表 1.7 2016 年 M 市小龙虾致相关横纹肌溶解综合征危险因素分析

因 素	病例组($n=43$)		对照组($n=55$)		χ^2	P	OR (95%CI)
	暴露数	暴露率(%)	暴露数	暴露率(%)			
食用小龙虾≥10 只*	29	67.44	16	29.09	14.29	<0.05	5.05(2.13~11.97)
食用虾黄	40	93.02	45	81.82	2.63	0.11	2.96(0.76~11.53)
食用虾肠	2	4.65	4	7.27	0.01	0.91	0.62(0.11~3.57)
饮酒	13	30.23	15	27.27	0.10	0.75	1.16(0.48~2.79)
基础性疾病	11	25.58	6	10.91	3.62	0.06	2.81(0.94~8.35)
剧烈运动	3	6.98	1	1.82	0.59	0.44	4.05(0.41~40.39)

注:* $P<0.05$。

两组人群小龙虾进食量差异有统计学意义($P<0.05$),食用小龙虾数量≥10 只致使发病风险增加 4 倍(OR = 5.05,95% CI = 2.13~11.97),是否食用虾黄、是否食用虾肠、是否饮酒和是否有基础性疾病等差异无统计学意义($P>0.05$)。

(3) 食源性暴发事件、急性职业中毒事件,需要进一步调查明确其共同可疑食品和中毒原因的。

例 2017 年 4 月,某公司发生一起沙门氏菌食源性疾病聚集性事件,该公司陆续有 10 多名职工出现呕吐、腹泻、头晕、发热等症状,制定病例定义,共搜索病例 19 人,为进一步明确可疑中毒食品,进行病例对照研究,研究结果显示,进食萝卜烧干子与发病有统计学关联,吃萝卜烧干子的发病风险是未吃者的 6.50 倍(OR = 6.50,95% CI = 1.60~26.36),初步判断萝卜烧干子为可疑污染食品。见表1.8。

表1.8 某公司沙门氏菌食源性聚集性事件可疑中毒食品分析

菜 名	病例组($n=19$)		对照组($n=20$)		P	OR(95% CI)
	暴露数	暴露率(%)	暴露数	暴露率(%)		
萝卜烧干子*	13	68.42	5	25.00	0.01	6.50(1.60～26.36)
红烧仔鸡	7	36.84	11	55.00	0.34	0.48(0.13～1.72)
炒豆腐	12	63.16	13	65.00	1.00	0.92(0.25～3.42)
炒青菜	14	73.68	15	75.00	1.00	0.93(0.22～3.93)
炒西红柿	11	57.89	13	65.00	0.75	0.74(0.20～2.70)
炒豇豆	8	42.11	12	60.00	0.34	0.49(0.14～1.74)
蛋汤	7	36.84	13	65.00	0.11	0.31(0.09～1.16)

注:* $P<0.05$。

八、采取控制措施和效果评估

所有暴发调查的根本目的都是为了及时控制疫情和事件,防止其进一步扩散蔓延,调查组从介入调查的一开始就应当同步提出预防控制措施建议,按照"边调查、边控制、边观察、边调整"的思路,不断根据疫情控制情况调整、优化措施建议,其遵循的基本原则是:控制传染源—切断传播途径—保护易感人群,采取的措施应符合"早、小、严、实"的要求,即发现早、范围小、措施严和效果实。

(一)常见的预防控制措施和方法

1. 针对传染源的措施

发现、隔离和治疗感染者,暴露人群的检疫;追踪、杀灭动物传染源(动物媒介)或降低其密度,对病媒生物的密度和带毒率监测;封存、销毁污染食品、物品等,对污染物品、环境及场所进行清洁和消毒;控制、封闭污染场所,划定防控区域,关闭公共场所等措施;矫正个人行为,控制和降低活动中的传播力等。对于甲类、乙类甲管传染病或有的新发传染病,还需要排查、追踪密切接触者,根据法律要求,结合传播力和致病力等流行特征,对其进行隔离或居家医学观察。

2. 针对传播途径的措施

限制人员聚集和流动,暂停聚集性活动(生产、学习、交流等);暂停污染食品物品、危险因素关联的生产经营活动;暂停一定范围内的受污染饮用水(集中式供水和二次供水)的供应等。

3. 针对易感人群的措施

采取个人保护(防护)措施,实施暴露后预防,进行疫苗的应急接种,采用屏障技术,发布政府公告、紧急健康提示、群体性健康教育等。

（二）采取控制措施需要注意的事项

1．控制和干预措施及其影响程度应与事件的危害严重程度尽可能匹配

严重程度包括传染病和事故的等级、受危害的人数、疾病的严重程度等。公共卫生事件越严重，采取的措施越要紧急、果断和严格，如甲类传染病、重大公共卫生事件等。采取措施涉及范围大小、人数多少、污染物品处置方式，对经济社会、生产活动的影响程度，均要科学、合理评估，与事件的严重、危害程度相比较，要尽可能适宜适当，切忌盲目、随意和扩大化。

2．感染来源和传播方式的不确定性对控制措施的影响

现场的控制和干预措施，自调查介入起即展开。在事件发生的早期，由于受到收集信息完整性、可信度的影响，如事件是食源性、水源性或是其他类型的传染性疾病，在初期可能一时无法确认，支持原因判断的实验室检测结果受到采集样本的代表性影响等，因此对感染来源和传播方式的判断存在不确定性，有时采取控制措施的对象、范围、程度相应地也存在着不确定性，甚至有可能出现偏离错误，随着调查的深入展开，信息不断完善和证据不断丰富，特别是对致病源、传播模式的进一步查清和明确，需要及时调整、优化现场控制和干预措施。

3．因果关系的确认对控制措施后果的影响

致病因子和传播方式的明确、初步的统计学关联和推断分析，都不意味着危险因素与疫情（事件）的流行病学因果关系的确立，因果关联还要取决于证据的强度（如时间顺序、关联性强度、剂量-反应关系、暴露-分布一致性、关联的合理性等因素）以及证据链一致性；但往往在暴发事件的现场，需要尽快采取果断措施以控制涉事的人群、物品以及场所，以免事态进一步发展，特别是涉及人身权利的限制、物品的处置和场所的封闭等，对当事人会产生重大影响，有时会引起行政或民事诉讼，都需要调查员在迅速采取措施的同时，要充分考虑到措施的后果，并尽可能收集更具信服力的证据，以进一步明确因果关联。

（三）控制措施效果评估的基本内容

1．疫情受控情况

评估疫情的发生发展趋势是否得到控制，疫情是否处于下降通道，有无扩散到其他社区（场所）。

2．流行病学病因是否查清和受控

评估感染原因和传播方式是否基本明确，传染源是否被隔离和控制，传播途径是否切断，主要关联的危险因素是否消除。

3．易感者是否得到保护

如评估易感人群的应急接种、预防性服药的完成情况，针对性的健康提示和健康教育情况等。

4．续发风险

评估疫情的续发风险有多大，还有哪些可导致进一步扩散、蔓延的风险因素和隐患，续发会达到什么样的严重程度。

5．措施的适配度

评估已经采取的控制措施,其控制的范围和影响程度是否与事件造成的危害风险等级基本匹配。

6．舆情监测

评估社会、公众对控制措施反应,社会是否稳定,群众是否恐慌,是否需要进一步沟通。

7．现症病例救治情况

评估疫情(事件)中发生的现症病例是否得到及时、有效救治,有无发生医疗挤兑情况,病情转归情况,治愈、好转比例是多少? 重症、死亡比例是多少?

8．疫情终止情况

需要连续观察,一般需要观察到最后一个病例,经过 1 个最长潜伏期,是否不再发生新病例或回到正常的发病水平,对于新发传染病,有时需要观察 2 个最长潜伏期。

对控制措施的效果评估贯穿于疫情(事件)调查处置的全过程,处在不同的阶段,可综合性选择以上内容(根据进展阶段实际情况,选择其中部分的评估项目,不需要每次都全部选择)进行评估,根据评估的结果,结合疫情(事件)的实际进展分析研判,进一步动态调整和优化防控措施。

九、总结报告和交流反馈

现场调查在阶段或最终结束后,要形成各类型总结报告,提交各相关部门或机构。业务机构在调查过程中注意和各类型、层级的对象进行交流反馈的方式方法,以便有效地推进调查处置工作。

(一) 工作总结的提交形式

(1) 流行病学调查报告。作为业务机构最重要的提交材料,包括初次、进程和结案流行病学调查报告,作为提供给其他相关部门进行处置的法定依据,需承担相应的法律责任。

(2) 提交行政机关的专题信息、报告。应符合相应的公文形式和要求。

(3) 提交媒体的新闻稿件。所提交的素材应真实准确,提交前必须经过规定流程的审核。

(4) 发布的公告。依据调查内容并根据调查需要,发布的涉及特定人群和社区的限制性防控措施、调查的重要进展以及跟踪性要求等内容;发布前必须经过规定流程的审核。

(二) 交流反馈

在调查过程中,需要将调查的进展、要求、困难和问题与各类对象进行交流反馈,应注意交流反馈的方式方法,因其与交流反馈的效果有关,并可能直接影响到后续调查处置工作。应注意以下方面:

(1) 无论何种情形下,应坚持实事求是、客观公正的基本原则,始终尊重事件本来的真相,而不是试图掩盖真相或避重就轻、轻描淡写,在暂时无法弄清关键问题的答案时,切忌草率作出结论。

（2）查明的传染源、传播途径、危险因素等重要信息应及时、准确发布或通报。

（3）无论何时何地，还是不同的层级、不同的部门，重要数据应准确、一致，如病例数、治疗数、病死数、进展数据和重要的流行病学特征等，自相矛盾的信息，会严重损害调查机构的公信力。

（4）需要时刻注意保护隐私和保守秘密。调查中会涉及或获取到病例的私人信息，以及当事人核心涉密的业务流程、产品配方、商业机密等，在发布信息或公开交流反馈时，务必要注意保密，并防止在文件的传输过程中泄密。

（5）对建议采取的应急控制措施，要经过调查组合议讨论，形成统一、明确的意见，切忌各行其是、朝令夕改；因涉及应急控制，必须及时提出，并得到各层级的理解和支持，以得到有效执行。

（6）对疫情（事件）阶段性的风险研判要严谨、科学和慎重，要经过专家会商，充分考虑到调查手段的受限性和各类不确定因素，留有合理余地，切忌把话说满、说死。

（7）对于不同情形下的不同交流反馈对象，根据实际关注的重点事项、核心信息、紧急状况下的轻重缓急程度，交流反馈内容的侧重点应有所不同，要最大程度地获得交流反馈对象的理解、支持和配合。

（8）面对面沟通是最直接、最有效的方式，特别是传递重点信息、采取关键措施，尤其是在调查过程中出现困难和问题的时候。

（陈健编写，文育锋、袁慧、赵志荣审核）

第二章　实用调查技术

第一节　调查方案和调查表设计

现场调查应用的范围很广,涉及各行业,本篇所述为涉及公共卫生领域的现场调查。现场调查一般包含调查目的、方法、对象等要素,因此,在现场调查开始前需要做好充分的准备,其中制定合适的调查方案(investigation plan),使用相关的调查表(questionnaire)进行调查,对保证现场调查能高效和规范地开展显得尤为重要。

中国疾病预防控制中心制定了部分重点传染病或新发传染病的调查方案,实际工作中,可参考上级疾控机构制定的调查方案,也可根据具体情况自行制定具体的调查方案。如果现场调查任务特别紧急又无可参考的调查方案,则至少要列一份调查提纲,以免现场调查活动中遗漏重要内容和环节。

一、调查方案设计

本章所述调查方案主要适用于急性传染病、感染性疾病、食源性疾病及不明原因疾病的应急处置。调查方案格式可以不拘泥于一种固定形式,一般包含调查目的、调查方法(需要收集的信息、调查设计、抽样计划、数据编辑计划等)、调查对象、资料分析计划、实施调查的保障(人员和仪器设备等)、经费预算、质量控制等内容。调查方案的内容可以根据具体情况有所增减,但核心内容应包括调查目的和调查方法,这两者在调查活动前就应该明确。卫生应急现场调查中,调查方案主要有两种形式,一种为个案调查形式,另一种为暴发调查形式。

(一)调查目的

调查目的(investigation objective)就是通过流行病学调查使调查者获得所需要的信息和数据。调查目的在现场调查活动中具有十分重要的作用,是设计调查方案和调查表的灵魂,明确的目的使现场调查工作有的放矢,事半功倍。现场调查究竟如何展开,调查方案如何设计,调查方法如何选取,都需要根据调查目的来确定。作为现场调查的中枢,它使整个现场调查的过程成为一个有机的整体,各个阶段、各个部分、各个环节都具有非常严格的组织性。同时调查目的也对整个现场调查具有协调的作用,以避免及纠正可能发生的偏差。

以传染病疫情的现场调查为例,调查目的就是要明确疫情的原因(即传染源、传播途径、病原体或致病危险因素)、追踪高风险的人群、及时采取控制措施阻断疫情的进一步蔓延,并根据疫情风险评估提出后续的防控措施建议。

(二) 调查方法

调查方法(investigation method)按照性质可以分为定性调查和定量调查两类。在现场调查中可以根据调查目的的需要运用定性调查或定量调查,也可以同时运用这两类调查方法。通常,在进行定量调查前要先运用合适的定性调查进行预调查或小样本调查,发现线索,建立假设,然后开展正式调查或更大样本的调查,验证假设得出调查结论。

定性调查和定量调查的目的均是通过对部分对象(样本)的调查来认识整体的特征和规律。定性调查一般采用非概率抽样方法,更多运用演绎推理或经验;而定量调查一般采用流行病学和统计学原则与方法,以一定数量的调查样本为基础,寻求统计学上的显著性。

定性调查主要形式有集体讨论法、深度访谈等。定量调查依据固定格式的调查表,问题的顺序事先安排好,主要形式有问卷调查、电话调查等。下面介绍几种常用的调查方法。

1. 集体讨论法

又称为小组座谈法,一般采取的方式为一名有经验的主持人以一种相对自由的形式面对一组的被访谈人开展谈话,通过面对面交流对一些预先设定好的问题进行深入的调查。集体讨论中被访谈者的人数不宜过多,一般以 10 人左右为一个小组。座谈时间一般控制在 2 小时以内。集体讨论法的一般步骤包括座谈前准备、座谈、座谈后整理等。

(1)座谈前准备。首先要明确被访者的选择标准,被访者一般是有目的地被选择出来。从选取角度来看被访者应具有一些共性,如相似或相关的专业、相似的个人经历、相近的文化属性等,这样可以避免在讨论时产生太大差异而影响讨论效果。拟定好的被访者名单一般比实际参加小组座谈的人员适当多一些,以便应对临时变化。其次要拟定调查提纲,调查提纲所列问题针对性要强,要对一两个主要问题做深入地探讨。调查提纲一般要准备两种,一种是供被访者使用的简要提纲,列有被访者要准备讨论回答的问题;另一种是供主持人使用的详细提纲。再次要选定适合的主持人,主持人必须具备较强的社交能力、理解能力、把握现场能力、专业知识基础等素养。最后需要准备座谈场所及调查所需各类物品和资料等。

(2)座谈。主持人在介绍完开场白后,要按照调查提纲的节奏来推进,掌握现场整个座谈的节奏,调节现场气氛,对调查的目标要求及各环节细节进行充分考虑,避免调查问题的遗漏和调查结果的偏差。记录人员也要详细记录座谈过程,包括笔录、录音和录像等。

(3)座谈后整理。在座谈结束后,调查人员要及时整理访谈结果,其中要关注座谈中掌握的资料质量问题,如是否因座谈会成员相互影响而形成了统一的集体思维,讨论内容是否杂乱等。调查人员如判定在一次座谈中未达到调查要求或效果,也可以再次组织座谈。

2. 问卷调查

问卷调查是现场调查中最常用的一种方法。如按问卷填写形式,可将问卷调查分为两种,一种是面对面访谈式问卷法,即调查员按照问卷内容询问被调查者,问卷内容由调查员填写;另一种是自填式问卷法,即调查员将问卷交给被调查者,向其说明填写方法,问卷内容由被调查者自行填写。面对面访谈式问卷法调查效率较高,可信度也高。例如,新冠肺炎"乙类甲管"期间,各级流调员对新冠肺炎感染者调查采用的均是面对面访谈式问卷法,被调查者配合度高,获取的信息也更加详细和准确。如按调查所处地点,可将问卷调查分为入户调查、街头拦截调查、网络调查、电话调查等。

(1)入户调查。入户调查是现场调查中最为常用的一种调查方法,调查员到被调查者的家中、工作单位(就读学校)或正在接受治疗的医疗机构内,直接与被调查者面对面访谈,采用问卷逐个问题进行询问,并记录下对方的回答;如果被调查者人数较多,也可以向被调查者介绍填表要求后将问卷交给被调查者自行填写并回收。根据调查需要,调查对象可以按照随机抽样方法抽取,也可以全部调查。如在流感等传染病暴发疫情的现场调查中,因病例过多而不能第一时间全部调查,可以先对首发病例、指示病例、住院病例、重症病例等特殊病例全部开展调查,再根据需要对其他病例进行抽样调查。入户调查的优点是抽样方法可控、被调查者配合度高、获取问卷信息量大。缺点是单份样本调查成本大、整体调查周期长、对调查的进度控制难度大。

(2)街头拦截式调查。调查员在人群较为集中的公共场所(如商场、公园、休闲广场、车站等)直接随机拦截受访人群进行访谈,适合于一些问卷内容较少、项目时间短、目标人群不易控制的调查项目。因整个项目的访问时间短,可以在访问进行时对问卷真实性及质量进行控制,如可采用本方法开展疫情有关知识知晓率调查。街头拦截式调查的优点是操作简便、费用较低;缺点是由于没有严格的抽样控制,容易使调查结果产生偏倚,而且由于问卷调查时间短,可信度较入户调查低,对于一些漏问或轻微型错误无法再次确认。

(3)网络调查。利用互联网进行调查具有很多优点,包括快速、方便、费用低、不受时间和地理区域限制等,应用范围越来越广,如问卷星等网络调查平台及 APP 小程序应用等现在应用较为普遍。另外,因不需要和用户进行面对面交流,也避免了面对面调查可能存在的调查员倾向性提问。近期,各级疾控机构针对社区人群开展的新冠病毒感染情况问卷调查就是采用网络调查的形式完成的。网络调查的缺点主要表现在对问卷设计要求高,调查结果易受样本人群的数量和质量影响,存在个人信息安全等方面。

(4)电话调查。电话调查是指调查者通过电话形式向被调查者进行询问,以达到搜集调查资料的目的的一种专项调查方式。特别是对于具有较强传染性的传染病疫情调查,可以通过电话方式开展病例流行病学个案调查和密切接触者调查等。电话调查的特点是可以不受个人防护条件的限制,减少调查员因接触而感染的机会,可快速获取关键信息。适用于被调查者人数较多、调查内容较为简单且易于接受的调查,提高调查时效性。

电话调查在近年的新冠肺炎疫情防控中得到充分运用,与面对面访谈调查方法相互补充,为快速高效、全面完整地进行新冠肺炎疫情流行病学调查发挥了重要作用。尤其是疾控、公安、工信部门"三公(工)"融合流调,开辟了电话调查的新模式,为今后应对重大传染病疫情提供了有益借鉴。同时,2023 年 6 月起,国家疾控局启用了 95120 全国电话流调系统,为各级疾控机构提供了统一号码、身份可信、分级管理、安全可控、高效便捷的电话流调辅助工具。

二、调查表设计

调查者在进行现场调查中需要收集相关信息,其中最便捷的信息收集方式就是在开展调查前设计一份流行病学调查表。调查表的内容需要根据调查目的来设计,而不是一成不变的;有时在一次现场调查过程中还需要设计多张内容不同的调查表。因此,设计和使用调查表是开展各种现场调查的基本技能,公共卫生(预防医学)专业的学生必须熟练掌握和应用。

(一) 基本原则

1. 突出调查的疾病特征

设计的流行病学调查表中,必须反映出所要调查疾病的主要特征,包括流行病学特征、临床症状和体征、实验室检查等,所以在调查前需要充分查阅资料,掌握所调查疾病的主要特征。对于已有的使用年限较久的流行病学调查表,可以更新疾病的特征。如所调查疾病为未知或新发疾病,在查阅资料基础上,根据所了解的疫情初步情况,在主要特征外还可以多增加一些相关特征,以便能充分地调查未知疾病。

2. 项目范围适当

调查者根据调查目的、内容、对象等方面设计调查表项目,尤其围绕调查目的的需要,既不要因项目过少导致调查内容缺漏,又不要因项目冗长影响现场调查进度。

3. 使用标准问题

设计的调查表应使用规范化的名称,避免出现口语化语言及非专业化俗语,还要避免出现一些难以理解的专业术语,如一些医学细分名称中的英文缩写要尽量避免使用,如必须使用的,应在首次使用时注明中文全称。

4. 体现专业性

调查者在设计调查表时涉及自身专业范围以外的领域时,应咨询相关领域业务人员,与其取得共识,如疾病的特殊检查和辅助诊断等。

5. 预调查

设计好的调查表在正式调查前,应进行预调查,以便能够发现问题并及时修改。

6. 保护个人隐私

设计的调查表需要注意使用中性词进行客观表述,避免涉及被调查者的个人隐私,尊重和保护被调查者。

7．适应数据录入

设计的调查表内容,应尽可能适应计算机数据录入及分析,以便提高调查效率。

(二) 编写原则

1．用词简明

所设计的内容应易于被调查者理解,避免使用拗口难懂的专业术语及可能引起误解的内容。

2．优先采用封闭式问题

设计调查表的问题时,最好采用是非题或选择题的形式编写,同时要注意选择题的答案既要全面又不能过多。

3．优先使用客观和定量指标

设计的调查表中如涉及分级指标,要避免使用主观指标,如"偶尔""有时""较多""较少"等;应尽量使用定量指标。

4．避免出现双重问题

应避免在一个问题中含有多个内容,如"您抽烟喝酒吗?"这类问句。

5．避免出现诱导或暗示的问题

调查者在设计的调查表中,对所提问内容不应表明态度和立场,以免被调查者按照调查者的立场来回答问题,影响调查质量。

6．采用具有普适性的问题

设置的问题应适合所有的被调查者,不应超出被调查者回答或认知范围,如对未育的被调查者设置一些与儿童成长相关的问题。

7．问题答案准确

调查表所设问题的答案必须准确无误,便于后期统计分析。

(三) 编写顺序

(1) 以被调查者容易接受且有兴趣的问题为开始较为恰当。

(2) 按照合理的逻辑顺序设置问题,如时间上可以从过去到现在再到将来;问题深入程度从一般性到特殊性,从易到难,从浅到深,从熟悉到生疏较为妥当。

(3) 敏感问题的位置放在调查表靠后的部分,这样即使被调查者拒绝回答也不太影响整个调查的完成。

(四) 调查表的形式与结构

调查表主要包括首页、调查问题和联结部分。

1．首页

介绍调查的负责机构,强调调查重要性和调查信息的保密性,感谢被调查者的合作,列出调查单位、调查者和调查日期等。

2．调查问题

调查问题即需要调查的项目或内容，一般包括个人基本情况、行为习惯、研究的变量等。可以按先定性后定量、先浅显后深入的顺序来设置。问题的类型主要有以下3种：

（1）封闭式问题。通常采用"是"或"否"判断，或有多个选项供回答的问题。由于封闭式问题简单明了且易于回答，可以优先考虑设计这种类型问题。

（2）开放式问题。被调查者对问题按照自己的意愿自由回答，无任何限制，适用于设计者希望通过被调查者的回答获得更加全面的信息，为进一步调查提供更多线索。该类型问题的缺点是被调查者回答时容易跑题，不利于后期资料的统计分析。

（3）复合问题。上述两种问题的结合方式，是在一定限制条件下的开放式类型，既避免封闭式问题的过多限制，又避免开放式问题容易跑题。

3．联结部分

包含过渡语、指示语和图示等。一般开始新话题时应有过渡语，但是过渡语不宜过长，不应出现命令式语句。指示语和图示在调查表中应醒目，可以使用不同的字体或字形加以区分。

（五）传染病疫情调查表设计

在遵循前述调查表设计原则的基础上，针对两种不同类型的传染病疫情，在设计调查表时有相对固定的要求，分类详述如下：

1．一般疫情调查表

针对某一种已明确疾病的流行病学调查表，其个案调查内容较为规范和明确，主要格式也相对固定。每次调查时可以根据具体调查需求略有调整。一般应包括如下内容：

（1）调查表开头包含调查表的标题及编号。

（2）第一部分为病例的基本信息，如姓名、性别、年龄、职业、民族、现住址、工作单位/入读学校、联系方式等。

（3）第二部分为发病及就诊经过，如病例发病日期、就诊日期、先后就诊的各家医院。

（4）第三部分为临床资料，包括病例的主要症状和体征、转归情况、临床检测结果、标本的采集及病原检测等。

（5）第四部分为流行病学史及卫生学调查，这部分为调查的重点部分，需依据具体疫情特点设计相关的内容，一般包括预防接种史、传染源接触史及疫区旅居史、密切接触者、个人卫生状况、家庭居住及周边环境、饲养动物情况、有害因素暴露史等。

（6）第五部分为调查小结，即将前述个案调查的内容提取出重点部分，以较为精练的语言进行描述。

（7）调查表的结尾包含调查单位、调查日期、调查结果、审核人。

2．暴发疫情调查表

针对暴发疫情的流行病学调查，除了对首例病例、指示病例、住院病例、重症病例等特殊病例进行个案调查外，为了提高调查效率，无须对所有病例开展个案调查，对一般病例可以设计包含重点项目（如病例年龄、性别、所在学校/班级、主要临床表现、发病日期、样本采集情况等)的一览表开展调查。同时,对于某些暴发疫情,还需要开展与暴发疫情有关的专题调查,根据专题调查内容设计专题调查表,补充收集相关资料,利于更好地分析暴发疫情的性质及原因。下面以食源性疾病暴发事件和登革热暴发疫情调查设计举例说明:

(1)食源性暴发事件调查。除常规的调查内容外,还应重点进行饮食具体情况的调查,调查设计要点包括一般情况、具体餐次食谱、现场卫生状况及引起本次暴发原因的调查,举例见表2.1。

表 2.1　食源性暴发事件调查表

一、一般情况
1. 暴发疫情可疑场所:_____
2. 宴席主办者(组织者)姓名:_____
3. 宴席时间:_____
4. 宴席规模(桌数/人数):_____
5. 聚餐者调查人数_____,发病人数_____,其中确诊人数_____,死亡人数_____
6. 密切接触者人数_____
二、具体餐次食谱
1. 第1天:就餐人数_____,早餐食谱_____　中餐食谱_____　晚餐食谱_____
2. 第2天:就餐人数_____,早餐食谱_____　中餐食谱_____　晚餐食谱_____
3. 第3天:就餐人数_____,早餐食谱_____　中餐食谱_____　晚餐食谱_____
三、现场卫生状况
1. 可疑食品来源(种类、时间、地点):_____
2. 可疑食品加工方式(凉拌生食/煎炸/蒸煮)及时间:_____
3. 可疑食品存放地点(室内/室外/冰箱/是否加盖)、距离宴席时间:_____
4. 饮用水类型(自来水、塘水、河水、井水)、方式(是否煮沸):_____
5. 苍蝇、鼠情况(有/无):_____
6. 厨师及帮工情况(人员、有无健康证、接触食品、采样检测等):_____
四、本次食源性疾病暴发原因:_____

(2)登革热暴发疫情调查。除常规的调查内容外,还可以对媒介生物进行调查,设计伊蚊幼虫孳生地调查表、诱蚊诱卵器调查表、双层叠帐法调查表等。举例见表2.2。

3.通用调查表示例

在现场调查活动尤其是未明确病原体的暴发疫情中,常见的情形是发病人群有呼吸道症状或消化道症状,也可以是呼吸道和消化道症状合并存在。已有的各种传染病调查表并不能适合现场调查,而且此类调查往往比较急迫,准备的时间有限,针对这种情况,一般会在现场临时设计调查表用以快速收集病例的流行病学信息,下面展示通用的调查表样式,但每起暴发疫情都有各自不同的特点,可以借鉴加以适当修改以应对具体的调查需要。举例见表2.3至表2.5。

表2.2　双层叠帐法调查表

调查时间:_____年_____月_____日

调查地点:_____省(自治区、直辖市)_____市_____区(县)_____乡镇(街道)_____村(居委会)

天气情况:晴□ 阴□ 雨□　气温:_____℃,最高_____℃,最低_____℃　相对湿度:_____%

街道或村的地理位置:经度_____纬度_____风速:_____m/s

地点	环境类型	起始时间	结束时间	白纹伊蚊数	埃及伊蚊数	诱集者	收集者	叮咬指数

填表单位:_____　填表人:_____　审核人:_____

表 2.3　常见呼吸道疾病现场调查一览表

学校（单位）名称：　　　　　　　调查日期：　　　　　　　调查员：

序号	姓名	性别	年龄	班级	联系电话	发病日期	症状									体征					血常规结果					采样类型	备注
							发热	头痛	乏力	咽痛	流涕	咳嗽	咳痰	肌肉酸痛	气促	结膜充血	疱疹	斑疹	丘疹	出血疹	WBC（×10^9）	L计数	L%	N%	C反应蛋白		
1																											
2																											
3																											
4																											
5																											
6																											
7																											
8																											
9																											
10																											

表 2.4　常见消化道疾病现场调查一览表

学校（单位）名称：　　　　　　　调查日期：　　　　　　　调查员：

序号	姓名	性别	年龄	班级	联系电话	发病日期	症状								体征					粪常规结果	采样类型	备注
							发热	恶心	厌食	呕吐	腹痛	腹泻	里急后重	脱水	黄稀便	水样便	黏液便	米泔样便	脓血便			
1																						
2																						
3																						
4																						
5																						
6																						
7																						
8																						
9																						
10																						

表 2.5　常见聚集性疫情通用调查一览表

学校(单位)名称:　　　　　　　　　调查日期:　　　　　　　　调查员:

序号	姓名	性别	年龄	班级	联系电话	发病日期	症状*			体征**			常见检验结果***			采样类型	备注
1																	
2																	
3																	
4																	
5																	
6																	
7																	
8																	
9																	
10																	

注:* 常见症状参考:畏寒、发热、乏力、头痛、咽痛、肌肉酸痛、鼻塞、流涕、咳嗽、咳痰、胸闷、气促、腹痛、腹泻、恶心、呕吐、厌食等。

　　** 常见体征参考:结膜充血、疱疹、斑疹、丘疹、出血疹、荨麻疹、焦痂、淋巴结肿大、肝脾大、黄稀便、黏液便、水样便、米泔样便、脓血便等。

　　*** 常见血常规参考:WBC、L%、N%、L 计数、C 反应蛋白、血沉、血小板计数等。

三、调查前培训与质量控制

现场调查从制定调查方案、设计调查表到完成现场调查,各个环节的成功与否决定一次流行病学调查的质量。其中,调查员能否掌握调查的目的、与被调查者的沟通技巧均会影响现场调查质量,因此,对调查员进行统一培训是开展调查前不可或缺的环节。

(一)调查员培训

一般包括对调查员的工作态度、专业素养、需掌握调查内容、沟通技巧等方面的针对性培训。

1. 工作态度

调查员需要了解本次调查的意义,端正工作态度,规范开展调查,对被调查对象要保持尊重与平等,对被调查者的信息保密等。

2．专业素养

应优先选择具有所调查疾病相关专业知识的人员作为调查员，并在短时间对其进行强化专业培训。

3．调查内容

使调查员了解本次调查目的、被调查者的情况、调查内容和调查程序，培训时要对调查表的重点内容进行解读，并告知调查员在现场调查中可能遇到的情况及应对办法等。

4．沟通技巧

优先选择沟通能力及亲和力较强的人员作为调查员，向其介绍调查的常用技巧，将调查表中所涉的专业术语及难理解的词汇转化为易理解的表述方式。

5．预调查

对调查员的培训完成后，可请调查员开展小样本的预调查，以使调查员可以总结经验和教训，保证正式调查任务的顺利完成。

（二）调查质量控制

1．可靠性

即可重复性，被调查者对调查表中的每个问题的回答是可靠的，无论调查者是谁，其对每个问题的回答结果都是相同的。

2．真实性

对调查表的每个问题回答是真实的，避免被调查者主观产生信息偏倚。

3．完整性

调查表的每个项目都需要询问及填写，尽量避免漏问漏填。

4．逻辑性

调查时、调查后要及时检查调查表的逻辑性，以免影响调查质量。

5．客观性

调查员对被调查者开展调查时，除需掌握必要的沟通技巧外，还要注意询问时必须客观中立，不要带有暗示性，以免被调查者受影响不能客观回答问题。

四、调查方案示例

为了使前面阐述的内容有更直观的了解，此部分选取中国疾病预防控制中心发布的《人禽流感调查方案》和《发热伴血小板减少综合征调查方案》展示。

（一）人禽流感调查方案

为了做好人禽流感疫情的流行病学调查，为预防和控制人禽流感病例的发生和传播提供科学依据，制定本方案。

1．调查目的

（1）核实诊断。

（2）调查可能的传染源、传播途径及其影响因素。

（3）为疫情的预防控制提供科学依据。

2．调查对象

（1）人禽流感确诊病例和疑似病例。

（2）人禽流感确诊病例和疑似病例的密切接触者。

（3）可疑禽流感病、死动物的密切接触者。

（4）禽流感发生的相关基础资料。

3．调查内容和方法

（1）禽流感疫情发生地禽鸟类动物及其发病情况收集。在人禽流感流行病学调查中，应注意收集与人禽流感发生有关的动物养殖及发病情况，包括当地禽鸟类等动物的饲养情况（种类、数量、饲养方式等），交易市场（含集贸市场）或养殖场情况（种类、数量、分布等），近期发生禽流感或发生禽鸟类病死情况等。

（2）人禽流感病例的流行病学调查。在出现人禽流感疫情时，应对所有的人禽流感确诊病例和疑似病例开展流行病学个案调查。内容包括：一般情况、发病和就诊情况、临床表现、实验室检查、暴露因素和密切接触者情况、转归等。

（3）密切接触者的追踪调查。在对病例个案调查的基础上，疾病预防控制机构专业人员应确定禽流感病例或疑似病例的密切接触者和可疑病、死禽的密切接触者，开展追踪调查。

（4）调查方法。禽鸟类动物及其发病情况资料主要从农业、工商等部门获取，必要时可进行现场补充调查得到。病例和密切接触者的调查，应尽可能直接对病人或密切接触者进行访视和询问。如因病人病情较重、死亡或其他原因无法直接调查，或当病人提供的资料不详或有疑问时，可通过其亲友、医生、同事或其他知情者进行调查或核实。

4．调查要求和注意事项

（1）调查者。应由经过培训的疾病预防控制机构工作人员担任。

（2）调查时间。禽流感疫情的流行病学调查应在疫情报告后迅速开展，并根据病例个案调查表填写内容完整性、病人转归情况等，及时进行补充调查，完善调查表中的相关信息。

（3）调查者的防护。

（4）病人和密切接触者管理。在开展调查的同时，对病人和密切接触者进行管理。对所有的病人和疑似病人采集鼻拭子或含漱液、血清以及死亡病例的尸检肺组织、气管分泌物等标本。

5．资料的管理和利用

（1）通过"国家疾病监测个案专报信息系统"，对人禽流感的流行病学调查资料进行计算机个案化管理和网络化传输。

（2）加强对流行病学调查资料的质量控制和分析。各级疾病预防控制机构均应指定流调审核人员,负责流行病学调查的指导、质量控制和流调资料的审核,及时对调查资料进行分析,并报告同级卫生健康行政部门和上级疾病预防控制机构,指导疫情调查和控制工作。

(3)疫情调查处理结束后,应及时完成流行病学调查报告,并将流行病学调查原始资料、汇总分析结果、调查报告及时整理归档。

(二)发热伴血小板减少综合征调查方案

为做好流行病学调查工作,准确描述和分析疫情特征,科学制订防控策略和措施,特制定本方案。

1.调查目的

(1)为控制疫情提供流行病学线索。

(2)为了解该病流行病学特征积累数据。

2.调查对象

(1)散发病例。包括疑似病例和实验室确诊病例。

(2)聚集性病例。2周内,在同一村庄,或在同一山坡、树林、茶园、景区等地劳动或旅游的人员中,出现2例及以上病例,或在病例的密切接触者中出现类似病例。

3.调查内容和方法

(1)个案调查。发现病例后,应当及时开展流行病学个案调查。调查内容包括病例的基本情况、家庭及居住环境、暴露史、发病经过、就诊情况、实验室检查、诊断、转归情况等,同时采集病例急性期和恢复期血标本开展检测。① 基本情况。包括年龄、性别、民族、住址、职业、联系方式等。② 临床资料。通过查阅病历及化验记录、询问经治医生及病例、病例家属等方法,详细了解病例的发病经过、就诊情况、实验室检查结果、诊断、治疗、疾病进展、转归等情况。③ 病例家庭及居住环境情况。通过询问及现场调查,了解病例及其家庭成员情况、家庭居住位置、环境、家禽及家畜饲养情况等。④ 暴露史及病例发病前活动范围。询问病例发病前2周内劳动、旅行或可疑暴露史,了解其是否到过有蜱生长的场所,是否有蜱叮咬史;询问病例发病前2周内与类似病例的接触情况,包括接触方式、地点等。

(2)聚集性病例的调查。在出现聚集性病例或暴发疫情时,应当注意调查病例感染来源。如怀疑有人传人可能时,应当评估人群感染及人传人的风险。应当组织疾控人员或医务人员,采用查看当地医疗机构门诊日志、住院病历等临床资料、入户调查等方式,开展病例的主动搜索,并对搜索出的疑似病例进行筛查和随访,必要时采集相关样本进行检测。

(3)病例对照调查。通过开展病例对照调查,研究病例感染、发病等危险因素。选取实验室确诊病例为病例组,一般按照1:2的比例在同村同性别同年龄组(年龄相差5岁以内)健康人中选取对照组,有条件的情况下,可采集对照组的血清标本进行筛查,以排除可能的隐性感染病例。

(4)宿主媒介调查。调查病例居住地和生产活动周围生境中的动物种类(包括家畜及啮齿动物)以及媒介生物的分布情况,采集动物血清标本和媒介生物标本进行相关血清学和病原学检测,以查明可能的动物宿主和生物媒介。

4. 调查要求和注意事项

（1）调查者及调查对象。应当由经过培训的县（区）级疾病预防控制机构专业人员担任调查员。现场调查时，应当尽可能直接对病人进行访视、询问。如病人病情较重或病人已死亡，或其他原因无法直接调查时，可通过其医生、亲友、同事或其他知情者进行调查、核实或补充。

（2）调查时间及调查内容。应当在接到疫情报告后迅速开展流行病学调查，调查内容见附表。调查表应当填写完整，实验室检测结果、病人转归等情况应当及时填补到调查表中，以完善相关信息。

（3）调查者的个人防护。在流行病学调查及标本采集过程中，调查者应当采取相应的个人防护措施，尤其应当注意避免被蜱叮咬或直接接触病人的血液、分泌物或排泄物等。

5. 调查资料分析、总结和利用

（1）在疫情调查处理进程中或结束后，应当及时对流行病学资料进行整理、分析，撰写流行病学调查报告，并及时向上级疾病预防控制机构及同级卫生健康行政部门报告。

（2）疫情调查结束后，各地疾病预防控制机构应当将流行病学调查原始资料、分析结果及调查报告及时整理归档。

（赵志荣编写，杨锟、袁慧审核）

第二节　现场流行病学调查描述性研究常用图表制作

一、时间分布（time distribution）

（一）流行曲线基本概念和注意事项

1. 基本概念

流行曲线是描述疫情（事件）时间分布特征的一种方法，常用直方图表示，横轴（X 轴）是病例的发病时间，纵轴（Y 轴）是相应时间段内发生的病例数。通过观察流行曲线，可以判断疫情（事件）的传播模式、推断可能的暴露时间、识别特殊病例并为病因假设提供线索、显示卫生部门的反应速度以及评价控制措施的效果。

2. 注意事项

制作流行曲线时，要注意选择直方图（histogram）绘制，横轴时间间隔要相等且长度合适（一般为 1/8～1/3 平均潜伏期）、横轴的起点时间应尽量与病例定义中规定的起点时间一致、横轴的结束时间应该在末例病例发病日期后再留出 1～2 个平均潜伏期以表示不再有新病例发生，同时，可以将暴露信息、开展调查的时间、采取的控制措施等重要信息标记在流行曲线上。

（二）制作流行曲线的总体步骤

1. 数据收集录入

按照疾病（病原体）平均潜伏期的长短和绘制流行曲线的需要，在开展调查前应明确调查病例发病时间的精度，如平均潜伏期较长，则调查病例发病时间可以精确到天（如发病时间记录为4月2日）；如平均潜伏期较短，则调查病例发病时间需要精确到小时（如发病时间记录为4月2日13时）。在病原体未知的情况下，建议调查病例的发病时间要精确到小时，以免因平均潜伏期较短、绘制的流行曲线横轴时间间隔长度需以小时为单位时，无法收集和录入病例精确发病时间。在数据收集完成后，可以通过 EpiData 等数据库软件、EXCEL 等办公软件录入每名病例的发病时间。

2. 数据整理

绘制流行曲线的基础是需要汇总单位时间内（横轴时间间隔）的病例人数，以 EXCEL 软件为例，可以通过软件的数据透视功能将各单位时间内的病例人数进行快速汇总，分列为"发病时间"和"病例数"两列。

3. 制作流行曲线（以 EXCEL 软件为例）

第一步，绘制直方图：选定数据区域（"发病时间"和"病例数"两列），插入并选择"二维柱形图"，在"设置数据系列格式"菜单里将"分类间距"调整为0%，确保绘制的流行曲线为直方图。

第二步，添加图表元素：选定图表区域，在软件"设计"菜单里添加图表元素，包括图表标题（设置在图下方）、横轴（发病时间）和纵轴（病例数）的轴标题。

第三步，图表修饰：

（1）设置横坐标和纵坐标的"坐标轴格式"为"实线线条（颜色一般为黑色）"，"刻度线标记"的"主要类型"选择"外部"。

（2）鼠标右键点击纵坐标轴，将"设置主要网格线格式"选择为"无线条"，"设置图表区域格式"的"边框"选择为"无线条"。

（三）结合一起流感暴发疫情数据介绍流行曲线制作具体步骤

1. 整理表格

将一起流感暴发疫情所有病例的发病日期录入 EXCEL 表格，在 EXCEL 软件"插入"菜单栏选择"数据透视表"，根据选定的"发病日期"数据区域，新建数据透视表，将"发病日期"整理成表（图2.1）。根据制作流行曲线的注意事项，进一步将"发病日期"表格整理为表2.6。

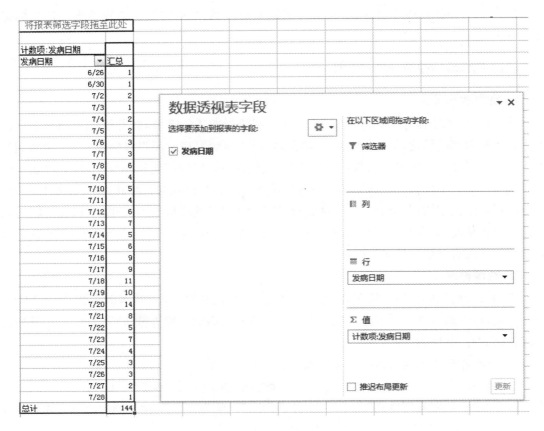

图 2.1　发病日期整理后表格

表 2.6　某起流感暴发疫情病例人数

发病日期	病例数（例）
6/23	0
6/24	0
6/25	0
6/26	1
...	...
7/28	1
7/29	0
7/30	0
7/31	0

2. 制作流行曲线

根据流行曲线制作步骤,将本起流感暴发疫情流行曲线绘制成图 2.2。

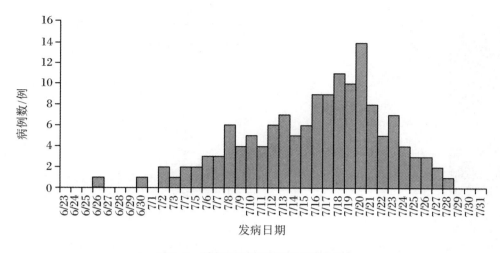

图 2.2　某起流感暴发疫情流行曲线

二、地区分布(regional distribution)

(一)制作面积地图(area map)(以 QGIS 软件为例)

1.数据整理

以马鞍山市为例,需要一张 QGIS 软件能打开的马鞍山矢量地图;将所要制图的发病率资料在 EXCEL 中整理出来,并有一列信息(常用地区名称或地区编码)——对应不同地区,并保存为 CSV 格式。

2.制作地图

下载安装 QGIS 软件(QGIS 官网:https://www.qgis.org),打开 QGIS 软件后,将可视化需要的矢量地图和发病率数据导入 QGIS 软件。

第一步,导入矢量地图(shp 格式):点击"Layer"→"Add Layer"→"Add Vector Layer",然后在矢量数据集"Vector Dataset"右侧点击"...",根据矢量地图存储路径导入地图点击右下角"Add",将地图导入。可以通过 Layer 窗口右击图层,点击"Qpen Attribute Table"查看图层的属性表,地图属性表中应含有地区名称或地区编码信息。

第二步,导入发病率数据(CSV 格式):"Layer"→"Add Layer"→"Add Delimited Text Layer",在"File name"右侧点击"..."根据存储路径导入发病数据,因为发病率数据无地理信息,在"Geometry Definition"处选择"No geometry",点击右下角"Add",将疾病发病率数据导入软件。同样可以点击"Qpen Attribute Table"查看图层的属性表。见图 2.3。

第三步,合并两图层信息:选中地图图层,右击后点击"Properties ...",在此页面可以对图层进行修改和美化操作。我们需要将发病率数据合并到地图数据中,因此点击"Joins",按照两图层属性表中对应不同地区的相同信息连接到一起。图 2.4 展示为按照地区编码将两图层连接。

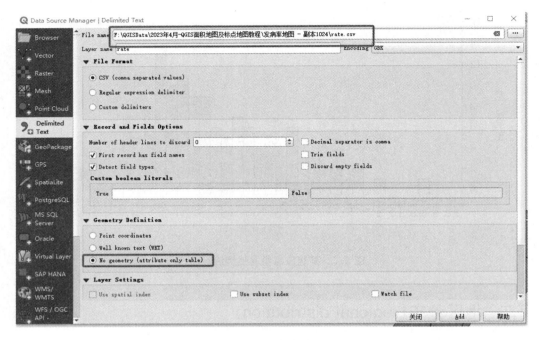

图 2.3　导入发病率数据

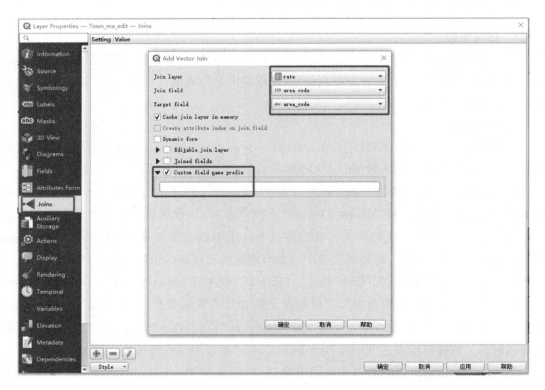

图 2.4　合并图层信息

第四步，查看是否连接成功：选中地图图层后右击，打开并查看地图属性表，发病率信息在地图图层属性表中表明图层连接成功。

第五步，发病率的可视化：同第三步，右击"Properties ..."，点击"Symbology"，对地图图层进行可视化操作，按图2.5对各选项进行选择：选择渐变条带"Graduated"，"Value"处选择发病率数据，"Symbol"处可更改色带颜色，"Mode"处为色带分段规则，一般选择自然分段法"Natural Breaks(Jenks)"，也可根据数据不同择优选择。调整好各项后，点击"Classify"，后点击"确定"，即可将各地区发病率数据按色带深浅显示在地图上，此时能看到不同地区颜色深浅不同，即是用颜色的深浅来表示发病率数据的差异。

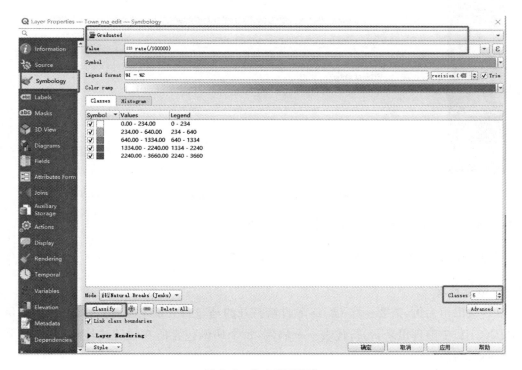

图2.5 发病率可视化

第六步，显示区域名称：我们还可以右击"Properties ..."，点击"Labels"，显示每个区域的标签，在这里我们将每个地区按照"name"列即名称显示出来，此时地图上每个区域的区域名称会在地图上显示出来。见图2.6。

3. 地图的导出

按照上述步骤操作，我们已经将发病率数据用地图展示出来，此时需要把地图导出，方便使用。

（1）在软件界面找到并点击"New Print Layer"图标，并为即将建立的画布命名。

（2）进入画布界面后，点击"Add Map"图标，并在画布空白处框出地图范围，此时之前创作好的地图会出现在新建的 Map 中，可以在画布中调节地图的大小和位置。

（3）根据画布右侧图个功能，添加制作地图所需要的元素并可以拖动调整位置。

（4）画布按需求调整好后即可点击左上方"Layout"→"Export save as image"或者

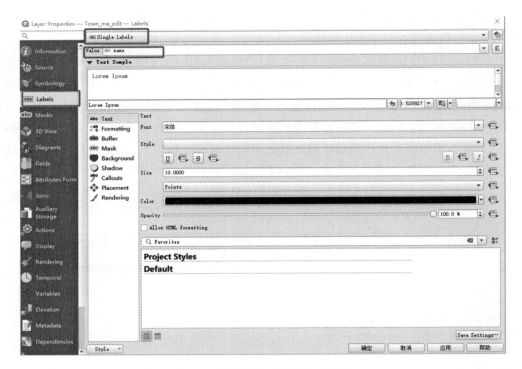

图 2.6　添加标签显示各区域名称

"Export save as PDF"等,按需要导出的格式选择即可。

(二)制作标点地图(dot map)(以 QGIS 软件为例)

1. 数据整理

以马鞍山市为例,需要一张 QGIS 软件能打开的马鞍山矢量地图;将所要标点的病例信息在 EXCEL 中整理出来,每行代表一个病例,每个病例包含所在位置的经纬度信息,并保存为 CSV 格式。

2. 制作地图

下载安装 QGIS 软件(QGIS 官网:https://www.qgis.org),打开 QGIS 软件后,将可视化需要的矢量地图和病例数据导入 QGIS 软件。

第一步,导入矢量地图:在 QGIS 软件中点击"Layer"→"Add Layer"→"Add Vector Layer"路径,然后在矢量数据集"Vector Dataset"右侧点击"...",根据矢量地图存储路径导入地图,点击右下角"Add",如图 2.7 所示,将矢量地图导入软件。可以通过右击图层,点击"Open Attribute Table"查看图层的属性表。

第二步,导入病例数据(CSV 格式,数据非实际数据,仅做操作案例,不代表任何实际病例):"Layer"→"Add Layer"→"Add Delimited Text Layer",在"File name"右侧点击"..."根据数据存储路径导入疾病发病数据,因为病例数据含经纬度地理信息内容,在"Geometry Definition"处选择"Point coordinates","X field"选择"longitude","Y field"选择"latitude","Geometry CRS"选择"Geometry CRS:EPSG:4326-WGS 84"。点击右下角

"Add",将病例地理数据导入软件。见图2.8。

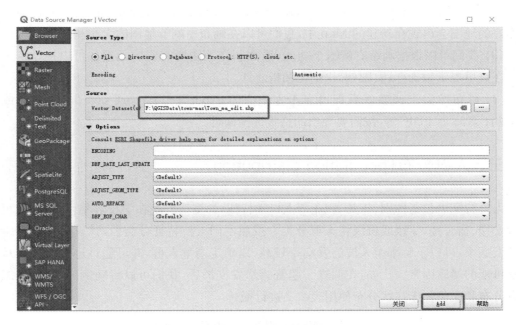

图2.7 导入地图

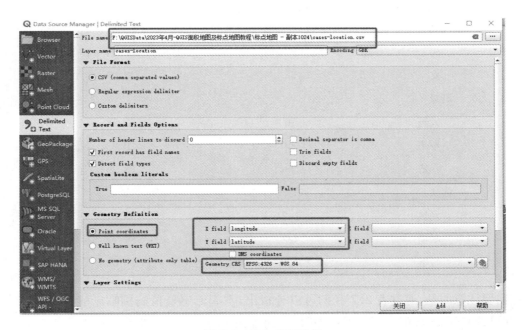

图2.8 导入病例数据

同样的,若要改变地图颜色或者显示各区域名称,可右击后点击"Properties …",在"Symbology"或"Labels"进行地图的更改和美化。

第三步,导出地图:按照上述步骤操作,我们得到一个在地图上标记的病例点位,可看出病例的地区分布。此时需要把地图导出,方便我们使用。

（1）在软件界面找到并点击"New Print Layer"图标，并为即将建立的画布命名。

（2）进入画布界面后，点击"Add Map"图标，并在画布空白处框出地图范围，此时之前创作好的地图会出现在新建的 Map 中，我们可以在画布中调节地图的大小和位置。

（3）我们可以根据画布右侧图个功能，添加制作地图所需要的元素并可以拖动调整位置。在这里展示添加标题、图例、比例尺和指北针。

（4）画布按需求调整好后即可点击左上方"Layout"→"Export save as image"或者"Export save as PDF"等，按需要导出的格式选择即可。

三、人群分布(population distribution)

人群特征可包括性别、年龄、职业等人口学特征，如疫情发生在学校等集体单位，也可按照教学楼、宿舍楼、年级或班级将人群分类。按照不同人群特征分类后，计算并比较各组人群的发病率，可以了解哪组人群的发病率较高，以确定高危人群，并可通过进一步分析从而发现可能的暴露因素。比如，在调查一起流感暴发疫情后，我们可以将病例的性别、班级等人群分布和病例临床症状分布使用表 2.7 进行描述。

表 2.7　病例的性别、班级和临床症状分布

项目	病例数($n=144$)	比例(%)
性别		
男	82	56.94
女	62	43.06
班级		
大班	76	52.78
中班	30	20.83
小班	38	26.39
症状		
发热	142	98.61
咽痛	122	84.72
咳嗽	111	77.08

需要注意的是，通过表 2.7 我们可以分析出，本起流感疫情病例临床症状多表现为发热，并可伴有咽痛、咳嗽。但并不能说明男性罹患率高于女性、大班罹患率高于中班和小班，因为表中的比例仅为构成比，而不是罹患率；要想了解本次疫情的高危人群，还需掌握分性别和分班级的总人数，以此来计算分人群的罹患率并通过罹患率的高低来确定高危人群。

（杨锟、朱晓芳编写，袁慧审核）

第三节　流行病学调查报告撰写

一、流行病学调查报告的种类及基本要求

突发公共卫生事件调查处置结束后,快速、翔实、准确地撰写流行病学调查报告(investigation report)是流行病学调查人员必须具备的基本功。流行病学调查报告是对传染病疫情或突发公共卫生事件的全面总结,受现场调查时间或技术等因素的限制,与科技论文相比,其表达可能不够精辟和深入,但要求更加全面。由于现场调查的场景千差万别,因此现场调查报告的撰写要求也不尽相同。针对群发性疾病(如传染病暴发或流行)的现场调查,更侧重于流行病学与统计学方法的综合应用,以及逻辑推理在调查过程中的应用等;针对个案病例的调查,则更侧重于对病例临床特征、检测结果及感染来源的描述。

(一)调查报告的分类

1. 突发公共卫生事件报告

根据突发公共卫生事件的发生、发展和处置进程,每一起突发事件都必须撰写初次报告、进程报告和结案报告。

(1)初次报告。是指在对事件进行初步核实和调查后,由调查单位对事件初步调查结果进行总结的调查报告。目的是及时汇报事件发生及相关情况,为下一步调查和控制提供依据。报告的主要内容应包括事件发生和发现过程、事件特征(三间分布等)、事件性质、波及范围及危害程度、已开展的工作和采取的控制措施、下一步工作建议等。

初次报告对时限的要求是"快"。

(2)进程报告。主要用于动态反映事件主要进展、控制效果和发展趋势,在此基础上提出后期工作建议。报告的主要内容应包括事件发展与变化、处置进程、事件的诊断、原因分析、势态评估、下一步工作建议等。重大及特别重大突发公共卫生事件至少按日进行进程报告。

进程报告对时限和内容的要求是"新"。

(3)结案报告。是在事件调查处理结束后,对整个事件调查处置工作的全面回顾与总结。报告的主要内容应包括事件的发现、病例的救治、调查方法、调查结果、采取的控制措施及效果评价、事件调查处理过程中暴露出的问题、值得总结的经验教训、防止类似事件发生的工作建议等。

达到《国家突发公共卫生事件应急预案》分级标准的突发公共卫生事件结束后,由相应级别的卫生健康行政部门组织评估,在确认事件终止后2周内,对事件的发生和处理情况进行总结,分析其原因和影响因素,并提出今后对类似事件的防范和处置建议。

结案报告的内容要求是"全"。

2. 个案及聚集性疫情报告

根据疫情规模或特殊病例的调查需要,调查报告可分为个案流行病学调查报告和聚集性疫情流行病学调查报告。个案流行病学调查报告主要针对罕见病例或特殊关注的病例而撰写,撰写内容侧重病例的基本信息、临床特征、感染来源等。聚集性疫情流行病学调查报告主要针对一起疫情所撰写的综合调查报告,侧重撰写事件的基本情况、流行病学特征(三间分布)、事件的原因分析及结论、采取的控制措施及防控措施建议等。

(二)调查报告撰写的基本要求

调查报告的撰写应遵循规范性、时效性、科学性、真实性、针对性、实用性原则。现场调查报告对规范性、时效性、实用性的要求较高,特别对于初次报告和进程报告的撰写,必须做到迅速、及时,并有较强的针对性,只有这样,才能为政府和卫生健康行政部门作出正确决策、事件的深入研究和及时、有效的反应提供重要依据。真实性、科学性是各类调查报告的基本要求,一般调查报告对创新性要求往往较低。

二、流行病学调查报告的主要内容(要素)

一般来说,流行病学调查报告可按标题、前言、正文、结论/小结、落款等内容进行撰写。根据实际情况,有时可以在"标题"后加入"摘要"内容,在报告最后附"参考文献"。

(一)标题

标题是对现场调查报告内容的高度概括,必须简明扼要地展示所做工作的主要成果。标题应该简练、准确,可包括时间、地点及主要调查内容等要素,有时可省略时间、地点相关信息,可根据具体情况而定。一般标题的表达形式为"关于+地点+事件名+的调查报告"。

(二)前言(事件经过)

前言部分主要对事件的发现、报告、调查经过进行简单概括。一般字数在 200 字左右。前言部分应主要包括以下内容:

(1)简述发现事件的信息来源,包括接报及上报情况等。

(2)事件的发生和目前进展情况,发病人数、死亡人数、波及范围等。

(3)调查工作的任务来源(如下级请求或上级要求等)、背景和目的。

(4)简述现场工作经过,包括调查的地点和时间、参加单位与人员、调查方法、调查工作经过、调查处理结论等。

(三)正文

正文部分是报告的主体,一般包括基本情况、调查方法、调查结果、防控措施及效果评价、问题与建议等内容。

1．基本情况（事件背景）

基本情况是对事件发生地的背景信息进行描述，一般来说，可包括事件发生地的地理位置、环境、气候条件、人口构成状况、社会经济状况、卫生服务机构、平时疾病流行情况或历史上该疾病在该地区流行状况、该地区有关的预防接种情况等内容。应重点说明与事件性质和原因有关的本底情况，如虫媒传染病应说明媒介种群、密度与变化情况，肠道传染病重点说明当地卫生状况等。若是集体单位发生的传染病突发事件，还应描述该单位的人员构成、日常活动等基本情况。

2．调查方法

简要说明本次现场调查所采用的方法，包括病例定义的制定、病例搜索的方式、病例发病危险或暴露信息收集方法、分析性研究的方法、各类样本检测的实验室方法、现场卫生学调查方法、统计学方法等。

3．调查结果

该部分一般包括临床特征和辅助检查结果、流行病学特征、现场卫生学调查结果、样本采集及实验室检测结果、病因或流行因素推测与验证等内容。可根据不同疫情实际情况对本部分内容进行适当增减。

（1）临床特征和辅助检查结果：描述病例的临床症状和体征（一般采用三线表展示）、临床分型、各种临床辅助检查结果等。

（2）流行病学特征：描述疾病的流行强度（发病数、罹患率、死亡数、病死率等）、事件波及范围和三间分布（时间、地区、人群分布）特征。该部分内容尽可能采用图表进行展示（可参见本书第二章第二节的内容）。

（3）现场卫生学调查结果：描述现场环境卫生、食品卫生、加工使用环节、危险品溯源等卫生学调查结果。

（4）实验室检测结果：描述各类样本采集份数、分别采用的检测方法、检测份数，阳性份数和各份阳性样本来源等。

（5）病因或流行因素推测与验证：综合临床特征、流行病学特征、现场卫生学调查结果、实验室检测结果等，提出病因或流行因素假设，并进一步展示分析流行病学（病例对照研究或回顾性队列研究）调查结果、流行病学因果推断结果等，以此对事件作出可能的结论判断。

4．防控措施及效果评价

（1）描述各种技术措施的落实情况，包括采取措施的时间、范围和对象等。

（2）选择过程性指标进行描述，如疫苗接种率、传染源的隔离率等。

（3）防控措施实施后的效果评价，如果效果不佳或仍有续发病例，应说明原因，并描述需要修正的控制措施。

注意将已采取的防控措施与即将采取的防控措施分开描述。

5．问题与建议

（1）综合调查结果、流行因素分析和防控措施落实情况等，分析事件的可能发展趋势。

（2）分析调查处置过程中存在的问题和不足，提出针对性建议。

（3）指出本次事件调查处置工作存在的局限性。

（4）总结调查处置经验，提出防止类似事件再次发生的可行性建议。

（四）结论（小结）

现场调查报告是最为全面的一种业务总结形式。如果整个调查控制工作比较复杂，则报告内容可能较冗长，因此可将主要结果与结论进行摘要小结，以方便参考。调查小结不一定是报告的必要组成部分，篇幅宜短，可为几行文字或一个段落。调查小结的内容可包括调查报告的主要观点、最终结论、针对性建议等。

（五）落款

调查报告的最后为落款，包括署名及日期。调查报告通常是向政府、卫生健康行政部门和上级疾控机构汇报，或向有关单位进行报告，因此其署名通常为直接负责本次事件调查的一个或多个单位的名称。如向派出机构进行汇报，报告还应署单位（部门）及个人姓名。另外，报告的末尾还应署上调查报告撰写的日期。

以上所列为调查报告的内容要素，并非调查报告固定提纲。调查报告的提纲，可以上述内容要素为依据，进行调整或修改。撰写的调查报告应根据调查目的及过程的不同，重点突出地展示调查成果。

（查兵编写，杨锟、袁慧审核）

第四节　传染病病原体的现代检测技术

地球上最早出现的生命体是微生物，若从微生物学研究视角表述的话，人类发展史其实是一部与微生物的"斗争史"。人类在文明进程中不断地与鼠疫、天花、霍乱、流感、新型冠状病毒感染等不同传染病的斗争中逐渐发现和认识更多的病原体（pathogen），而且各种病原体引起的传染病对人类健康与生存的影响从未停息过，因传染病而死亡的人数一直多于其他自然灾害和人类战争的死亡人数。1854年英国伦敦南部市区暴发霍乱，经调查发现由宽街上的一口水井水源传播导致，这个"调查"被后人认为是传染病流行病学调查与分析的开端。然而，当时人们并不知道霍乱是由霍乱弧菌这个病原菌引起的，而认为是由瘴气传播的一种瘟疫，直到30年后的德国微生物学家罗伯特·科赫（Robert Koch）发现霍乱弧菌这种病原体才被广泛认识，此后逐渐建立了以病原体检测确定传染病发生的理论体系和实践活动。

一、人类认识病原体及其检测技术演变的历程

随着科学技术的进步与现代科学检测技术的发展，当前人类对病原体形态、生理、生物学特性的认识已达到前所未有的高度，不仅能够快速确认、精准分类和准确鉴定细菌、病毒、

真菌、寄生虫等病原体,同时对新病原体的发现能力也随之大大提高。回顾历史,人类对病原体的认识却是一个漫长的从模糊到精确的过程,这个过程可以将微生物学发展史大致分为四个阶段。

(一)史前时期

这个时期人们在日常生活中积累了一些利用微生物作用的经验规律,比如在食品工艺中利用微生物的发酵等能力进行酿酒、制醋等活动;在农业生产实践中利用微生物分解有机物质进行积肥、沤粪等;在控制和预防疾病中种痘预防天花;这些都是人类应用和控制微生物生命活动规律的宝贵实践,但是微生物学尚未形成,且更无相关检测技术出现,仅凭经验来利用微生物的作用,故此阶段称之为微生物学史前时期。

(二)形态学发展阶段

自 17 世纪 80 年代荷兰学者列文虎克(Antony van Leeuwenhoek)用自制的简易显微镜在雨水、牙垢、井水等自然界中发现了可以活动的"小动物"开始,人类首次观察和记载微生物。虽然其他研究者也陆续充实和扩大了对微生物类群的形态学记录,但是人们在较长时间内对微生物作用的规律却一无所知,仅停留在对微生物形态的观察认识,此阶段"最先进的检测设备"应该就是简易显微镜了,故称为微生物形态学发展阶段。

(三)生理学发展阶段

19 世纪是人类研究和发展微生物生理学的重要阶段,法国微生物学家巴斯德(Louis Pasteur)否定了"自然发生说",建立了巴氏消毒法等一系列微生物学实验技术,并于 1860 年提出感染性疾病是由细菌引起;1876 年科赫证明了传染病的细菌学基础,并发现炭疽、结核病、霍乱等传染病病原体,建立并验证病原体与传染病关系的传染病病原体鉴定的"科赫法则",它为病原体系统研究方法奠定了基础,由此开启病原微生物的研究时代。到 20 世纪初,俄国植物学家伊万诺夫斯基(Ivanovski)首次发现病毒,拓宽了微生物的类群,20 世纪 40 年代英国细菌学家亚历山大·弗莱明(Alexander Fleming)发现并利用抗生素开启了与细菌"战斗"的时期。此阶段,传染病的研究是从病原学研究开始的,这个阶段主要在 19 世纪 60—90 年代,这些杰出的科学家都是传染病与微生物学的奠基人,他们在微生物的分离、培养、鉴定技术上作出了极大的贡献。

(四)分子生物学发展阶段

20 世纪 50 年代,随着电镜技术和其他高新技术的出现,对微生物研究进入到分子水平。1952 年人类首次发现并确定 DNA 是遗传物质;1953 年华特生(J. D. Watson)和克里克(F. H. Crick)发现细菌 DNA 长链的双螺旋结构并于 1958 年提出建立了双螺旋结构"中心法则";1961 年加古勃(F. Jacab)和莫诺德(J. Monod)提出操纵子学说,阐明遗传信息中传递与表达的关系;1977 年沃斯(C. Weose)等分析原核生物 16S rRNA 和真核生物 18S rRNA 序列基础上,揭示各生物间系统发育关系,使微生物病原学进入成熟期。至此阶段开始,现代检测技术包括聚合酶链反应、DNA 分子分型、基因组测序、微生物质谱分析等相继出现并逐渐成熟,在生命科学、病原体、生物体等研究领域发挥着重要作用。

寄生虫作为另一类传染病病原体,感染人体后能引起各类寄生虫性传染病(寄生虫病),其病原体特性与微生物病原体具有完全不同生物学组成结构。据中国、希腊和罗马的古代医书中记载,人们肉眼已经认识若干寄生于人体的大型体寄生虫,比如蛔虫、蛲虫等,但是寄生虫学的研究于 17 世纪才开始。19 世纪后,随着显微镜技术的改进和发展,许多常见和重要的人体寄生虫病病原体及其传播途径与生活史被相继揭示,这才逐渐形成了近代寄生虫学学科。

二、病原体现代检测技术在传染病防控中的作用和意义

病原学检测与鉴定通常有病原体表型水平鉴定(phenotypic level identification)和分子水平鉴定(molecular level identification)。微生物分子水平鉴定是指利用微生物在长期进化过程中保留下来的保守基因组序列及其细微变化与规律,进而对自然界中微生物资源的生物学进化多样性进行分类和定位。随着现代分子生物学技术的快速发展,病原体检测鉴定已进入到广泛运用现代检测技术阶段,一系列的精准的、快速的、高通量的检测设备进入到大多数病原检测实验室;且越来越多的方法被应用于疾病控制、临床诊断及公共卫生等方面的研究。

病原体现代检测技术是运用现代分子生物学技术建立的各类检测技术平台的总称,这些技术都以现代分子生物学与物理、化学等相关理论和原理为基础,从分子水平对各类标本、病原体进行识别、鉴定、分类、分型和溯源,是当前病原实验室最常用的方式。运用现代检测技术进行病原体分析,现已成为疾病预防控制机构传染病有效控制的重要技术支撑和技术保障。

(一)传染病病原体监测检测是传染病流行病学的重要技术支撑

病原体是传染病出现传播与流行的核心因素之一,因此监测病原体和研究分析病原体特点是传染病监测中不可缺少的内容。无论传统流行病学、现场流行病学、分子流行病学、基因组流行病学、血清流行病学、大数据流行病学,还是近年来提出"污水流行病学",基本上都与实验室病原学监测检测密切相关。随着病原体现代检测技术不断发展,"流行病学"将不再是单纯的学科理论和技术,将会是一个多学科、多部门共同搭建的大流行病学平台技术。

(二)病原学现代检测技术在传染病监测中发挥作用

在常规的传染病防控中,病原体的监测检测工作非常重要,这也是疾控机构实验室的首要工作内容和重要的"看家本领"。运用先进的病原体现代检测技术,通过系统性、连续性的传染病监测,不仅能发现流行与暴发、病原体的变异或新的病原体、病原体致病力和耐药特征的变化,也能根据实验室监测检测数据进行病原体及其传染病的流行规律研究和预警预测分析。

以病原体现代检测技术支撑建立的国家致病菌识别网、食源性病例主动监测以及国家流感网络实验室等病原学监测大数据的有效利用将是病原体监测信息化作用的一个关键因

素。在实际工作中,针对临床就诊患者的病原检测和监测有助于"早期预警",针对非临床标本(如动物、食品、环境、健康人群等)的病原检测和监测有助于"关口前移",预防疫情发生和扩散。调查溯源、识别来源是网络实验室工作的重要内容,对获取的病原体通过序列比对开展点状暴发溯源(近溯源)、通过群体遗传学开展跨地区溯源(远溯源)、通过"累积点突变"分析揭示传播链、通过大数据种群结构开展传染源动物溯源。这些技术的使用在监测传染性疾病的暴发和流行中发挥着重要作用。

(三)现代检测技术在传染病疫情防控中的应用

确定病原体是传染病疫情早控制的重要依据,确定病原体种类和感染来源是控制传染病后续传播的首要环节和紧迫任务,为此使用具有快速、准确、高通量的病原体现代检测技术意义十分重要。

在处置传染病疫情中,病原体检测需通过早期调查首发病例体征及临床症状、发病时间、可疑感染途径、临床实验室检查、医生用药治疗情况等相关信息,判断检测方向和样本采集与要求。第一时间、及时准确采集到每一个环节的有价值的感染者生物标本、相关环境标本、相关食物标本、相关动物(媒介)标本等,对快速、精准确定病原体的作用非常重要,也是快速锁定传染病病原体具有决定性意义。采用现代检测技术中的多病原检测系统多病原筛选、单病种病原确诊来确定或排除已知病原体,运用测序技术快速锁定未知病原体甚至确定新发现病原体,根据疫情进展情况结合流行病学资料对病原体适时开展分型溯源、遗传进化,种群迁徙等分子流行学分析等,为进一步阻断与控制传播提供有力证据。

三、病原体现代检测技术与发展

人类发展史上一直伴随着与传染病病原体的斗争与博弈,严峻的形势对病原体的检测能力提出了更高的要求。随着对生物学的深入研究,快速的、精准的、高通量的、智能化的等多功能检测技术陆续投入到与病原体的"战斗"之中。在三年新冠肺炎疫情的抗击中,现代检测技术对疫情防控发挥了重要技术支撑作用。下面重点介绍在当前多数疾控机构病原微生物实验室中,在实际工作中常用的现代检测技术。

(一)PCR 技术

聚合酶链式反应(polymerase chain reaction,PCR)是生命科学研究"新纪元"的开端,是具有"支点"作用的技术革命。自 PCR 技术发明以来,已经在医学、微生物学、植物学和动物学等领域得到广泛的应用,特别是 2020 年新冠肺炎疫情以来,采用 PCR 技术检测目标核酸的人群筛查,可谓是一种快速、适用于大规模人群的筛查手段,同时被作为阳性病例确诊重要手段之一,为疫情的有效控制发挥了非常重要的作用。

1. PCR 技术的起源

对 PCR 的发明而言,最早关于核酸体外扩增设想的是 DNA 聚合酶发现者美国生物学家科拉纳(H. G. Khorana)及其同事于 1971 年提出的。与此同阶段美国分子生物学家、遗传学家史密斯(H.O.Smith)等发现了 DNA 限制性内切酶,使体外扩增基因片段成为可能。但是当时引物合成技术水平有限,尚未发现稳定性较好的 DNA 聚合酶,所以科拉纳的设想逐渐被遗忘。1973 年,中国科学家钱嘉韵从黄石公园热泉中的嗜热细菌中分离出耐高温的 TaqDNA 聚合酶,并于 1976 年发表于《细菌学杂志》(J.Bacteriol)。这些发现为 PCR 技术的出现奠定了理论基础,可以说 PCR 与 DNA 聚合酶的发现是分不开的。根据 PCR 技术的发展进程和技术变革,该技术分为三个代次技术,即第一代普通 PCR、第二代实时荧光定量 PCR 和第三代数字 PCR。

2. 第一代 PCR——普通 PCR 技术

第一代 PCR 技术是美国化学家穆利斯(K.B.Mullis)发明的。1985 年,穆利斯总结前期相关实验研究后阐述了 PCR 技术的基本原理,具体包括提供 DNA 体外合成合适的条件,即模板 DNA、寡核苷酸引物、4 种核苷酸(dNTP)、DNA 聚合酶,合适的缓冲液体系,通过 DNA 变性、复性及延伸的温度与时间;1986 年,穆利斯将钱嘉韵发现的耐高温 TaqDNA 聚合酶应用于 PCR 反应,极大地简化了 PCR 工作流程;1988 年穆利斯发明了第一台 PCR 自动化循环仪,在耐高温 TaqDNA 聚合酶的配合下,实现了 PCR 技术的实际应用;1989 年,美国《Science》杂志将 PCR 列为十余项重大科学发明之首。1993 年穆利斯因 PCR 技术被授予诺贝尔化学奖。

普通 PCR 又被称为常规 PCR 或传统 PCR,其整体实验步骤中靶基因扩增仅是第一步,扩增产物是否为实验前设计预想的特异性扩增结果,需要进行产物检测分析。琼脂糖凝胶电泳是扩增产物分析最常用、最有效的技术方法,能简便、快速、分离和纯化核酸。在琼脂糖凝胶中加入核酸染料,经数十分钟的电泳,在紫外照射下就可以看到 DNA 的位置,比对 marker 可知分子量大小,从而达到分离、鉴定的目的。

普通 PCR 技术在实验操作上相对比较繁琐,时效性差等弱势,但该技术目前依然在病原微生物实验室病原体检测中发挥着作用。可用于病原体的毒力基因检测、耐药基因检测;也可用于病原体的目标基因扩增产物克隆、扩增产物杂交分析、构建表达载体等许多方面的研究。

PCR 作为具有生命科学发展"支点"作用的技术,为生命科学领域的技术延伸和拓展起到巨大作用。在传统 PCR 原理和技术基础上,衍生和开发出多种新的 PCR 技术方法,如反向 PCR 技术、锚定 PCR 技术、不对称 PCR 技术、反转录 PCR 技术、巢式 PCR 技术、多重 PCR 技术、重组 PCR 技术、原位 PCR 技术等。这些技术方法中的巢式 PCR 技术、多重 PCR 技术在传染病病原体检测中发挥很大作用,在现代检测技术中将这两项技术原理叠加整合于全自动多病原检测系统中就能体现出非常大的实际应用优势,目前该技术系统已形成全自动检测设备,在病原微生物检测中,被广泛运用。

3. 第二代 PCR——实时荧光 PCR 技术

实时荧光 PCR 是 PCR 技术的革新技术,之所以称为第二代 PCR,是因为以荧光检测理论为基础的该技术方法完全不同于传统 PCR 技术检测理论,是第一代 PCR 的技术升级。当前,实时荧光 PCR 无论在一线基层还是科研机构几乎所有生命科学领域的实验室得到广泛使用,在实际工作中已作为一项常规的分子技术手段。

定量 PCR（qPCR）的概念意为，在 PCR 反应体系中加入荧光化学物质，随着 PCR 反应的进行，PCR 反应产物不断累积，荧光信号强度也随之等比例增加，每经过一个循环，报告一个荧光强度信号，当报告荧光信号的数量达到一定的阈值时，可以测量相对数量的 DNA（PCR 产物）——越早达到阈值，样本的初始量越多。这种连续的荧光测量是当今 qPCR 技术的基础，又被称为实时荧光定量 PCR（real-time PCR，RT-PCR）。

（1）实时荧光 PCR 的理论基础。目前的实时荧光 PCR 技术主要是基于一对合适的荧光物质可以构成一个荧光基团（能量供体，激发荧光）和荧光淬灭集团（能量受体，可以淬灭前者的发射光谱），当两者近距离时淬灭集团吸收荧光基团的激发荧光，使得荧光基团发不出荧光；当两者距离较远时，淬灭集团不能吸收激发荧光而可以检测荧光基团发出的荧光。因此选择合适的荧光基团和淬灭集团标记到核酸探针或引物上，利用核酸的杂交或水解所致的两者结合或分离的原理，形成了当前使用最为广泛的实时荧光 PCR 技术。

（2）实时荧光 PCR 技术种类。在实时荧光 PCR 技术基本原理的基础上，根据所使用的不同荧光化学物质，科研人员研发出多种方法，例如，荧光染料法、荧光探针法（荧光探针发光原理见图 2.9）。目前常用的 TaqMan 实时荧光 PCR 技术、双链 DNA 交联染料实时荧光 PCR 技术、分子信标实时荧光 PCR 技术、双杂交探针实时荧光 PCR 技术、蝎形探针实时荧光 PCR 技术等都是利用荧光染料或荧光探针法衍生出的实时荧光 PCR 技术，其中又以

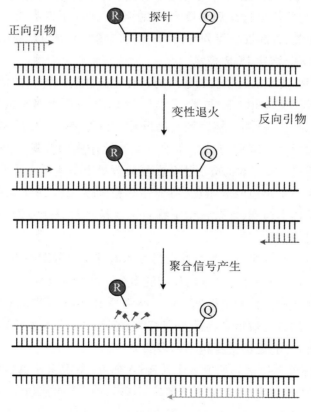

图 2.9　实时荧光 PCR 原理示意图

（引自赵敏，2021）

TaqMan 荧光标记探针为基础的实时荧光 PCR 技术在目前国内的临床疾病诊断和公共卫生传染病防控中应用最为广泛。

（3）实时荧光 PCR 的优势与用途。相比普通 PCR 技术，实时荧光 PCR 在反应体系中加入荧光物质，提高了检测的灵敏度；引入探针，提高了反应的特异性；扩增片段多为 100～150 bp，缩短了反应时间；无须电泳检测 PCR 产物，实现了闭管检测，减少了污染的发生并提高了自动化程度。

实时荧光定量 PCR 技术应用领域非常广，不仅能用于单病种细菌、病毒或寄生虫目标基因鉴定，还可以应用于多重核酸多病原检测和微流体芯片技术平台，是当前基层微生物实验室"标配"的技术之一。特别是在 2020 年新冠肺炎疫情发生以来，几乎所有的二级医疗卫生机构均建立了核酸检测实验室，其中实时荧光定量 PCR 仪投入量最大，使用率最高，发挥的作用最大。

4. 环介导等温扩增技术

环介导等温扩增技术，简称 LAMP 技术。LAMP 技术是日本学者 Notomi 等人于 2000 年提出来的一种新的核酸扩增技术。与常规 PCR 相比，其特征是模板核酸无须热变性、温度循环、电泳检测扩增产物等过程，在恒温条件下即可完成目标基因扩增的一种 PCR 技术。

LAMP 技术因其快速、高效、特异、灵敏和经济等优点，已经被广泛应用于病原菌、寄生虫、病毒等病原体引起的传染性疾病诊断和检测领域，并且还将广泛应用于转基因产品检测、临床诊断、环境监测、食品安全等领域，具有更为广阔的发展应用前景。

5. 第三代 PCR——数字 PCR 技术

数字 PCR（dPCR）技术是近年发展起来的具有突破性的一种新的核酸检测和定量分析技术，与实时荧光定量 PCR（qPCR）技术不同，数字 PCR 采用绝对定量的方式，不依赖于标准曲线和参照样本，而直接检测目标序列的拷贝数。另外，数字 PCR 实验中标准反应体系分配的过程可以极大程度上降低与目标序列有竞争性作用的背景序列浓度，实现"单分子 PCR 扩增"，因此数字 PCR 技术也特别适合在复杂背景中检测稀有突变靶标。由于这种检测方式具有比 qPCR 更加出色的灵敏度、特异性和精确性，dPCR 迅速得到广泛的应用，这项技术在极微量核酸样本检测、复杂背景下稀有突变检测和表达量微小差异鉴定方面表现出的优势被普遍认可。

目前，数字 PCR 的几种主流核酸样品分散技术有基于纳米微孔板、油包水微滴、微流体芯片（微流控微滴）等，且国内外已开发出相应的多个产品并于临床实验室、公共卫生实验室等疾病诊断和传染病病原体检测中得到运用。特别是 2020 年以来的新冠肺炎疫情防控中，监测病毒量低拷贝值的各类被污染物品及高 Ct 值的密切接触人群标本中新型冠状病毒检测等方面的高效精准应用，已经受到越来越多的关注。

另外，dPCR 技术在基因表达研究、microRNA 研究、基因组拷贝数鉴定、癌症标志物稀有突变检测、致病微生物鉴定、转基因成分鉴定、NGS 测序文库精确定量和结果验证等诸多方面具有广阔的应用前景。

6. 多重病原体（multiple pathogens）高通量核酸检测技术

多重病原体高通量核酸检测技术是指一次试验可以同时检测数种、甚至数十种病原体特异性核酸靶标,也可以同时检测多份标本中数十种病原体核酸靶标的能力的检测技术。该项技术当前主要包括多病原检测系统(技术)和多病原微流体芯片检测技术,均是在 PCR 技术平台上发展起来的多重 PCR 为基础原理,借助自动化系统建立的检测技术。这些技术可同时检测多份标本中多种病原体,不仅省时省力、节约单个病原体的检测成本,还可以提高样本的使用率。

当前病原体检测领域的实验室,建立起具有快速、高通量、多靶标病原体的检测功能已成为多病原体检测技术发展的新目标。这方面,当前国产多重性检测能力相比国外的全自动化程度还不够成熟,故许多实验室仍将引进进口技术作为主要建设方向。

(1)多病原检测系统。多病原检测系统是基于 PCR 技术的快速病原体分子诊断产品,能够完成从标本直接进行核酸提取、纯化、巢式 PCR 以及熔解曲线检测判读的功能,可以在数十分钟内对呼吸道感染、胃肠道感染、血流感染、脑膜脑炎等超过 20 种病原体的标本进行快速检测。且整个过程都是自动化完成,实现了"标本进、结果出"的检测模式;所有的实验步骤根据检测方向在仪器内只需要 45~70 分钟就可以完成;与传统 PCR、实时荧光 PCR、杂交或其他方法相比,大大提高了实验效率。

(2)多病原微流体芯片检测技术。多病原微流体芯片检测技术是在实时荧光 PCR 技术平台上,结合了 qPCR 和 mPCR 理论基础,同时运用经典的 TaqMan 探针法和空间多重技术,在微流控芯片中分配出相对独立的多反应腔体,在每一个反应腔体中实现独立反应,从而达到多重反应的效果,实现了在单次反应中的多种病原体核酸检测。

(3)多病原体微流控芯片与数字 PCR(dPCR)结合的检测技术。dPCR 作为第三代 PCR 技术,是通过将反应混合物平均分成大量独立的反应单元并应用有限稀释和泊松统计分布,实现对核酸精确绝对定量检测,具有高灵敏度。根据核酸样品分散技术不同,dPCR 主要包括基于纳米微孔板 dPCR、油包水微滴 dPCR 和微流体芯片 dPCR,其中微流体芯片结合 dPCR 是当前运用较多的一种主流技术。随着微细加工技术的发展,通过在平面衬底上处理高密度微孔阵列,可以实现高通量纳升级或皮升级 dPCR 的反应,纳米技术(量子点)和微流控技术的结合进一步推动了这项技术的发展,通过纳米微流控芯片,一次检测可实现各类样品中更高标本通量及更多多重病原体通量的检测能力。

(二)微生物质谱技术

微生物质谱(microbial mass spectrum)技术,即基质辅助激光解吸电离飞行时间质谱技术(MALDI-TOF MS),简称飞行时间质谱技术。基于每种微生物都由自身独特的多肽蛋白质组成,通过 MALDI-TOF MS 检测微生物的多肽蛋白质指纹图谱,经软件处理并与微生物多肽数据库进行比对分析,可在几分钟之内完成对微生物种、属水平的鉴定。

MALDI-TOF MS 技术被应用于微生物分析检测是从 2002 年诺贝尔化学奖授予对"生物大分子的质谱分析法"研究具有贡献的约翰·芬恩(John Bennett Fenn)与田中耕一(Koichi Tanaka)之后开始发展起来的。近年来该技术由于其快速、准确、成本低廉等优势已经被一些公共卫生病原检测实验室及临床微生物实验室广泛应用。

近年来,越来越多的病原微生物实验室开始引入 MALDI-TOF MS 进行常规样本的细菌和真菌鉴定，随着研究的不断深入，MALDI-TOF MS 的应用领域也将变得越来越广泛。目前主要有病原微生物的鉴定和特征分析、从患者血液脑脊液等"无菌"样本中直接检测病原菌、病原菌耐药检测及耐药机制研究、病原菌分型研究等。

在病原微生物鉴定与病原菌蛋白多肽图谱指纹特征的运用方面，可以通过软件分析聚类同一聚集病例事件分离株的相关性，提供病原学的流行病学分析。目前通过大量菌株的群、属、种分析，以及许多菌株分型研究的深入，MALDI-TOF MS 所具备的鉴定一些高度相关菌株的能力将使病原微生物实验室的影响力提升。随着微生物质谱数据库及分析软件的不断更新，检测方法的不断优化和标准化，所有病原菌鉴定的时间都会缩短、精准。将来可能出现更加精密的 MALDI-TOF MS 仪器，不但可以鉴定病原菌，同时可以快速、准确地提供菌株的流行病学数据，这将使病原学检测在医院感染控制、病原菌暴发、耐药菌监测等领域发挥重要作用。

随着科学技术的进步，微生物质谱技术也得到了快速的发展，特别是与生物技术的结合，开创了质谱应用的新领域，已成为传染病病原体现代检测和研究中非常重要的工具。它把传统的基于生化方法的病原菌鉴定时间从原本的十几小时缩短至数分钟内，使得传统的主要用于小分子物质研究的质谱技术发生了革命性变革，不仅迎来了技术发展的新时代，而且也给医学、生物领域，尤其是病原微生物检验领域带来了革命。

（三）基因组测序技术

随着现代检测技术的迅猛发展，对于病原体及其所导致感染疾病的诊断，已经从原来的常规培养、形态观察、生化检测鉴定、抗原抗体标志物免疫学检测等，发展到对其全基因组序列的测定分析，能够更全面、更准确地分析病原体的基本特征，人类对病原体的认知进入基因组时代。

基因组测序（genome sequence）技术也称作 DNA 测序技术，即获得目的 DNA 片段碱基排列顺序的技术。测序技术发展到现在，有些检测内容可以直接从样本中读取病原体的全部核酸序列，精细而清晰地寻找到病原基因组或其标志序列来确定病原体、发现感染病原或混合感染，甚至发现新的病原体，成为一种不依赖于经验预判的诊断方法；有的检测可以对纯培养的病原体的全基因组测序，能全面认识病原体遗传水平，分类病原体、致病机制研究、保护性抗原筛选和基于基因组分子特征的基因组流行病学分析。同时，测序仪器也在不断地更新换代，在传染病监测、临床研究中用途广泛，测序通量不断增大，测序操作和时间更加优化、测序成本越来越低廉，为测序技术"落户"基层病原实验室创造了条件。

1. 基因测序技术发展历史

20 世纪 50 年代 DNA 遗传物质及"中心法则"等一系列的科学发现，将人类对所有生命体的认识带到分子水平，基因与基因组学研究成为生命科学的主要内容。自 1977 年英国生物化学家弗雷德里克·桑格（Frederick Sanger）等人建立了双脱氧链终止法测序技术，基因测序技术经历了几十年的快速发展（基因测序技术发展史见图 2.10）。在这期间出现两次技术飞跃：① 第一次飞跃是 Sanger 测序技术实现大规模测序自动化，科学家利用自动化测序技术于 1990 年正式启动人类基因组计划（中国于 1999 年获准加入）、1995 年完成人类基因组物理图谱、2003 年完成了人类基因组计划,帕尔·奈伦(Pal Nyren)等人于 1996 年发明了焦磷酸测序法(即毛细管电泳测序技术),丰富了测序技术手段。② 第二次飞跃是 2005 年人类基因组单体型图(HapMap)项目完成,以 Roche454、Illumina Hiseq 系列、Life SOLiD/Ion Torren、PacBio RS 为代表的新一代测序技术(next-generation sequencing,NGS)的陆续出现,使得基因组测序通量与速度快速增加,并极大地降低了测序成本,这使全球在生命领域研究能广泛使用测序技术得以实现。

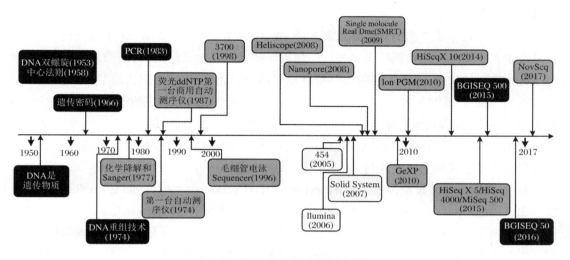

图 2.10 基因测序技术发展史简图

在近 20 年的时间里,测序技术的高速发展远远超越许多行业技术的发展速度,同时其普及性运用的速度也是非常惊人的。在我国,特别是 2020 年以来新冠肺炎疫情暴发后,病原体检测和分析能力得以快速提升,测序技术也得以迅速推广应用。截至 2023 年,我国的基因组测序能力几乎"渗透"到公共卫生机构的每一个地市级病原微生物实验室,为此测序技术将真正地把病原体监测检测领域带到基因组学时代。

2. 第一代测序

第一代基因测序方法是 1977 年由 Sanger 和库尔森(Coulson)发明的双脱氧链终止法,因此也被称为"Sanger 测序法";另一种第一代测序方法是由 Walter Gibert 和 Allan M. Maxam 开创的化学降解法。目前,基于第一代测序技术的测序仪几乎都是采用 Sanger 提出的链终止法。

第一代测序技术的主要特点是合成终止测序,测序读长长达 800～1000 bp,准确性高达99.999%。Sanger 测序法出现已有 40 年之久,因其操作简单、测序读长长、数据准确性高等优点,该测序技术至今在验证新一代测序序列以及验证基因组组装完整性方面仍是金标准。该技术最大的成就是保证了"人类基因组计划"的顺利实施。但它的缺点是与新一代测序技术相比其通量太低,测序成本过高,测序时间过长等局限性,不能满足当前大规模全基因组测序需求。

尽管一代测序技术低通量、高成本的"短板"不能在大规模的测序场景下应用,但是针对细菌性突发公共卫生事件的快速分子诊断仍然具有强大优势,运用测序 16S rDNA 鉴定、SNP 溯源分析等功能为事件处置提供精准依据。

3. 第二代测序

人类基因组计划的顺利实施是第一代测序技术所取得的辉煌成就,同时也标志生命科学研究进入到后基因组时代。随着生物物种的深度测序和重测序等大规模基因组测序需求,第一代测序技术的局限性已经暴露,此时科学家们研发诞生了新一代的基因测序技术,即第二代测序技术。第二代测序技术又称下一代测序技术,也叫高通量测序技术或新一代测序技术。二代测序的出现极大降低了测序的价格,推动了高通量测序在生命科学各个研究领域的普及。

二代测序技术是在当前病原体监测检测、鉴定、研究、分析等技术中应用领域非常广泛且具有很大前途的现代检测技术之一。二代测序技术可在传染病监测、疫情暴发、食源性疾病事件中追踪传染源、确定病原体发挥精准检测诊断的优势;该技术能快速鉴定新发突发感染性疾病病原体,在最短时间内准确获取病原体的全面信息,对有效控制传染性疾病疫情具有决定性意义;在研究病原体全基因组学特征、分子分型、毒力、耐药、遗传进化等方面发挥重要作用。同时,二代测序技术平台也是一系列测序技术的重要应用平台,为其他技术的开发研究提供不可或缺的技术支持。

4. 宏基因组高通量测序技术(metagenomic next generation sequencing, mNGS)

宏基因组(metagenome)是由 Handelsman 等在 1998 年提出的概念,其定义为"the genomes of the total microbiota found in nature",即自然界中所有微生物基因组的总和。宏基因组不针对某个特定微生物种群的靶向,即不是对微生物特定种群(真菌、细菌或者病毒),而是所有微生物基因组的总和。相对于自然界环境标本的病原体检测,传染病病原体检测主要针对人体的消化道、呼吸道、血液、脑脊液、胸腹水等标本。

mNGS 虽然通常称为"技术",但其实质是第二代测序技术平台的一种扩展测序方法,测序原理依然采用二代测序技术平台的原理进行。mNGS 指对标本中的全部生物基因组进行NGS 分析,通常在行业里被称为"一网打尽"的测序技术。mNGS 在感染性疾病诊断领域侧重于微生物基因组的识别和分析,通过对样本的 DNA 或 RNA 进行鸟枪法测序,可以无偏倚地检测到多种类的病原体(包括病毒、细菌、真菌和寄生虫)。

mNGS 技术优势:通量高,拥有标准化实验室和高通量测序平台,数据库可靠;可检测不可培养物种,可检测痕量微生物;专业的生物信息团队,可以满足个性化的生物信息分析要求。尤其是在未知传染病的病原体检测方面,传统的培养检测方式整体效率、阳性率低下,常规的 PCR 等分子检测技术也局限于仅已知的病原微生物,而能够精准分析病原体并能够高通量测序的 mNGS 具有强大的优势。mNGS 的这两大优势也令其在这次新冠肺炎疫情早期就能及时准确发现新病原体的检测中发挥了重要作用。

mNGS 可以提高病原体识别的敏感性,并且不受先前抗生素暴露的影响,从而成为检测传染病的有前途的技术。除了传染病的应用场景之外,利用 mNGS 还可以对菌群进行菌株鉴定分型、耐药基因与毒力基因的检测,适用于抗感染治疗、院内感染管理的评估。越来越多的证据表明微生物对人体免疫系统能够产生影响,以及微生物菌群会参与到神经退行性疾病、糖尿病等疾病的发生发展当中,微生物疗法获得了越来越多的关注,而 mNGS 未来也可以为人们深入分析人体菌群微生态、研究微生物疗法提供一种可靠的技术手段。

mNGS技术劣势:mNGS缺点是得到的基因组数据非常复杂,对数据质量以及下游数据生物信息分析的专业性要求非常高,只有在具备专业的生物信息分析技术人才的配套下才能完成最关键的测序结果的分析判断。

5. 第三代测序

关于第二代和第三代测序技术的"代"的界别有不同说法。有的专业人士认为这两类测序技术在通量上、测序初始数据准确率不高以及在方法上并没有存在"代差"水平的改进,可以将这两类统称为"新一代测序技术"。但多数人认为,随着技术不断改进,单分子实时测序技术与模板扩增测序技术已经存在相对明显变化,而且测序通量增大和测序时间的缩短变化差距之大,完全能被称为第三代测序技术。与前两代相比,第三代测序技术最大的特点就是单分子测序,测序过程无须进行PCR扩增,超长读长,是测序技术一个新的里程碑。

关于第三代测序技术的运用场景:第三代测序的测序时间短、高通量、超长读长等特点使得在传染病疫情出现初期的快速分子诊断技术中发挥其优势,当然由于其错误率相比较高的问题,针对病原体的实验室确诊还需要第二代测序技术配合使用才能达到精准之目的。

当前对各代测序技术的测序成本、读长和通量是评估测序技术先进与否的三个重要指标。第一代Sanger测序法一直以来因可靠、准确、可以产生长的读长而被广泛应用,被称为基因组测序"金标准"。但是它的致命缺陷是不仅测序成本高,而且测序速度相当慢,例如人类基因组消耗13年,这显然不是理想的速度,人们需要更高通量的测序平台。第二代测序技术的优点是成本较之第一代大大下降,通量大幅提升,但缺点是所引入PCR过程会在一定程度上增加测序的错误率,并且具有系统偏向性,读长较短,这给后续的数据解读带来了困难和限制。第三代测序技术的发展,使得测序的质量和测序读长又一次革命性地提高,其技术特点是单分子测序,不需要任何PCR的过程,提高读长,并保持了二代技术的高通量、低成本的优点,但是测序结果的错误率明显高于第二代。三个代际测序技术特点的比较见表2.8。

表2.8 三个代际测序技术特点比较

测序平台	测序读长	主要优势	缺 点	传染病领域应用
一代测序	600~1000 bp	测序结果准确率高;读长长;分析简单	通量低;测序成本高;样本需求量大;	无须高通量的项目研究使用;复核和验证二代、三代测序结果
二代测序	2×150(2×300)bp	测序通量高;自动化程度高;测序成本低廉	读长短;测序时间较长;建库PCR扩增可能会引入错配碱基	能进行大批量样本测序;宏基因组测序的应用平台
三代测序	10~100 kb	测序速度快、时间短;读长长;某平台仪器小,携带方便;可直接标本测序,DNA/RNA直接测序	测序结果准确率不高;样本质量要求高;样本通量较低	应急事件处置快速测序;小型仪器可以在野外、偏远地点,如疫区等现场使用(车载使用,无须专用实验室)

因此,针对三个代际的测序技术的使用和认识建议是:第一虽然各代测序技术更新,但各有优势,当前情况下还是要三种测序平台互补使用;第二无论是哪一种平台,都需要生物信息分析能力的提高,对平台下载数据进行科学准确分析,达到精准判断病原体的效果;第三基因组测序技术是及时准确发现病原体和发现新病原体的最高效方法,同时也是研究病原体特性、开发病原体分子诊断与检测试剂、研发疫苗的重要手段之一,但是当前各种类型的测序平台各自有一套测序流程,各平台间可比性不兼容,需要尽早统一和完善操作流程的标准制定。到目前为止,各种代际的测序技术的竞争还远没有结束,无法确定哪一代际技术可以胜出。但可以确定的是测序技术将会向着测序成本更低、测序速度更快、测序操作更简化和标准化、测序结果更准确、数据分析更便捷、测序仪便携化方向发展。

6. 全基因组测序技术

全基因组测序(whole-genome sequencing,WGS)技术:是指对基因组整体进行高通量测序,分析不同个体间的差异,同时完成单核苷酸多态性(SNP)及基因组结构注释,其目的是准确检测出每个样本基因组中的变异集合。虽三个代际的测序技术都能进行 WGS,但是快速、低成本、高通量的第二代和第三代测序平台是 WGS 技术的主要手段。

在所有病原体全基因组的 WGS 应用中,这是目前所有 WGS 数据分析流程的一个目标——获得样本准确的变异集合,就是在找全基因组上的 SNP,包括单核苷酸变异(SNV)、插入缺失(InDel)、结构变异(SV)和拷贝数变异(CNV)四种变异中一个或多个的集合。对测序所获的下机数据进行收集整理、软件分析,研究所需要的信息,包括遗传信息溯源、变异种群鉴定、分子分型、变异特征、致病能力、耐药特征等,最后绘制全基因组序列图。

近年来,全基因组测序在病原体流行病学上应用越来越广。该技术借助于 NGS 测序平台的快速、高通量的优势,以及越来越低廉的测序价格,使得病原微生物的全基因组测序在科研、一线实验室等多方面多层次机构都可以实现。将基因组数据用于传染病的流行病学分析是疾病防控的新策略和新方法。全基因组测序不仅可以发现暴发病原株和非暴发株基因组差异,而且还能对暴发内部或成簇性病原株进行基因序列细节上的差异比对分析,分析得出流行期间病原株的亚型、分支及变异的趋势。传染病疾病监测是疾病预防控制专业的重要工作之一,在长期的或大范围的调查与监测中,应用全基因组序列测定和比对分析,可以通过相似性而发现聚集病例,预警暴发,起到早发现的作用;而且通过数据比对发现暴发来源和传播途径的推断,从而可以利用此结论在暴发和流行早期进行干预控制,起到早控制的作用。对于病原菌而言,对全基因组数据分析能发现一些重要的基因特征,比如耐药基因、毒力基因等。

(四) 病原体分子分型(molecular typing)技术

传染病分子流行病学主要通过对病原体进行鉴定和分型,甄别与疾病发生或暴发流行相关的病原体及其特征,进而研究病原体的流行情况。在分子流行病学研究中一个重要内容就是确定病原体的克隆特征,主要包含其遗传的稳定性和变异性。病原体在传播过程中某些不同菌毒株系已无法从流行病学上寻找之间的关联,但不同来源、不同分离时间、不同分离地点由于具有相同祖先而具有相同的表型和基因组特征,即这些"不同"中具有"相同"

的遗传稳定性;相同病原体即使没有环境选择压力情况下,在自然界生存传代过程中也会发生点突变、基因丢失或者获得外来遗传物质的变异事件,这就是"相同"病原体中出现的"不同"变异性的原因。正因为病原体同时具有如此遗传稳定性和变异性,同一病原体在经历一段时间后会出现若干个相对稳定的克隆。这些都是给分析与研究病原体型别提供了分子特征的物质基础,让病原体分子分型技术应用成为可能。

分子分型技术是基于基因组信息技术开发的分型方法,相对表型特征,分子分型技术分辨率高、可重复性好、易于标准化及自动化,更具有病原体的本质分型特征。目前,细菌类病原体分子分型技术方法较多,常用的方法有脉冲电场凝胶电泳分型(PFGE)、多位点序列分型(MLST)、多位点可变数目串联重复序列分析(MLVA)等;对于病毒类而言,一般通过全基因组测序分析或 PCR 扩增产物序列分析的分型,寻找不同毒株在基因组序列上的突变、缺失、插入分子信息等实现分子分型。下面就当前各级实验室较常使用的几种分子分型方法作一简述。

1. 全基因组测序分型

基于 WGS 在病原体的分子分型方法目前使用比较多的两种技术包括基于全基因组测序的单核苷酸多态性分型(wgSNP)和全基因组多位点序列分型(wgMLST)。基于测序深度的提升和序列的多态性的序列信息,这两种方法具有很好的分型力、可重复性和实验室间可比性,便于建立分析网站和数据库,进行标准化和网络化应用。

wgSNP 分型一般基于基因组重测序的方法进行,可根据参考序列比对搜索 SNP,也可以只在样本间两两或多重比对搜索 SNP,根据不同的个体间所有 SNP 或经一定条件筛选后的 SNP 进行比对,从而实现分型。该方法已经在霍乱弧菌、沙门菌、结核分枝杆菌、金黄色葡萄球菌、嗜肺军团菌等多种病原菌的分型和分子流行病学研究中显示很好的作用。

wgMLST 是传统的 MLST 的一个拓展方法,使用某一个种的细菌核心基因组中的成百上千个基因位点(估计 1500～4000 个)的序列差异对菌株进行区分和分型的方法。相较于传统的基于 7 个管家基因位点的 MLST 分型手段有着更高的精度及分辨率,而且比 wgSNP 生物信息分析的专业要求要低得多,目前已在结核分枝杆菌、金黄色葡萄球菌、嗜肺军团菌等分型和分子流行病学研究中显示较好的应用前景。在 wgMLST 的分析中如果使用的是核心基因组序列,该分型技术就被称为核心基因组多位点序列分型(cgMLST)。建立 cgMLST 首要关键点,是需要一定数量的不同来源(无流行病学关联)、不同血清型、不同分子型别(PFGE、MLST、MLVA 等)的实验菌株作为研究群体进行核心基因筛选。目前已有研究团队建立了包括沙门菌、志贺菌、耶尔森菌等多种病原菌的 wgMLST 和 cgMLST 的网站和数据库,应用前景很好。

2. 脉冲电场凝胶电泳分型

脉冲电场凝胶电泳(PFGE)分型技术是选用了具有识别稀有酶切位点的限制性内切酶切割基因组 DNA,获得的 DNA 片段在外加脉冲电场的低浓度琼脂糖凝胶中分离,产生数量有限的 DNA 条带,比较这些被切割的条带在凝胶中的大小位置区分从而达到分型目的的一种技术。

目前,大部分致病菌都有标准化 PFGE 分型方法,可通过软件分析把来自不同实验室的

PFGE 图谱进行聚类分析和比较(聚类分析示例见图2.11)。PFGE 被广泛应用于很多菌种的分子流行病学研究中,能够用于分析菌株之间的相关性,协助追踪感染来源,在疫情控制方面发挥重要的作用。具体表现在以下几个方面:① 用于对已确认的暴发疫情进行传染源的追踪,从而有效预防疫情的再次发生。② 应用 PFGE 进行主动监测,在表面上散在分布的病例中寻找可能的联系,通过监测及时发现暴发和聚集性病例。③ 用于追踪抗生素敏感株和多重耐药菌株的传播模式。④ 对连续继发性感染患者分离菌株进行 PFGE 分析可以区分是复发还是新的菌株引发的新的感染,从而推断是否有院内感染的发生。在基于全基因组测序的分型技术的成熟化、智能化和基层化之前,PFGE 仍将是细菌性传染病暴发调查中分子分型的"金标准"。

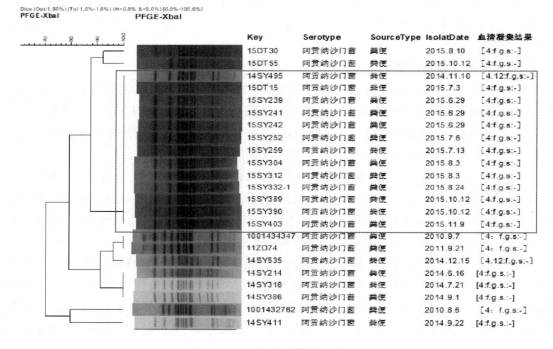

图2.11 PFGE 图谱聚类分析示例

根据目前病原菌变异分析的实践和网络化建设的要求,国家卫生健康行政部门依托该分型方法建立的技术平台,在全国范围内搭建了"致病菌识别网"网络系统,在细菌性传染病暴发的应对和流行菌株的监测中发挥了重要的作用。

3. 多位点序列分型

多位点序列分型(MLST)是在多位点酶电泳(MLEE)的基础上发展起来的一种分子分型方法。MLEE 是利用分离菌株的表型多态性推测基因多态性的方法,20 世纪七八十年代被广泛使用,在测序技术发展和普及后 MLEE 被 MLST 取代。

MLST 于 20 世纪 90 年代首次被应用于细菌的分析分型和分析流行病学研究。MLST 是一种基于基因序列的微生物分子分型手段,其技术原理是通过测定 7 个管家基因的序列,并根据每个位点序列的不同为其分配等位基因编号,7 个管家基因的等位基因号共同组成了细菌的等位基因谱,进一步比对获得序列型,即 MLST 型。MLST 数据用 eBURST 或者 BioNumerics 等软件分析,分组、构建聚类树和最小生成树,揭示菌株间的种群结构特征。目前 MLST 的用途是大范围、长时间内收集菌株的种群结构分析和分子流行病学研究,但是由于细菌的管家基因在其进化过程中承受的选择压力小,变异慢,导致一些菌株分型分辨率低,达不到 PFGE 的水平,故不能单独用于暴发菌株的溯源分析。

4. 多位点可变数目串联重复序列分型

随着对微生物病原体的深入研究发现,微生物基因组中广泛分布着一类在不同菌株间数目不同的重复序列,即为可变数目串联重复序列(VNTR)。相同的 VNTR 在同种不同株的细菌存在核心序列的数目不同,这种不同的特征可以在细菌的分子分型中得以利用。当同时使用多个 VNTR 位点进行分型时,就被称为多位点可变数目串联重复序列分析(MLVA)。由于细菌中的 VNTR 位点变异快,产生显著的多态性,为此 MLVA 分型的分辨率普遍很高。MLVA 分型方法包括:VNTR 的搜索和确定参考基因组,使用 Tandem Repeats Finder 等软件搜索,通过实验筛选确定;PCR 扩增所有的 VNTR 位点,确定扩增产物的大小(长度),计算 VNTR 核心序列的拷贝数;根据每株菌不同 VNTR 核心序列的拷贝数组合判断该菌株的 MLVA 型。

MLVA 在当前一段时间有较广泛的应用,特别在鼠疫耶尔森菌、结核分枝杆菌、炭疽芽孢杆菌、布鲁氏菌等各类高致病性的传染病病原菌、院感病原菌、食源性致病菌均有分型的报道。该方法的优点是分辨率高、操作简单、通量高、费用低,其分辨率甚至优于 PFGE,在高致病性病原菌分子分型中将具有很大的实际应用价值。

病原体分子分型方法还有很多种,特别是细菌类的分型技术种类多于病毒的分型方法。比如单基因和单基因簇测序分型、质粒图谱分析、限制性片段长度多态性、扩增片段长度多态性分型、核糖体分型、随机引物 PCR、重复片段 PCR 等分型技术都在一定时间段和相对领域得到应用,但也都因具有一定的局限性而不能建立标准化或者重复性不理想等原因而逐渐被放弃。

(五) 现代检测技术的辅助技术

前面介绍的各类现代检测技术,每一项技术都不是用一台设备或一种实验方法就能解决全部问题的,而是要有相应配套专业技术组合才能完成,这些技术在本章节中统称为现代检测技术的辅助技术。这些辅助技术相对独立,包括样本前处理技术、实验后期图像获取技术、数据软件分析技术等。下面选择几种重要的辅助技术作简要介绍。

1. 凝胶成像系统

随着分子生物学研究逐步普及,凝胶成像系统的需求在不断增长。凝胶成像系统是实验室常用的一种照相成像与分析技术,其应用范围较广泛。虽然凝胶成像系统用途很广,但在大多数微生物检测实验室,基本用于普通 PCR 扩增产物电泳后的定性结果获取、PFGE 分子分型结果的脉冲凝胶电泳状态图谱获取、限制性酶切结果判定等。

2. 核酸提取技术

作为获取核酸的分子生物学研究的基础,核酸提取永远是开展一项分子研究的第一步。

提取核酸的质量高低是下游分子生物学实验成败的关键。当前全自动核酸提取技术已得到广泛的应用,其提取原理运用最多的就是磁珠法。该方法将纯化介质包被在纳米级的磁珠表面,通过介质对核酸的吸附,在外加磁场的作用下使 DNA 附着于磁珠并定向移动,从而达到核酸与其他物质分离的目的。与其他方法相比,磁珠法具有无可比拟的优势,包括提取灵敏度高(只需微量的样本);纯化的纯度高(能够使核酸完全与杂质分离);提取产量高;分离速度快(磁场分离只需几秒钟);自动化操作(通过机器自动完成操作过程,无须人力);高通量提取(大通量设备可一次完成数百个样品的提取);无毒无害无污染(试剂中不含任何有毒物质)。通过近三年新冠肺炎疫情的"洗礼",该方法依赖于磁力分离装置的全自动核酸提取仪目前已在几乎所有基层微生物实验室常规装备。

3. 建库技术

建库即文库制备,是指将样本处理成可被测序仪读取的 DNA 片段,该片段需满足一定的长度,且在两端都连接了指定的序列,如锚定序列、测序引物序列、标签序列等。建库结果取决于采用的实验方法、试剂种类、熟练程度等诸多因素影响。可以说建库工作量很大,差不多占据整个高通量测序实验中工作量的 80%,其结果直接决定了测序下机数据准确性、真实性的好坏。

当前较常运用的建库方法有机器打断法、转座酶建库法、扩增建库法。其中,扩增子测序只能针对检测样本中目标病原体的某一或几个特定基因片段,而非所有的基因。建库过程中经过 PCR 富集和筛选,检测目标片段放大,这种扩增子建库好处就是有针对性、有的放矢,例如当前使用的 NGS 测序分析新型冠状病毒序列分型及亚分支序列的鉴别。扩增子测序的缺点是信息不全面,智能检测样本中目标病原体种或某型别的有无,不能反映其他的耐药、毒力等信息。而且扩增子建库过程中,受酶、扩增循环数等因素影响,最终检测的微生物群体组成和样本种真实状态存在一定偏差。

4. 生物信息分析

生物信息分析简称生信分析,是指利用生物信息学工具、方法和研究技术对生命科学数据进行分析和研究,其通过对大量数据的有效处理、分析以及可视化呈现,我们能够得出一些重要的结论或者是发现一些新的生命科学问题。它主要应用于分子生物学领域,特别在基因组测序技术的发展和广泛应用的当下,所有生物基因组测序所产生的大量生物信息数据需要进行有效处理、挖掘和分析,故此生物信息分析成为各类组学研究结论的重要手段,例如基因组学、蛋白质组学、代谢组学和微生物组学等。相对微生物病原体的全基因组测序系统而言,生信分析已经成为其不可或缺的重要的辅助技术,它不仅可以为病原体分析、鉴别、鉴定系统建立数据库,也可以用来研究病原体遗传进化、传播路径等问题,还可以帮助我们了解人体和微生物体之间的各种微生态环境及相关疾病关系。

目前生信分析已经成为生物信息学的一个主要分支,随着生物信息学和计算机科学的发展,生信分析也在不断发展壮大。预计未来几年内生信分析将继续发展并变得越来越重要,它将为人们了解生物体基因组、蛋白质、代谢网络以及其他生物数据提供重要帮助。

5. 超滤技术

超滤技术是膜分离技术的一种,是以 0.1~0.5 MPa 的压力差为推动力,利用多孔膜的拦截能力,以物理截留的方式,将溶液中大小不同的物质颗粒分开,从而达到纯化和浓缩、筛分溶液中不同组分的目的。在病原体现代检测技术中,超滤技术常用于以下领域:① 微生物病原体浓缩:超滤技术对水体中的细菌、病毒等微生物具有较好的"截留"作用。实验室可通过选择各种规格的微孔孔径滤膜的过滤装置,在真空泵动力作用下,能有效收集或浓缩大体积水体标本中少量的细菌、病毒于微孔滤膜上,再对滤膜进行检测,可实现精准检测大体积水体中病原体的科学性和可靠性。② 制备超滤实验纯水:在现代检测技术的分子生物学实验中,实验用水的质量要求非常高,需要高纯水、超纯水、无(DNA、RNA)酶水等实验用水,这些实验用水都要通过超滤技术去除水体中各种蛋白质、酶、核酸、多糖、多肽、抗生素、细菌、病毒等而获得,现代检测技术中的实验用水是确保实验整个过程的准确性和稳定性的重要条件。

(六)病原体新兴检测技术

1. 液相芯片技术

液相芯片,也称为微球体悬浮芯片,是基于 xMAP 技术的新型生物芯片技术平台,它是在不同荧光编码的微球上进行抗原抗体、酶底物、配体受体的结合反应及核酸杂交反应,通过红、绿两束激光分别检测微球编码和报告荧光来达到定性和定量的目的,一个反应孔内可以完成多达 100 种不同的生物学反应,是继基因芯片、蛋白芯片之后的新一代高通量分子检测技术平台。

液相芯片技术是一种非常灵活的多元分析平台,该技术具有高通量、多重检测、样本用量少、操作简单快速、灵敏度高、特异性强、重复性好等特点,在核酸、蛋白质等生物大分子的大规模分析中具有巨大的应用潜力。液相芯片技术在检测病原体和诊断感染性疾病的应用较广泛,其不仅可用类似免疫学方法检测机体感染病原体(包括病毒、细菌、真菌、寄生虫等)后产生的血清抗体,而且能直接检测病原体抗原,还可在基因水平上检测病原体的核酸。该技术用途十分广泛,如血清学诊断、病原体分型、疫苗效力评价、食品安全、环境监测、生物反恐等。

2. 傅里叶变换红外光谱技术

傅里叶变换红外光谱(FTIR)是一种将傅里叶变换的数学处理用计算机技术与红外光谱相结合的分析鉴定方法。主要由光学探测部分和计算机部分组成。微生物不同组织成分在红外光照射下发生振动,经傅里叶变换技术处理后,根据其特定的红外吸收峰可用于分型,其中峰值强度提供了生化分子含量的定量信息,而峰值位置提供了与微生物类型有关的定性信息。采用 FTIR 技术进行微生物种类鉴定较多集中在属内种间水平,其细菌亚种的分类依据主要是基于生物学特性方面的差别。

基于 FTIR 技术的微生物红外指纹图谱技术用于菌株分型、耐药分析及菌株间相关性的分析,补充了微生物质谱平台仅使用蛋白质指纹图谱从培养物中快速鉴定微生物的不足。当前在临床多用于院内感染菌的溯源分析或菌株的耐药性研究,也可以在传染病疫情暴发中分离的病原菌进行有效溯源调查和菌株分型工具。

3. 拉曼光谱分析技术

拉曼光谱是一种产生于分子或者晶格振动能级的光子非弹性散射光谱,拉曼光谱特征峰位置、强度和线宽可提供分子振动、转动方面的信息,据此可以反映分子中不同的化学键和官能团。拉曼光谱是分析分子结构和含量的有用工具,在微生物的细胞结构、化学组成以及代谢过程的研究应用领域已越来越多。全细胞拉曼光谱指纹图谱包含了细胞内所有生物学信息,包括核酸、蛋白质、脂质和糖类等,可以通过一些物质的特异表现来进行测定,因此可以用于细菌代谢产物的检测。通过已知分类的标准菌株进行拉曼光谱测定,建立拉曼光谱数据库,以电脑分析的方法建立预测模型,完成菌种及耐药鉴定;拉曼光谱技术可以快速检测细菌,定位目标细菌,且不对细菌产生损伤,结合其他的单细胞分离技术完成获得单细胞菌株。

从 20 世纪 90 年代开始,拉曼光谱技术被应用于微生物研究。该技术能够以相对较少的标本,快速、准确、无损伤地检测微生物,辅助进行单细胞研究。随着理论的创新、技术的进步、研究成本的降低,使得拉曼光谱表现出越来越高的应用价值。

4. 太赫兹波检测技术

在电磁波谱的红外和微波之间有一种电磁波,称之为太赫兹波(THz),其波长为 30 μm 至 3 mm,是一种肉眼不可见的光波。生物分子和水分子在太赫兹波段有特征吸收,不同的生物大分子包含了不同的指纹频谱,利用太赫兹波技术可以对生物样品进行成像检测。在太赫兹生物成像技术中,无需对样品进行标记(如引入染料分子或荧光基团)和预处理(如包埋或脱水),并且太赫兹光子对生物样品几乎不造成损伤。由于具有无标记、无损和安全等优点,太赫兹生物成像越来越多地受到科学家们的青睐,成为一种新的"慧眼",有望为精准医疗带来新的技术革命。太赫兹技术是一种快速高效、无需标记的快速检测细菌、病毒及生物毒素等病原学检测方法。

传染病病原体现代检测技术是一个广义性质的"概念"。有些检测技术的理论、初始技术领域或使用年代不属于"现代"范畴,但是随着交叉学科理论出现和相关技术的发展,应用范围发生了迭代更新。这些新的科学技术拓展了使用领域,特别是在传染病病原体检测领域呈现出"现代检测技术"的特点,并能在各类传染病病原体检测中充分发挥作用,新技术利用价值越来越得到公认。在用的病原体检测技术中还有一些例如流式细胞检测技术、化学发光免疫分析技术等现代检测技术在病原体及其人体免疫功能方面发挥重要的辅助诊断作用。

四、现代检测技术的"精准"实践与运用

"精准医学"是近几年国内医学发展的客观追求和目标,也是人民群众对健康需求的愿望。在这样的大众需求中,病原体检测更加需要"精准"。对检测者而言,应对突发公共卫生事件时病原体检测不仅需要"精准",还要"快速、高通量、智能、便捷、实用"的现代检测技术的支撑。

在传染病的感染病原体诊断方面,以基因组测序技术和生物信息学分析方法等先进的

现代检测技术的应用,对病原体的鉴定,已从过去限于对已知、有限种类病原体检测,迅速发展为无须预判、直接从获取样品中的全部核酸序列寻找和鉴定病原体的现代检测时代。使用现代检测技术,对患者感染病原体的识别和诊断的准确性大大提高,并能成为发现高变异和新发病原体的重要技术手段。

(一)新冠肺炎疫情及病原学监测

2019 年 12 月底武汉出现不明原因肺炎疫情之后,武汉病毒所、中国疾病预防控制中心及相关研究机构运用宏基因组测序和靶向测序技术,发现并获得了此次不明原因肺炎疫情的病原体新型冠状病毒(SARS-CoV-2)的全基因组序列,为后续病原体诊断检测试剂研究、流行趋势研判、疫苗研发等关键性工作奠定了坚实的病原学基础,传染病病原体现代检测技术发挥了极其重要的作用。

2020 年 5 月之后,虽然病毒从原始株 Alpha 到 Beta、Delta 再到 Omicron 等进行着不断的演变和进化,但是通过核酸 PCR 检测鉴定、分型试剂盒检测以及每一次进化毒株及其分支的全基因组测序分型等技术,都能被现代检测技术准确"抓住元凶"。经过两年多的病原体全基因组测序序列分析与流行病学信息、临床诊治数据综合研判发现,病毒在进化过程中的传播力虽加强了,但致病力却在不断减弱,为我国新冠肺炎疫情管理模式由"乙类甲管"调整为"乙类乙管"管理策略提供了病原学上的强有力支持。

(二)传染病疫情应急检测、病原体鉴别及溯源

1. 应急检测

应对急性传染病的实验室检测即为"应急检测"(emergency detection)。实验室应急检测能力是突发公共卫生事件处置能力的一部分,政府上下、全体民众都非常关切。1999 年 4—8 月间,江苏 XZ 和安徽 SZ 交界地发生了出血性大肠埃希菌 O157:H7(EHEC O157:H7)感染疫情,中国疾控中心传染病预防控制所(中国 CDC 传染病所)实验室运用其建立的针对溶血素和志贺毒素基因的 DNA 诊断探针、常规 PCR 靶基因引物扩增、针对溶血素和 O157 脂多糖(LPS)的转膜杂交等方法快速、准确鉴定,有效控制了迄今为止世界范围内流行规模最大、死亡人数最多、持续时间最长、发病情况最复杂的一起大肠埃希菌 O157:H7 暴发;2006 年安徽无形体院内感染事件中,中国 CDC 传染病所根据病例血清学和病原体基因组数据分析准确完成病原体鉴别和实验室诊断;2008 年山东、安徽等地出现手足口病疫情,实验室对粪便、咽拭子等各类标本采用逆转录-聚合酶链反应(RT-PCR)、实时荧光 PCR 等技术及时发现病例,为及时治疗提供有力支持。

2. 病原体的鉴别

经蜱虫叮咬传播大别班达病毒感染的发热伴血小板减少综合征在全国多地近些年来每年都有病例报告,并且死亡病例有逐年上升趋势。2010—2012 年的三年里,河南、湖北、山东、安徽、江苏等 16 个省份相继发现并报告病例,其中部分重症患者救治无效死亡。为确定该类患者的致病原因,经对患者血液中分离到的病毒进行鉴定、全基因组测序基因序列分析、急性期和恢复期双份血清抗体中和试验等实验室检测,发现大部分病例标本中存在一种

属于布尼亚病毒科的新型病毒感染,并初步认定检测发现的发热伴血小板减少病例与该新型病毒感染有关,后命名为新布尼亚病毒。再经对病原体全基因组分析研究,研发了特异性靶基因实时荧光 PCR 检测试剂,建立了对此类传染病病原体检测方法,为临床微生物实验室及时发现及临床精准诊疗提供科学依据。

结核病(TB)在早期感染时没有症状,被称为潜伏性结核病。传统的血培养或抗酸杆菌的多次痰培养通常需要 2~6 周,因此用 PCR 方法定量检测结核分枝杆菌 DNA 是一种可靠、可重复性强的结核病诊断方法。微滴式数字 PCR 技术(ddPCR)可以检测样品中结核分枝杆菌数量的直接计数,从而提高检测结核的灵敏度。一些特殊患者难以获得足够的标本,这些病例过去只能通过支气管镜检查或手术等侵入性方法获取样本进行痰培养筛查,现在可以通过 ddPCR 检测结核患者血液样本中的 mtb 特异性 DNA 片段,提供病原学阳性诊断依据。随着 ddPCR 技术的发展和性能的提高,未来可以更快速、更准确地诊断结核病。

3.病原体追踪溯源、传播模式和途径

病原体常规分型技术的分辨率在大的暴发事件中达不到准确分型的要求,必须使用分辨率更高的基于基因组的分型溯源,特别是在跨国跨洲的大时间段上显现出更高分辨率的作用。例如 2010 年海地暴发了严重的霍乱疫情,截至 2011 年 7 月已有 386429 例霍乱病例,其中 5885 例死亡。这些病例霍乱分离株和来自东南亚及其他地区菌株之间的区分若使用 PFGE 分型显然已无法区分,运用全基因组测序分析显得尤为必要。有研究对来自海地和尼泊尔霍乱菌株的全基因组分型分析发现它们具有相同的基因组分型结果,彼此间只有 1~2 个 SNP 的差异,且这两地分离株在基于基因组进化关系树上成簇存在,这个结果表明海地霍乱可能来自尼泊尔。

应用传染病病原学分子流行病学中的现代检测技术数据,配合现场流行病学进行流行病学调查,极大提高了其准确性。特别是判断每一个体病例是否同属于一条传播链,检测和确认流行病学关联,识别传播模式和长期监测动态数据等方面,基于全基因组数据的方法能够充分弥补 PFGE、MLST 等方法的不足。2005 年,四川在 8 周内有 12 个地市出现 215 例人感染猪链球菌的暴发疫情,其中 39 人死亡。在广大的地理区域内病例在短时间内集中出现,常规的流行病学调查和实验室常规病原学(分离培养、生化表型、血清学鉴定、PFGE 型、ST 型)检测分析,只能明确病例与携带猪链球菌或发病的猪直接接触而感染,即猪是本次疫情的传染源,但很难发现各地域之间的流行病学关联。各地分离株后经基因组比对分析获得了 160 个特异性 SNP 位点,将所分析菌株划为 6 个分支,其中导致本次暴发疫情的菌株在 2002 年 2 月至 2004 年 8 月间出现,这些发现表明了各地市出现的病例是在各自区域内感染的。

(三)食源性疾病事件(食物中毒)

食源性疾病事件是突发公共卫生事件的一种重要突发事件,特别是发生在学校、幼儿园等机构,引起政府高度重视和社会的关注。在食源性疾病实验室检测方面,宏基因组测序也有很大的应用前景。在现今大数据的背景下,运用宏基因组测序可以直接从复杂食品中检测分析病原体,如细菌性食源性疾病事件的应急检测可以考虑从增菌液中获取有效的测序结果,能明显提高检测率。食源性疾病监测可通过各种测序技术平台与海量数据库建立的应用在基因组溯源方面发挥很大作用。美国 FDA 和 NCBI 联合开发的 GenomeTrakr 数据库整合了所有成员单位上传的基于不同的测序平台的基因组数据,并提供菌株间的表型、基因型以及系统发育分析,有助于提高食源性暴发事件调查效率和降低食源性疾病的死亡率,促进 WGS 技术在食源性病原菌溯源中的应用。我国自 2013 年启用的食源性疾病监测系统(TraNet),目前已覆盖分离自人、食物和环境的 7 种常见食源性病原菌,各地可上传多种类型的数据进行溯源分析。该系统在食品疾病监测方面发挥了重要作用,有助于迅速开展食源性疾病暴发流行事件的调查和溯源。

(四)基于细菌性传染病的国家致病菌识别网

近年来,国家致病菌识别网不断拓展病原体监测分析能力,以基因组流行病学数据信息,识别暴发、追踪病原传播、发现新的传播模式、发现新的克隆群以及病原细菌基因组学监测的网络化。基因组信息应用于传染病监测和暴发调查,结合流行病学信息、社会信息、自然与地理信息等,重构传播链,协助分析解释传染病的发生和扩散,对疫情进行溯源,进而明确传染病的发生模式。分析比对方法包括:① 基于序列的全基因组/核心基因组单核苷酸多态性(SNP)。② 基于来自全基因组/核心基因组的多位点序列分型(wgMLST/cgMLST)。

新冠肺炎疫情发生以来,在大力提倡医防融合的大环境下,疾病预防控制机构的实验室和哨点医院的实验室联合使用多种现代检测技术,能发现新病原体感染的案例、传染病跨省域传播链。例如相邻两省份相继出现霍乱病例,同时各自也得到了疑似暴露食品、环境相关分离株,各地分离株 PFGE 分子分型汇集在国家中心实验室的聚类分析发现,菌株间带型相同或高度相似,后再经全基因组测序技术分析其同源性关系,结合流行病学关联信息溯源到此次菌株源自某城市甲鱼养殖基地。

(五)国家流感监测网络

流感病毒监测网络实验室负责实施流感病原学的监测,主要开展流感病毒核酸检测和分离鉴定工作,按要求及时报送标本和毒株,实时追踪流感病毒变异,及时发现新型流感病毒,并作出预警。网络实验室主要专业性监测检测内容离不开现代检测技术:流感样标本提取病毒 RNA(核酸提取技术),样本中病毒定性检测采用实时荧光定量 PCR 检测病毒 RNA,核酸阳性者实时荧光定量 PCR 技术进一步进行甲、乙型流感病毒核酸分型鉴定;阳性标本接种 SPF 鸡胚和犬肾细胞(MDCK)进行流感病毒的培养和分离鉴定流感病毒毒型/亚型及分析流感病毒 HA 抗原性变异情况;对病毒进行全基因组测序,分析其抗原性、耐药性特征、基因特性、同源性、遗传进化等。网络实验室还承担着本地区禽类养殖、野鸟候鸟接触等高风险人群及环境的禽流感监测任务,同样采用实时荧光定量 PCR 检测病毒 RNA 的筛查定性、阳性病毒核酸的分型鉴定,必要时采用全基因组测序技术分析病毒的分型、溯源等。若在流感、禽流感疫情发生时,实验室应及时开展病毒核酸实时荧光 PCR 检测及病毒分型,开展全基因组测序分析流行的流感病毒毒株序列有无变异现象,便于疫情防控的同时进一步研判疫苗效果。

（六）病媒生物病原监测与城市生活污水监测

1. 病媒生物监测

病媒传播的疾病占全部传染病的17%以上，每年导致70多万人死亡。这些疾病可能由寄生虫、细菌或病毒引起。媒介传播很多种传染病疾病，如蚊子可传播乙型脑炎、登革热、基孔肯雅热、寨卡病毒热、黄热病、西尼罗河热、日本脑炎等；蜱虫传播发热伴血小板减少综合征、蜱传脑炎、莱姆病、回归热（疏螺旋体病）、土拉菌病等；鼠蚤传染人类鼠疫；虱子传播伤寒；蜱、跳蚤传播立克次体病等，同时常见的蟑螂、苍蝇传播肠道病原体也一直存在。在病媒生物监测中，病原体现代检测技术被极为广泛使用，具体检测技术与传染病应急检测等一致，例如使用PCR技术靶标扩增病原体特异性核酸、靶向基因组测序或宏基因组测序技术鉴定病原体、发现新病原体等等，此无须赘述。在这里特别强调的是病媒生物标本来源很重要，故针对病媒生物监测目的、标本采集（捕获）、标本处理显得非常关键。首先明确地域性病媒传播疾病的病种；确定捕获病媒生物物种；制定标本处理有效方法（确保能获取相应病原体的方法）；使用有效的标本处理设备（如全自动冷冻研磨仪、解剖显微镜等）。标本的有效处理是病媒生物中病原体检测的基础要求和检测质量的关键环节，有了合格、有效的标本处理物，运用病原体现代检测技术才能真实反映媒介生物体携带病原体情况。后续实验室进行核酸提取、实时荧光定量PCR检测、全基因组测序或宏基因组测序、阳性标本病原体培养等实验内容根据监测或研究需要相继开展相应的实验活动，结合病媒活动规律分析携带病原体。

2. 城市生活污水监测

传染病病原体检测和筛查对于疫情防控具有重要意义，人群的核酸和抗体检测是目前通用的检测方法，但是样品处理、操作熟练度、数据处理和分析能力等环节不利于实时有效监测和预警预报。基于污水的流行病学（WBE）方法为传染病病原体传播预警或疫情暴发判断提供了一种新思路——通过监测污水中的特征标志物来预测传染病的潜在传播。已有研究通过对城市生活污水进行监测检测，可发现诸如病毒、轮状病毒、脊髓灰质炎病毒、腺病毒、肝炎病毒、伤寒沙门菌、志贺菌、抗药性细菌等病原体存在，为疾病防控提供了重要信息，污水监测还可作为疾病传播动态监测的辅助手段。

国家城市生活污水监测方案中也包含相应的实验室检测方案，大致归纳为：沉淀离心、超滤浓缩、核酸提取、靶基因核酸检测等，有能力的实验室在此基础上还增加了多病原微生物检测系统筛查、目标病原体靶基因核酸检测、标本宏基因组测序分析等检测技术，这些都是传染病病原体现代检测技术在城市污水监测检测中的充分运用，为传染病预警提供科学依据。

但是，WBE在流行病预警中的应用也面临巨大的挑战。在污水样本中运用现代检测技术能检测到病原体只是重要的第一步，更大的挑战是，如何将污水样本中检测的病原体信息与社区中的实际感染规模相关联，使其具有预测性；二是由于WBE采用的是"点对面"的预测模式，从污水管网末端采样，要实现病例的精准追踪和感染规模的精确反算都是很困难的。因此，目前城市污水监测也只是一个粗略预警，而非精准预警，后期将改进采样模式和规划采样点的代表性，为城市传染病预警提供更为科学的依据。

（七）细菌耐药（drug resistant bacteria）分析的研究

微生物耐药是全球重要的公共卫生问题，是现代医学领域的重大难题，也是对医学成就的巨大挑战。随着研究的深入发现，微生物耐药不仅是医学临床治疗难题，更是一个人类与自然界关系的微生物生态学问题。当前，细菌的耐药严重性远超病毒耐药压力。许多耐药菌的出现与抗生素使用有关联，但有一些细菌耐药现象要远在于人类发现抗生素之前，有研究发现土壤微生物中含有大量耐药基因，而并非使用抗生素造成的。因此，细菌耐药根本上来自自然界，具体说起源于环境微生物。抗生素的出现和大量使用只是加剧了细菌耐药的进化和传播程度、广度、速度，使得耐药细菌在"自然界—人类—自然界"中循环。

细菌耐药基因的研究包含基因序列和基因功能两方面内容，其研究手段涵盖分子生物学、生物化学、基因组学、遗传学、生物信息学等，这些技术手段主要关注进化、传播规律和多样性及丰富性比较分析。当前多数基层实验室的耐药监测与研究采取的检测模式是首先用常规表型耐药试验（药敏纸片 K-B 法、微量肉汤稀释法、E-test 法等）培养筛选耐药菌，随后进行耐药基因靶标 PCR 技术检测定性，再用扩增产物测序与已知序列比对，分析耐药基因片段序列异同性。随着耐药基因的不断发现，耐药基因库数据不断增多，基于 PCR 技术需要大量靶基因引物序列设计和繁琐的各种基因扩增操作，且该技术逐渐不能涵盖所有已知的基因。此时，也有研究使用微生物质谱技术、数字 PCR 技术检测耐药，后来，研发基因芯片技术能一次性检测所有耐药基因的优势成为主流研究技术，该技术显著提高了研究通量水平。宏基因组学的出现与运用更加显现了其在耐药基因研究进入到一个重要阶段，不仅能基于序列的宏基因组学研究与鉴定耐药基因，而且能在基因功能研究中发挥作用。

随着高通量测序技术的发展和大规模组学数据的积累，对群体微生物 DNA 直接测序，通过生物信息学进行序列组装、拼接并预测基因，随后通过数据库对耐药基因组研究成为普遍使用手段。运用病原体现代检测技术对耐药基因组学的研究，在揭示细菌耐药性的起源、进化和传播机制将发挥着不可替代的作用。

（八）新病原体的发现

人类对传染病病原体的真实性认识是从显微镜技术发明后开始的。从 20 世纪 50 年代 DNA 双螺旋结构的发现开始，人类从分子水平挖掘病原体的真正"奥秘"，运用逐渐成熟的检测技术研究其遗传、传播、感染、变异等信息，以期阻止传染病的发生和传播。但是新病原体在自然界中依然不断出现，不断更新的现代检测技术的应用为不明原因传染病的新病原体发现提供了强有力的技术支撑。

一起不明原因传染病疫情的出现首先亟须确定病原体种群、来源，常规检测手段和已知病原体的检测都无法明确时，方可判断为不明原因感染疫情，导致其事件的病原体极有可能是新的病原体。为此，实验室首先需要检测排查与感染症状相对应的所有已知病原体，通过常规培养、免疫学抗原抗体检测、PCR、多病原检测系统等技术手段检测已知病原体。当常规检测仍然无法确定病原体时，当前最有效的检测手段就是微生物全基因组测序技术，运用

NGS 技术平台对标本进行宏基因组测序,实现"一网打尽"的检测方式来找出病原体。

在传染病病原监测工作中,我们常处于以人源性为主、人群活动频繁的场所环境或接触环节为辅的监测模式。在传染病疫情发生后,实验室开始去搜索病原体,然后再分析、判断、控制等,这是"马后炮"或者"救火队"。若真正预防传染病的发生、控制传染病在最小范围,我们就应该需要超前考虑,不仅从感染人群监测检测去发现新病原体,更要到大自然中搜寻人类未知的新病原体,这个理论由中国疾控中心传染病预防控制所徐建国院士提出的反向病原学。在常规监测的同时也要把监测重点放在自然界环境中,提前预判发现的新病原体的传播方式、传播途径、感染人群、致病能力、药物耐受等重要特征信息。反向病原学主要包括:① 发现、分离、命名新的微生物。② 评估新发现微生物的潜在致病性或者公共卫生意义。③ 提出未来可能引起新发突发传染病疫情的新发现的微生物目录。④ 研究检测、诊断、治疗、预防控制的技术、方法、措施、策略等。⑤ 预防发生或早期扑灭疫情,确保不发生SARS、新冠肺炎等重大新发突发传染病疫情。反向病原学理念的基础必须依靠病原体现代检测技术的支撑才能发现新的微生物、才能开展一系列研究等内容,比如评估新发现的微生物的潜在致病性,是一个新的、有待于不断探索和研究的领域:① 基因组比较,发现已知毒力基因、耐药性基因等。② 建立和检索人或动物标本的序列数据库,探索新发现的微生物是否已经感染了人类。③ 多学科预测,基于基因组学、代谢组学、细胞学等信息,进行致病性预测性分析。然后,设计实验,进行证实。④ 开展实验动物的致病性研究。⑤ 可能导致微生物传播的社会发展模式、生活方式的危害性分析。现代检测技术对病原体基因组学的检测分析为传染病监测提供了大数据和新手段。

(陈道利编写,陈健、袁慧审核)

第五节　传染病监测预警技术

一、传染病监测、预警与预测的基本概念

传染病监测预警技术是"监测"和"预警"两种技术在传染病预防控制实际工作中的结合,开展传染病态势预测和早期预警,可尽早发现新发传染病和已知传染病患者异常增多、聚集的苗头,向相关责任部门、专业人员及可能受影响的人群提供防控建议,并及时采取科学的应对措施,有效控制疫情规模,减少对生命健康的危害。

监测、预警和预测是传染病监测预警体系的三大核心组成部分,其中监测是预测分析的基础,预警是监测的目的,预测是防控的核心。

传染病监测一般是指连续、系统地收集、分析、解读传染病发生及相关影响因素的资料,并将分析结果用于指导传染病控制过程中。其最基本的应用包括描述传染病流行水平与特

征,对流行趋势进行预测,对传染病暴发流行事件进行预警,及时发现新的传染病等。监测结果可直接用于指导传染病控制计划、规划等方案的制定和评估,帮助决策者科学规划医疗防控资源,还可应用于公众健康教育等。

传染病预警是指在传染病流行或暴发出现前,或发生早期及时发出警报,以提醒暴发或流行可能发生的范围、程度等可能增大,并提出相关应急措施建议。国际上,对传染病预警的描述有不同术语,最常见的是暴发探测(outbreak detection)、异常探测(aberrancy detection)和早期预警(early warning)。在特定的时间、空间和人群,传染病的发病一般在一定的常态水平范围内波动,当超过这个范围时,表明发生了异常情况,提示传染病出现暴发或流行的可能。

预测(prediction)是对未来不确定事件的一种推测和描述,是对客观世界的未来发展变化趋势以及对人类实践活动的后果事先作出的分析和估计。传染病预测一般是根据传染病监测资料、致病因子资料、宿主资料、环境资料等,采用合适的预测模型进行分析,对某种传染病未来的发病水平和趋势作出判断。根据预测时间的长短,可以分为长期预测(5～10年)、中期预测(3～4年)和短期预测(1～2年),预测结果可用于指导传染病防治规划、计划的制订。

传染病预警与预测既有联系又有区别,两者都是对未来事物的预先描述,都是基于现有的事实(比如疫情监测资料),对今后的疫情作出判断和描述。从某种角度上,预警可看作是一种特殊的定性预测,或者是预测技术的一种应用特例。然而,在实际使用上预警与预测仍然有不同之处:① 预警强调对当前可能发生的或发生早期的事件进行探测,据此发出警示信息;而预测是对尚未发生的事物作出预先描述。② 预警是针对当前特定的事件作出判断,预测不是针对一次事件,它更注重对事物的短期、中期或长期趋势变化的估计和测算。③ 预警信息一旦发出,预示着即将发生或正在发生传染病异常事件,需要立即采取相应的行动进行应对;预测的结果可为传染病防治规划或计划的制订提供科学依据。④ 在方法上,预警多通过易获取的有限资料(如传染病监测资料),使用简单、快速的方法进行分析,结果为定性结果;预测可以搜集更加广泛的信息,通过建立复杂的预测模型,比如时序模型、传染病动力模型、回归模型等,预测的结果可为定性结果,但更多的是定量结果。故预警除需要掌握疾病的发展趋势外,还要求能及时识别早期异常情况并发出警报,采取应急措施。

传染病预警具有以下四个特点:

1. 监测是基础

科学的预警应建立在相对比较全面的病例监测、症状监测、哨点监测等"全哨点、多症候"监测体系。"全哨点、多症候"监测体系可按照"纵向五级网络、横向多机构合作、患者信息与病原情报信息兼顾"的原则,形成一个监测病种较为齐全、数据采集上报流程较为顺畅、灵敏性和特异性较高的全方位、全覆盖、全过程的监测体系。具体表现为"五纵四横一中心":"五纵"分别为国家、省、市、县、乡镇;"四横"包括各医疗卫生机构、基层单位监测哨点、流动人口监测哨点、其他监测哨点;"一中心"指大数据中心。

2. 信息指导行动

传染病预警目的是指导响应行动,以控制传染病暴发流行事件的发生,或者将暴发流行事件的影响减小到最低程度,因此预警与响应通常是紧密联系在一起的,这就是所谓的"信息指导行动"(information of action)的原则,这种将预警信息用于指导响应行动的系统模式可以称为"预警-响应"模式。

3．及时性

在暴发流行事件的早期,及时发现并发出预警信息,是传染病预警最基本的要求。在暴发事件发生时,传染病造成的危害与损失将随着事件发生时间的推移迅速增加。早期预警将为早期采取应对措施提供可能,若不能及时预警将失去控制疫情的最佳时期。对于预警系统来说,采用暴发开始时间点与预警系统探测到暴发的时间点之间的滞后时间来表征,提高及时性意味着减少滞后时间。

4．信息不充分

在传染病疫情暴发早期,往往掌握的信息非常有限,对暴发事件的相关因素尚难以建立因果关系,也缺乏剂量反应关系证据。因此,在实施预警过程中,需要在考虑资料的不完全性和危害不确定性之后,在需要采取措施的地方进行危害警告。

二、传染病监测预警类型、现状与发展趋势

(一) 预警系统

高效的传染病预警系统包括设定预警目标、收集预警数据源、信息数据分析、发布预警信息和对预警行动 5 个基本要素,这些要素也是传染病预警的实施流程。

预警目标是预警系统的具体需求,制定合适的预警目标是各地开展传染病预警的前提,决定了信息收集的方式。目标可以是单一的疾病,也可以是多种疾病。应结合当地实际,重点考虑易传播、易对经济和社会稳定造成严重影响的重要传染病,如肺鼠疫、霍乱、SARS 等,以及一些新发传染病和不明原因疾病。

预警数据源是按照设定的预警目标主动收集的预警病种监测数据和相关影响因素数据,信息资料的质量直接影响预警的成功与否。信息资料需要具备可获得性、简洁性、真实性、及时性、灵活性等基本特征,现阶段国内外预警系统信息多来源于监测系统数据。

信息数据分析是对收集上来的信息数据进行分析处理,以识别可能即将发生或者已经发生的疫情,促进信息发布的完成,遏制传染病的发生或流行。完整的信息分析应该包括建立预警模型、设定阈值和产生预警信息。预警模型是利用传染病相关监测数据及其影响因素数据,建立测量传染病异常发生的技术。设定阈值可采取不同指标,如发病数、发病率、统计学界值、与历史数据比较所得的相对值等,应根据目标传染病的特征选择合适的预警阈值。

预警信息发布是及时地将预警模型产生的预警信息反馈给相关机构和工作人员,指导预警行为。预警信息发布可以采取通知、公告等多种形式,通过电话、传真、电子邮件等现代电子技术告知相关人员。除了预警目标极其严重,预警行动需要全社会动员,一般情况下,为了避免引起公众恐慌,预警信息仅针对相关机构和工作人员进行发布。

预警行动指专业机构人员对预警信号进行核实,并采取进一步调查处置措施。相关人

员应快速作出反应,特别是要重视首发病例的追踪和调查,确定并控制传染源,切断传染途径,对病例进行统一管理,对可能被传染的目标人群采取预防措施。

良好的预警系统,需定期对预警系统的各要素进行评估、调整和完善。预警评价应贯穿整个预警系统的始终,它可以指示预警系统的哪个环节存在问题,可以评价预警系统的运转是否正常,可以检验预期目标是否达到。常用的预警评价指标有简洁性、灵活性、监测对象代表性、数据的完整性和有效性可接受性、预警敏感度和特异度、时效性、稳定性等。

就传染病预警而言,预警数据源是基础,预警模型分析技术是核心,预警信息发布是影响预警效果的重要环节。

(二)传染病疫情预警类型

根据监测数据源种类,传染病预警系统可分类为基于病例监测、基于症状监测、基于实验室监测、基于特殊事件监测和基于大数据监测等类型。

1. 以病例为基础的监测预警

该监测资料主要是监测目标疾病的发病和死亡情况。2003 年 SARS 后,2004 年 1 月 1 日起,我国启用"中国疾病预防控制信息系统",包括传染病监测信息报告管理系统、突发公共卫生事件管理信息系统、艾滋病综合防治信息系统、中国流感监测信息系统等子系统,用于监测目标疾病的发病和死亡情况,数据来自各级各类的医疗机构和为监测特定疾病所指定的哨点医院的诊断记录。法定传染病网络直报是最基本、最常规的一种传染病监测手段,传统的传染病预警系统多依赖于医疗机构上报的法定传染病进行预警。因此,目前的传染病预警系统主要基于病例监测。随着互联网和通信技术的发展与普及,各国传染病报告系统报告速度日趋加快、报告信息不断丰富、报送环节逐步减少,为促进传染病预警系统的发展提供了良好的数据基础。例如,我国传染病自动预警和响应系统(China Infectious Diseases Automated-Alert and Response System,CIDARS)实现了法定传染病监测信息与预警模型自动运算的结合,对传染病数据定时进行提取、预警分析和信号推送。荷兰也建立了与 CIDRAS 具有类似功能的基于病例报告的风险评估与预警系统(risk assessment and early warning)。此外,瑞典建立的疾病流行计算机辅助搜索系统(computer assisted search for epidemics,CASE)整合了基于时空扫描统计量的 SaTScan 软件,以周为单位对传染病报告病例数进行时空异常探测。这些预警系统和工具对提升已知传染病的风险评估、监测信息利用和现场快速处置等核心能力具有重要意义。法定传染病监测数据一般准确性较高,但在实际工作中,可能存在迟报和漏报等情况,进而导致预警滞后或遗漏,特别是新发传染病。

2. 以症状为基础的监测预警

该监测资料来自症状监测系统。症状监测包括:与疾病相关的症状以及与疾病发生相关的事件主要有:医院急诊室主诉记录、药品和医疗相关物品的销售监测、中小学生因病缺课监测、动物和媒介生物监测、食品安全监测、环境监测、公共卫生设施、气候与水文监测、社会求助热线监测(120、119 等)、非专业渠道的信息来源(如微博、公众号)等。

临床症状及与疾病相关的现象:① 医院急诊室(ED)病人接诊情况(包括接诊量、病人的主诉和初步诊断）。② 药店非处方药(OTC)的销售情况。③ 医疗相关用品销量情况(包括医用口罩、卫生纸的销售量等)。④ 学校或单位的缺勤率异常变化情况。⑤ 动物患病或死亡异常增加。⑥ 公共卫生实验室检测结果。⑦ 不明原因死亡的法医鉴定结果。⑧ 120 电话记录情况。

以病例为基础的监测特异性较高，但报告时间较晚，不利于暴发疫情的早期发现；而以症状为基础的监测利于暴发的早期发现。新发传染病的首次发现多是通过识别具有某类或某些症状(如呼吸道、肠道或脑炎脑膜炎症候群)的聚集性病例，在排除已知疾病后而早期发现并确定的。因此，基于症状监测的预警对新发传染病的早期识别具有重要意义。症状监测的目的是在病例确诊或新病原体明确之前，非常灵敏、及时地发现疫情暴发早期的相关迹象，从而及时采取应对措施。

随着症状监测以及更广泛的事件舆情监测、药物销售、学校缺课等多源数据非传统监测不断涌现，极大丰富了预警数据源，推动了预警系统的多元化发展，如 WHO 建立的全球公共卫生情报网络(Global Public Health Intelligence Network，GPHIN)，使用非政府渠道的媒体监测数据进行预警，一定程度上避免了政府对信息干预的影响，提高了预警及时性。2004 年美国实施的 Biosense 系统，根据军事医疗机构中监测的发热、胃肠道症状、出血性疾病等 11 种综合征数据进行早期预警，后又加入了对药品销售量、学校缺课记录、急救车派遣量等数据的探测分析。我国开展的不明原因肺炎监测也属于症状监测的一种。此外，症状监测在大规模人群聚集性活动中应用较为广泛，如重大政治与经济峰会、大型体育盛会(奥运会、世界杯足球赛)、世界博览会等。由于很多疾病的症状没有特异性，在医疗信息系统不完善的地区建立基于症状监测的预警系统还有相当的困难，普遍存在资料收集成本高、资料分析处理难度大的问题，因此建立具有标准化、自动化的数据采集和分析的预警系统，实时地从相关数据提供方自动提取和分析具有传染病指示症状或指标的信息，才可能大规模地推广应用。

3. 以实验室为基础的监测预警

通过实验室技术，监测目标传染病的病原体，分析其病原体的流行趋势及特点。实验室监测可以对传染病病原生物、人群免疫力、媒介生物包括病原体的监测、人群易感性的监测、宿主动物的监测等。如全球流感监测系统就是基于实验室的检测系统，它可以了解中国不同地区流感流行和病毒变异特征，对流感暴发或流行进行早期预警。又如美国 1996 年建立了食源性疾病分子分型实验室检测网络，覆盖了全美各州市和领地，以及联邦网络实验室，采用脉冲场凝胶电泳方法对分离出的病原体亚型或菌株进行 DNA"指纹图谱"分析，从而有利于发现暴发的感染来源。2006 年，Pulsenet 监测到一起传染病暴发事件，204 人发病，102 人住院，31 人发生溶血性尿毒综合征(HUS)，3 人死亡，波及半个美国及邻近的墨西哥和加拿大。经检验结果发现，人(粪便)、食品(菠菜)以及动物(牛类)样品的 DNA 图谱 100% 近似，从而确定此次暴发由被 O157∶H7 污染的菠菜引起。

4. 以特殊事件为基础的监测预警

关注特殊事件，及时发出预警信号，在萌芽时期遏制传染病流行。常见的特殊事件有群发事件(如在同一单位、学校短时间内发生多起不明原因发病或者死亡，且临床症状相似，可能存在某种疾病暴发的可能性)、灾害事件、污染事件等。同时,针对国内外重大活动、会议,常建立以重大活动为基础的特殊监测系统,预防传染病暴发。例如,日本国立传染病研究所针对 2002 年世界杯足球赛建立了症候群监测,2005 年 7 月苏格兰建立了八国集团首脑会议的症候群监测,在这些活动中,症候群监测系统均发挥了重要作用。2008 年奥运会,我国为了加强赛前和赛时对重点场所健康相关危险因素的监测工作,建立了《北京市 2008 年奥运会餐饮业食源性致病菌监测系统》《北京市肠道传染病监测与预警系统》《北京市奥运传染病症状监测系统》《北京 2008 年奥运会病媒生物危害监测》《北京市奥运会公共卫生场所卫生质量监测及预警》等监测系统,从而完善了奥运期间公共卫生监测系统及信息系统。

5. 基于大数据的传染病预警

在全球新冠肺炎疫情的阻击战中,相关大数据和建模分析方法也得到了广泛的探索与应用,为各国未来建立与改进传染病预警系统提供了重要的经验与启示。

(1)基于互联网搜索和社交媒体等大数据的疫情预测与预警。在新冠肺炎暴发疫情早期,由于各地实验室检测能力与资源不足,很多国家(地区)的新冠肺炎确诊病例数更多是当地的实验室检测能力的反映,可能无法掌握实际的感染水平。基于社交媒体和互联网搜索等大数据的疫情预测与预警,为疫情监测与预警提供了一种新途径,搜索关于新冠的关键字的活跃程度可能反映了疫情的变化趋势。有研究基于贝叶斯时间序列与回归模型,分析了在不同时间和空间维度上,美国等多个国家的新冠相关的社交媒体推特数据、谷歌搜索相关关键词频次等数据与新冠肺炎疫情流行水平变化的关系。基于社交媒体和互联网搜索等大数据的预测预警模型可提前 2~3 周捕捉到新冠肺炎确诊病例数的指数型上升,可提前 3~4 周捕捉到新冠肺炎死亡病例数的指数型增长。因此,社交媒体和网络搜索数据源,可弥补未发现报告病例数据的不足,用于探测传染病流行或暴发的早期信号。

(2)基于人员流动大数据的疫情传播风险评估与预警。人员流动是影响传染病快速播散的重要因素。及时、有效了解传染病感染者或易感人群的流动,构建精准的传染病时空风险预测模型,对于及时评估风险、发出预警、封堵或减缓疫情蔓延十分必要。目前较为常见的人群流动和定位大数据包括客运大数据(铁路、航空等)、互联网开源大数据(如百度指数)、地图数据(百度迁徙、腾讯地图、谷歌地图等)和移动定位大数据(手机信令或定位数据)等。基于这些数据,不同国家或地区开发相关手机应用软件(如我国"健康码"),对到过高风险地区的人群进行预警,有助于及时开展高风险人群的筛查、追踪和隔离等防控工作。在保护个人隐私和数据安全的基础上,采用集合的人口流动大数据和流行病学参数,构建传染病传播、扩散风险的预警系统,可对具有较高疫情输出和输入风险的地区以及高风险人群进行精准的预警。

(3)基于不同防控策略的疫情趋势分析与预警。传染病疫情的发展趋势与采取的防控策略及其实施情况密切相关。例如,通过构建新冠肺炎传播时空模型(如易感—暴露—感染—康复的舱室模型或基于个体的时空传播模型),对不同干预措施的防控效果进行模拟分析,可以定量评估不同措施对疫情的影响,进而预测不同应对策略下的疫情走势,对需要调整防控策略的地区发出预警,从而实现精准防控和及时控制疫情。此外,结合人口流动、环境和疫情防控等大数据,可以在更大的时空尺度上,评估不同国家、大洲,乃至全球防控策略对疫情走势的影响,提示了各国协同控制疫情的必要性和重点区域。

(三)我国传染病监测预警现状

2004 年,中国疾病预防控制中心(CDC)开发建立了国家疾病监测信息报告管理系统,该系统依托互联网,全国各级各类医疗卫生机构诊断法定传染病后,甲类传染病于 2 小时内、乙丙类传染病于 24 小时内需将患者个案信息上报至国家传染病监测中心数据库。目前,41 种法定报告传染病已实现病例个案信息收集、及时上报、数据电子化管理和集中保存,为全国各级 CDC 及时分析和研判疫情,早期探测发现传染病暴发事件奠定了数据基础。但同时也看到,2019 年,我国传染病监测系统有效利用程度平均水平仅为 9.76%,与适宜标准(100.00%)相差 90.24%。

2008 年,我国对法定传染病监测数据进行分析探测的国家传染病自动预警和响应系统建成运行,该系统基于国家疾病监测信息报告管理系统(National Notifiable Infectious Diseases Reporting Information System,NIDRIS)中的传染病数据库,采用数学算法,通过建立自动预警模型和预警响应机制,持续地对全国法定报告传染病监测数据进行自动分析计算,并借助现代通信手段将探测到的疾病异常增加或聚集信号,通过手机短信及时地发送给所在县(区)CDC 疫情监测人员,旨在建立一套覆盖全国、包含多病种、各地统一的传染病暴发早期预警工具,便于协助各级 CDC 专业人员早期发现可能的传染病暴发事件。该系统根据疾病的危害程度、发病水平及关注程度,将 28 种专家确定的预警疾病分为两类,分别采用固定阈值法和移动百分位数法等不同的预警方法运算。其中对甲类或按照甲类管理的传染病、较为罕见或高度关注的传染病,采用固定阈值法,包括鼠疫、霍乱等共 9 种疾病;对于其余疾病则采用移动百分位数法或累积和控制图法,包括甲型肝炎、麻疹等共 19 种疾病(表 2.9)。

表 2.9　国家传染病自动预警系统预警方法与疾病种类

预警方法	疾　病　种　类
固定阈值法	9 种疾病:鼠疫、霍乱、传染性非典型肺炎、脊髓灰质炎、人感染高致病性禽流感、肺炭疽、白喉、丝虫病、不明原因肺炎
移动百分位数法	19 种疾病:甲型肝炎、丙型肝炎、戊型肝炎、麻疹、流行性出血热、流行性乙型脑炎、登革热、细菌性和阿米巴性痢疾、伤寒和副伤寒、流行性脑脊髓膜炎、猩红热、钩端螺旋体病、疟疾、流行性感冒、流行性腮腺炎、风疹、急性出血性结膜炎、流行性与地方性斑疹伤寒以及除霍乱、伤寒和副伤寒以外的感染性腹泻病

预警系统对固定阈值预警方法(单病例预警)的病种进行实时探测,即一旦医疗卫生机构报告 1 例病例,预警系统可立即识别并生成预警信号,同时将该信号以手机短信的方式发送至病例发生县及其所在省、市和中国 CDC 疫情监测人员。对于采用移动百分位数法、累积和控制图法(时间模型)和聚集性探测预警法(时间-空间模型)进行预警的病种,预警系统每日 24 时进行探测,于次日 8 时通过手机短信发送平台将预警信号逐条自动发送至相应的县级 CDC 疫情监测人员。

该系统现已成为基层疾控部门早期探测传染病暴发的重要辅助手段。为进一步完善监测预警系统,中国疾病预防控制中心曾多次对预警信息的质量进行组织调查和评价,结果表明该预警系统具有较好的应用价值。尽管 CIDARS 取得覆盖范围广、预警病种多、可操作性强的传染病自动探测、预警与响应成效,但也仅是发现疑似传染病暴发流行方式之一,还表现出疑似事件预警信号总体阳性率低、假阳性率高和漏警与虚警等问题,特别是面对人类历史上前所未有、百年不遇的新冠肺炎疫情,现行预警系统暴露出诸多短板。

1. 识别新发传染病的能力有限

我国现有的传染病预警系统针对临床确诊病例的数据进行分析,以出现聚集性疫情"苗头"为预警"起点",预警时间节点明显滞后,新发及不明原因的传染病的预警能力明显不足,如何加强新发传染病的监测,在新发传染病发生早期即能识别并发出预警,是监测预警系统亟须解决的问题。

2. 预警信息来源比较单一

由于预警监测系统在卫生健康系统内部以及跨部门之间未有效建立信息共享机制,关联数据扩展、数据互联互通和整合分析无法实现,现行系统监测数据仅来源于医疗卫生机构,依靠临床医师在诊疗过程中采集;数据内容单一,仅包括患者个体基本信息、疾病名称和发病时间,缺少对早期监测预警具有重要意义的其他信息,比如症状、接触史、生活史、交通史等,限制了系统对传染病的监测预警能力。

3. 各监测主体之间信息互通不畅

在传染病监测预警中,参与的主体有各级医疗机构、疾病预防控制机构和政府相关部门等。目前,各个部门之间信息沟通不畅、系统资源不能有机整合,疾病预防控制机构与医疗机构之间在信息共享、业务沟通、人员交流方面缺少有效衔接,导致防、控、治分离明显。重大传染病疫情的数据难以在各监测主体之间进行共享,导致数字鸿沟的产生,而这种信息壁垒在很大程度上会影响社会公众的共同参与。

4. 预警信息发布迟滞

依据目前《传染病防治法》的规定,地方政府及其卫生行政主管部门接到传染病暴发、流行的报告后不能直接向社会发布,应进行层级上报,最后由国务院卫生健康行政主管部门发布,或由得到国务院授权的省、自治区、直辖市卫生健康行政主管部门发布。疫情信息的层级上报和授权发布等规定会延缓应急响应的速度,也使得地方政府在预警发布、采取措施等方面不能快速发挥自主分析和决策的作用,易错过防疫最佳时间。

5. 预警技术相对落后

现行的传染病预警系统其平台架构、数据管理、模型构建是 10 年前的技术。比如数据管理仍然以中心服务器为主的集中式管理,预警模型以不具学习能力的确定型模型为主。而近年来迅速发展的机器学习、人工智能等新技术未在该系统中得到应用,表现为系统的数据整合能力差,数据源未得到拓展,算法缺乏智能化学习能力,预警能力未得到有效的提高。

(四)传染病监测预警发展趋势

新冠肺炎疫情给我国疾控体系和监测预警提出了新的挑战和更高要求,人类也将持续面临着各类新发和再发传染病的威胁。传染病监测预警将是各个国家和地区疾病预防控制工作重要内容,监测预警体系必将朝着多渠道、多点触发的方向发展。

2021年5月,WHO宣布将在德国柏林建立应对疾病暴发和大流行的全球数据和情报中心,目的是进一步加强世界各国及科研机构之间的数据共享与合作,建立风险评估模型,以便快速分析疫情相关数据,及早发现潜在的传染病大流行迹象并进行预警。为提升传染病预警能力,全球各国家均需要进一步建立、完善基于多源大数据的传染病智慧化预警机制及平台,打通传染病和公共卫生安全相关大数据"孤岛",有效地整合与利用多种传统和新型数据源,将传统的监测数据和分析方法与新型大数据及其智能分析手段充分结合,同步提高传染病预警的准确性和及时性,最终实现重大急性传染病早期发现与预警能力的显著提升。

在全球新冠肺炎疫情的阻击战中,相关大数据和建模分析方法也得到了广泛的探索与应用,为各国未来建立与改进传染病预警系统提供了重要的经验与启示。

建立传染病智慧化预警多点触发机制和传染病多渠道监测预警机制,发展并实现预警数据的多元化、集成化和预警模型的智能化,将传统的监测技术与信息智能分析技术充分结合,这是传染病预警技术的发展趋势,也有助于实现预警系统准确性、敏感性和及时性的同步提升。

传染病智慧化预警多点触发机制,是指通过建立现代化的传染病监测预警系统,利用大数据、云计算、物联网、人工智能等技术手段,自动化地采集传染病危险因素、病原体、相关症候群、疑似病例和确诊病例信息等传染病发生、发展过程中多个关键节点的数据,及早、智能化地判别出传染病可能增加的流行风险或已出现的"苗头"并自动发出预警信号,采集内容还包括媒体和网络信息等舆情以及与传染病发生相关的其他社会学信息,尽可能提高预警的敏感性、准确性和及时性。

传染病多渠道监测预警机制,是指卫生健康、海关、交通、市场、农业、林业、气象、环保、教育等多部门,在多元数据共享机制基础上建立多主体、多层级的与传染病相关的监测预警系统,实现不同行业及不同层级都有责任、有能力去识别传染病可能增加的风险或已增加的"苗头"并发出预警,从而起到传染病早期预警相互补充、相互印证的作用,进而减少早期预警失误,提高准确性。

总结其他国家和地区监测预警现状,提示今后可以从以下方面入手,进一步提升传染病监测预警能力。

(1)丰富监测预警数据来源,建立智慧化多点触发机制。症状监测、媒体舆情、期刊文献乃至传染病流行相关影响因素覆盖了传染病发生、发展的多个节点,且受人为因素干扰小,已被证实有助于早期探测疾病异常信号。此类数据在我国监测预警工作中尚未真正应用并发挥更重要的价值,应当继续加强监测预警指标研究,探索适合国情的监测方法,积极推动传统与非传统监测数据的整合,最终实现自动化和智慧化监测预警模式。

(2)加强预警技术方法研究,提升整合分析多源数据与预警能力。随着数据来源和使用场景的不断丰富,现有的技术方法已不能很好满足预警需求,应加大跨学科协作与发展,借助统计学、数学建模以及机器学习理论等加强相关模型算法的开发研究。结合地理信息系统、计算机技术以及现代化人工智能大数据分析技术,加强时空聚集性探测预警方法研究,推动时空预警模型算法在预警系统中的运用和优化,探索多模型综合预警技术方法。

(3)统筹常态化防控机制,加强医防信息协同。打通不同部门、机构之间的壁垒,建立起常态化联防联控机制,需特别重视医疗机构首诊医师报告的重要性,健全相关法律法规、建立医师报告奖惩机制,继续加强医师传染病防控技术培训,提高医护人员对传染病的警惕性。探索流行病学监测与医疗机构自身工作需要相结合的模式,如允许医疗机构利用严重急性呼吸道感染监测数据分析指导抗生素使用、允许报告医师通过监测系统查询服务范围内疾病流行情况和风险等级,指导采取应对措施等,体现疾病监测对医院诊疗所发挥的价值,提高医疗机构积极性,推动医防协同落到实处。

(4)改善专业网站信息发布,提高公众接收预警信息效能。我国相关官方网站建设尚不完备,公众主动查询传染病预警信息的便捷性不足,建议利用好信息时代官方网站的优势,在醒目位置开设传染病信息快讯类模块,并做好数据可视化呈现,帮助公众理解有关信息、建议和防控措施。可以参考借鉴气象预警领域的信息发布方式,多途径发布传染病防控建议,提升公众传染病防控意识,使传染病监测预警更加贴近民众生活。

(5)建立监测预警成果应用管理机制。监测预警平台面向政府部门、社会公众、传染病管理专业人员和科研院所、企事业单位开放应用,根据信息安全管理要求和应用需要规范权限授权,建立监测预警成果应用管理机制。注重齐抓共管,抓好监测预警平台建设促进成果应用;突出群建群用,抓好成果应用促进监测预警平台建设,有效提高监测预警平台投入建设价值和运行使用的生命力。

三、常见传染病预警方法与技术

传染病预警的基本原理即通过一定的分析方法或模型,从传染病相关监测数据中发现和识别传染病超出期望常态水平的异常情况。作为卫生应急工作的重要组成部分,传染病预警以传染病监测为基础,对灵敏度和及时性等要求高。

(一)预警方法

传染病预警方法的种类较多,方法分类各异。通常可分为以下几类:

1. 直接预警

在我国,无论何时何地,凡发生甲类传染病和乙类传染病中 SARS、人感染高致病性禽流感、肺炭疽的病人、病原携带者或疑似病人 1 例,均可直接进行预警报告。

2. 定性预警

采用综合预测法、Bayes 概率法、控制图法、逐步判别分析等多种统计方法,借助计算机完成对疾病的发展趋势和强度的定性估计,明确流行是上升还是下降,是流行还是散发。

3. 定量预警

采用直线预测模型、多元逐步回归分析、指数曲线预测模型、季节周期回归模型、简易时间序列、GM 灰色预警模型等对疾病进行定量预警。由于流行病学知识的不断完善以及数学理论的不断发展,传染病预警模型从简单到复杂,促使人们可以对更多流行因素以及效应做定量分析,极大地提高了定量预警模型的预警效果。

4．综合预警

又称组合预警。现实传染病预警过程中,经常需要应用两种或两种以上预警模型进行预警分析,以克服一种预警模型的单一性和笼统性,提高预警结果的准确性。

(二)预警技术

传染病预警过程可以被看作是一个信息变换的过程,即将监测数据变换为预警信息,其中预警模型是重要组成部分。早期的传染病预警模型主要侧重于从时间维度来对监测数据进行探测分析,随着空间统计学方法的发展,逐步建立了对传染病在空间维度上的异常聚集和分布进行探测与预警的方法,并通过将时间与空间两个维度相结合,探索基于不同数据源的传染病暴发或流行的时空预警模型。

1．时间预警模型

时间预警模型关注特定区域内传染病相关监测指标的时间分布或变动特征,以此来反映传染病暴发或流行的风险是否显著增加。其中,基于质量管理的统计过程控制(statistical process control)方法在公共卫生监测中得到较多应用,并发展出了移动百分位数法(moving percentile method)、累积和控制图法(cumulative sum control chart)、指数加权移动平均(exponentially weighted moving average)控制图法等多种传染病时间预警模型。其基本原理是根据特定区域内同期历史指标(如发病率)资料设置阈值,若当前监测数据超过该阈值或者在某时间段内发生聚集,就根据既定规则发出预警信号。

不同预警系统使用的时间预警模型有所差异,如美国在 ESSENCE 中,使用指数加权移动平均模型,将当前监测数据与过去监测数据的时间加权平均值(时间越近权重越大)进行比较分析,对短期波动具有较高敏感性,并引入自适应多元回归模型校正节假日效应,以避免因节假日就诊人数减少导致的预警不敏感、节假日后第一天就诊量突增导致的假阳性预警发生。德国 SurvNet 采用自动暴发探测算法(automatic outbreak detection algorithms),以周为单位对法定传染病数据进行分析,当探测高于阈值(暴发信号)发病数时生成信号。我国 CIDARS 采用移动百分位数法和累积和控制图法模型,对不同类型传染病进行探测预警,其中最主要的是移动百分位数法,若当前 7 天病例数的发病水平超过过去 5 年历史同期基线数据的第 n 百分位数(P_n)水平时(各病种阈值不尽相同),系统发出 1 条预警信号。

监测数据的报告及时性和准确性对时间预警模型的应用效果有直接影响,并且由于缺乏具体的空间位置信息,时间模型无法对某一局部区域的聚集性疫情进行精准地预警。

2．空间预警模型

空间预警模型则主要分析在某一时间点或时间段内传染病相关病例或事件的空间分布或变动特征,并将关注区域的发病水平与全部或周边区域的发病水平相比较,探测关注区域的疫情是否存在统计学意义的空间聚集,据此判断是否发出预警信号。使用空间预警模型的前提条件是传染病相关数据资料中有地理信息,如报告病例的居住地址或位置的经纬度等。用于空间预警模型的常见聚集性分析方法包括空间扫描统计量,Getis、Ord's Gi 和

Moran's I 等。其中，Kulldorff 提出的空间扫描统计量和开发的模型运算软件 SaTScan 得到较多地关注与应用。但 Kulldorff 提出的空间扫描统计量属于"圆形扫描窗口"，对非圆形聚集性区域的检验效能有所欠缺，故又衍生出了可探测"不规则形状"聚集区域的 Flexible 空间扫描统计量，研究显示，Flexible 空间扫描统计量在实际应用中具有更好的暴发区域探测能力。

由于未与既往的历史发病水平相比较，空间模型发出的预警信号可能仅是疫情的季节性变化和病例在地域上相近，在时间维度上未有明显的异常波动。

3. 时空预警模型

时空预警模型同时关注传染病疫情在时间和空间两个维度上的变化，通过挖掘和利用传染病监测数据中的时间和空间信息，识别传染病暴发或流行的高风险区域和时段，从而提高聚集性探测和预警的及时性和准确性，近年来受到了很大关注，具有较好的前景。例如，我国传染病自动预警系统（CIDARS）的时空预警模型，首先根据 17 种传染病的流行病学特点和历史发病水平设置不同阈值；然后采用时间模型（移动百分位数法）探测全县（区）当前病例数在时间上是否存在异常变化；接着，利用空间扫描统计量基于病例的现住址地区编码，以乡（镇、街道）为搜索单元，在全县（区）范围内筛选出具有统计学意义的病例空间聚集区域；最后将探测到时空聚集信号向所在的县（区）发出预警信息。基于不同空间探测窗口的时空扫描统计量在病例报告数据和症状监测相关指标（缺课、缺勤）的时空聚集性分析和预警中得到较多的应用。此外，一种基于规则的异常模式探测方法（what's strange about recent events，WSARE）时空模型，在流行性腮腺炎、猩红热、手足口病等疫情暴发早期预警研究中也显示了良好的时效性和精确性，有一定的应用前景。

4. 多源数据预警技术

上述三类预警模型多基于单一数据源，随着近些年多学科融合发展，多源数据技术日趋成熟，基于传染病传播相关影响因素（如气候、传播媒介、动物数量、人口流动、经济状况等）的预警模型也逐步得到研究与应用，与传染病相关的非结构化数据分析在疫情预警、响应和追踪方面发挥着愈发重要的作用，相应的技术方法也得到了广泛的探索与应用。如 Santillana 等提出了一种基于机器学习算法的流感预警模型，将谷歌搜索、社交媒体数据、医院就诊记录、流感样病例监测等多源数据优化组合，效果优于单一数据源预警。Kogan 等在美国使用贝叶斯模型，对社交媒体上新冠肺炎疫情相关信息、互联网搜索信息以及发热监测数据综合分析，可提前 2～3 周捕捉到新冠肺炎确诊病例数的指数上升。

这些探索性研究，为未来传染病预警系统发展提供了重要的经验，证明了多源数据融合探测可以弥补单一数据用于预警的局限性，能够更好地作为传统监测预警的补充。

四、传染病监测预警的应用

预警信息能否有效发布给应该知道的人，是监测预警全过程的关键，将直接影响预警效果。传染病预警信息发布可以分为纵向至下级监测机构，横向给有关的医疗卫生机构、科研单位和社会公众。根据信息推送方式的不同，目前的预警信息发布可以分为：

专业系统发布：将预警信息发布至卫生专业人员，指导采取防控措施、遏制疾病发展，是最为基础和重要的信息发布方式。如我国CIDARS将预警信号通过手机短信平台发送至各级CDC的指定人员，以快速开展信号核实，必要时进行现场调查处置。美国专设了卫生警报网络，用于CDC与公共信息官员、各级公共卫生专业人员、临床医师和公共卫生实验室共享发布警报信息。欧洲CDC运行着仅供内部访问和发布信息的早期预警和响应系统，允许欧盟及其成员国，通过该网络发布可能会造成严重健康威胁的事件警报和有关数据。

其他途径发布：传染病防控需要全社会参与，及时向各界发布相关信息有助于防控措施有效实施，也可以避免不必要的恐慌。目前，通过期刊、互联网、监测及风险评估报告等载体发布预警信息最为常见。

1．期刊报告

代表性期刊有美国《Morbidity and Mortality Weekly Report（MMWR）》和欧盟《Euro surveillance》，主要刊登监测和暴发调查报告、流行病学情报、卫生研究文章、政策解读和评论等，在特殊情况（如传染病流行时）下，还会以速报的形式向外界发布预警信息。中国CDC于2019年创办的《China CDC Weekly》，作为我国公共卫生信息和建议的平台，在新冠肺炎疫情流行期间，向外界发布了很多重要的预警信息和卫生建议，在国际上形成了一定影响力。此外，官方传染病周（月、年）报等也是各国或地区发布传染病信息和预警的重要途径。

2．互联网

网络已成为公众获取和交流信息的重要载体，网站建设在预警信息发布过程中越发占据重要的地位，如欧洲CDC官方网站（https://www.ecdc.europa.eu/en）开设了"流行病学信息发布""暴发数据和地图"等特设模块，为查看监测数据、流行病学信息、健康建议提供了便捷的入口，并实现了数据可视化，便于普通公众理解。WHO针对新冠肺炎疫情，开设了"WHO Coronavirus（COVID-19）Dashboard"模块，将各国新冠肺炎统计数据（包括发病/患病数、死亡病例数、疫苗接种数等）和采取的防控措施强度以可视化、交互式的方式呈现，使全球疫情概况一目了然。中国CDC每逢法定节假日，会在官方网站和微信公众号提前发布健康提示，内容包括假期期间风险疾病的特征及预防措施，指导公众在享受假期的同时有效防范疾病。日本、韩国、中国香港地区的官方卫生网站建设也较为清楚，诸如"健康建议""旅行禁令"等警示模块位置醒目，可方便获取相关信息。中国台湾地区专设了一个公布法定传染病确诊病例和相关症状数据的公开网站（https://nidss.cdc.gov.tw），将监测数据可视化并提供了预警值和流行阈值作为参考，使普通公众能了解传染病信息，起到预警作用。

（查兵编写，陈健、袁慧审核）

第六节　传染病风险评估技术

一、风险评估概念和内容

近年来,各类传染病疫情频发,从 2003 年的"非典"到 2020 年的新冠肺炎疫情,均对公共卫生安全构成严重威胁,卫生应急管理和决策的复杂性与难度日益增加。为有效应对突发事件的发生、发展及过程中的不确定性,现代突发事件的应急管理普遍遵循和采用风险管理的原则,将突发事件风险评估纳入风险管理和应急决策过程。能够科学、规范地开展突发事件公共卫生风险评估,对于有效防范和应对突发公共卫生事件具有重要意义。2012 年卫生部印发《突发事件公共卫生风险评估管理办法》,中国疾病预防控制中心印发《突发事件公共卫生风险评估技术方案(试行)》,自此各类风险评估技术得以广泛推广和应用,各级各类疾病预防控制机构结合工作实际,深入开展日常和专题风险评估工作,风险评估已经成为预防和控制突发公共卫生事件的一项重要技术手段。

(一) 风险评估

1. 概念

风险是指事件发生的可能性及其后果的组合,是一种不以人的意识为转移,独立于人的意识之外的客观存在。风险具有损害性、不确定性、可变性、社会性等特征。

风险评估(risk assessment)是指在某一突发事件发生前、发生中及发生后,对该事件给人们生活、生产或生命财产等各方面可能造成影响的风险因素进行识别,对发生可能性和影响大小进行综合分析,最终量化风险或确定风险等级的过程,包括风险识别、风险分析和风险评价三个步骤。

2. 风险评估的主要任务

(1) 识别潜在的突发公共卫生事件风险。

(2) 评价风险发生的概率和后果的严重性。

(3) 确定风险承受和控制能力。

(4) 确定风险消减和控制的优先顺序。

(5) 提出风险消减和控制的应对措施。

3. 风险评估过程中需解决的问题

(1) 目前是什么现状? 可能会发生什么事件或变化? 为什么会发生?

(2) 事件发生的概率有多大?

(3) 事件发生后可能产生什么样的后果? 严重性或影响有多大?

(4) 是否存在可以减轻风险后果或降低风险发生可能性因素?

（5）确定风险等级，能否承受风险后果？是否需要采取应对措施以及如何应对？

4．风险评估流程

风险评估的实施是对可能引发突发公共卫生事件的相关风险系统地进行识别、分析和评价的过程，可归纳为计划和准备、实施、报告三个阶段，具体流程见图 2.12。

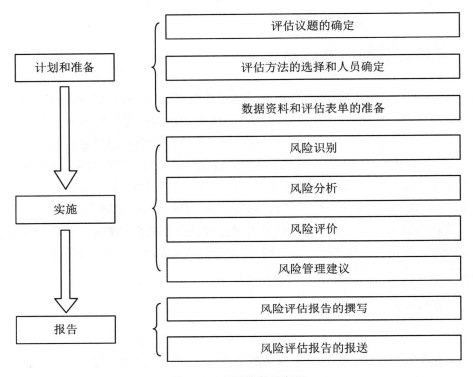

图 2.12　风险评估流程图

（二）风险识别

1．概念

风险识别（risk identification）是风险评估的第一步，在全面认识并找出所有风险及其相关危险因素后进行风险分析和评价，采取合理有效方法来降低或规避风险。

风险因素是引起或增加风险发生可能性、引发风险事故发生或产生损失机会的条件，是风险事故发生的潜在原因，并不直接导致损失。风险因素包括实质风险因素、道德风险因素和心理风险因素三类。

风险识别过程包括感知风险和分析风险两个环节。感知风险是指识别客观存在的各种风险，寻找风险因素，制定风险控制措施，是风险识别的基础。分析风险是感知风险的延续，需分析引起风险事故的各种因素，是风险识别的关键。

风险识别具有明显的系统性、连续性和制度性。系统性是指多部门、多环节、多地点的全面识别。连续性是指对复杂和潜在的风险进行多次识别，是连续性的过程，否则难以发现新的风险。制度性是指风险识别过程中的科学管理，是一个有组织、有制度的活动。

2．风险识别的主要内容

（1）识别可能发生的潜在事件，是风险识别的核心内容。

（2）识别风险因素，是最重要、最困难的工作。

（3）识别潜在的风险后果。

（4）识别可采取的控制措施。

（三）风险分析

1．概念

风险分析（risk analysis）是对风险发生的可能性和后果严重程度进行综合分析和评估。其中包含风险发生的可能性和风险发生造成后果的严重性两个维度分析，是风险评估的重要环节，也是开展风险评价和风险等级确定的基础。风险分析方法包括定性分析和定量分析，近年来半定量分析（定性与定量结合）以及基于模型的分析方法逐渐成为公共卫生领域研究和实际运用的热点。

2．风险分析的主要内容

（1）分析发生的可能性。通常主要依据风险识别中获取的各类监测数据或既往文献资料，分析并推测事件发生的可能性。分析时应充分利用风险识别中获取的全部信息，一般将事件发生的可能性按一定标准划分为几乎不可能、不太可能、可能、很可能、几乎肯定五个等级。当监测数据不足或既往文献资料不够充分时，采用专家会商的形式，结合各自的知识和经验就可能性进行充分讨论，形成统一的研判结果。如果专家意见不一致，可以采取少数服从多数或以权威专家意见为准的原则。在时间允许的情况下，也可以采用德尔菲法征集汇总专家的研判意见。

（2）分析风险后果的严重性。将事件发生的结局对个体或社会造成的直接、间接危害进行分析识别，如个体的发病、死亡和社会关注度、舆情舆论等，一般划分为极低、低、中等、高、极高五个等级。后果严重性分析时也要充分考虑事件发生的时间、地点和背景，在不确定性比较大的情况下，更应关注具有潜在严重后果的情形，在特定的舆论影响下，同一事件对社会秩序和经济发展的影响可能不同。

（3）分析影响后果及可能性的相关因素。是指在分析影响后果时，不仅要考虑直接影响，还要考虑间接和长期影响。

（4）分析人群脆弱性和应对能力。是指风险承受能力和风险控制能力，可从个体差异、公共卫生、医疗资源、卫生应急等多方面综合分析。

（四）风险评价

1．概念

风险评价（risk evaluation）是指在风险识别和风险分析的基础上，对风险因素进行全面综合分析，评估风险发生的可能性及危害程度，并与相应风险准则比较，综合判定风险的程度，决定是否需要采取相应措施的过程。其中风险准则是风险评价过程中判定风险等级高低的重要依据。

突发公共卫生事件特别是传染病疫情风险评价,主要通过事件发生的时间、地点、概率、危害程度、控制承受能力等方面进行综合分析研判,再与风险准则进行比较,得出相应风险等级,根据风险等级提出相应的控制措施。

2．风险评价的主要内容

(1) 建立相应疾病风险准则,应在风险评估开展之前建立。

(2) 确定疾病风险等级,通常分为极高、高、中等、低、极低五个等级。

(3) 提出相应的风险管理建议,须有针对性、可行性和可操作性,且切合实际、措施具体和职责明确。

(五) 不确定性分析

1．概念

风险分析过程中常因数据或资料不充分,存在相当多的不确定性因素,这是风险评估的一个重要特征。充分认识这些不确定性因素对于准确理解并说明风险分析结果十分重要。例如,应注意分析风险识别和风险分析中使用的数据或资料来源及其可靠性。最后的风险评估结果中,要描述评估过程中的不确定性。

对于影响风险评估结果的关键性数据缺失,应建议有关部门开展相关调查、研究,或者建立相应的监测系统等,为后续风险评估提供进一步依据。

2．不确定性因素主要来源

(1) 信息来源的不确定性,不同途径获取的信息可靠程度不同。

(2) 疾病监测数据的不确定性,监测系统不完善、监测点代表性不够、样本量不足、监测方法不同、监测指标的不合理等均会导致监测数据的不确定。

(3) 评估方法的不确定性,定性、定量等不同评估方法的选择会直接影响评估结果。

(4) 参与评估专家的不确定性,专家的专业特长、理论与经验的差异,都会影响专家对风险结果的判断。

(5) 评估过程中的其他不确定性,一些特殊的因素、政府决策以及难以预料的不可抗因素的变化等,都可能对风险评估结果造成影响。

二、常用风险评估方法

(一) 专家会商法

专家会商法(expert consulation method)是指通过专家集体商讨的形式开展风险评估,参会专家根据自身的专业知识和经验对需评估议题、内容及相关信息进行充分研讨,提出风险评估的相关意见和建议,会商组织者归纳整理参与会商的专家意见,总结形成风险评估报告。

进行专家会商时,专家人数不宜过少,以免评估结果偏倚较大,一般日常风险评估参与会商专家人数不少于 3 人,专题风险评估参与会商专家人数不少于 10 人。参与风险评估的专家要有领域代表性,日常风险评估重点在于"广",专家应能覆盖评估的主要内容或议题,人员相对固定,需熟悉评估内容和流程,议题选择可由各领域专家共同提出;专题风险评估重点在于"全",专家应能覆盖评估议题的主要专业领域,每个专业或领域的专家数量应当相对平衡,必要时可邀请其他部门系统的专家,例如人感染禽流感风险评估,可邀请农业部门相关专家参与。

专家会商法主要步骤为组成专家小组、风险评估议题及相关背景信息介绍、专家讨论、根据会商结果撰写并提交会商纪要或评估报告。当没有可以参考的评估框架或依据,或条件限制无法进行精准评价时,一般首选专家会商法作为定性风险评估方法。专家会商法可用于快速评估传染病的风险,得出风险评估结果并报告。

(二)德尔菲法

德尔菲法(Delphi method)常用于风险评估指标体系的构建,目前已经应用于国境口岸呼吸道传染病、自然灾害后传染病、艾滋病、国际邮轮传染病等风险评估指标体系的建立。

德尔菲法是指按照确定的风险评估逻辑框架,采用专家不集中独立发表意见的方式,使用统一问卷或咨询表,通过多轮次专家咨询调查,经过反复征询、归纳和修改咨询内容,最终形成专家基本一致的意见,作为风险评估的结果。该方法的优点是专家意见相对独立,参与评估的专家专业领域涉及较为广泛,一般在 10～20 人,所受时空限制较小,结论较可靠。缺点是前期准备过程较复杂,评估周期较长,耗费人力、物力较大。

近年来,德尔菲法常与风险矩阵法等其他定性或定量的风险评估方法相结合,使传染病的风险评估更具科学性。国内学者应用文献法、德尔菲法研制风险评估指标体系,采用综合风险指数模型评估法和风险矩阵法设定风险判断标准,制定了国际邮轮传染病疫情风险评估指标体系;将德尔菲法和风险矩阵法相结合,对俄罗斯和哈萨克斯坦两种蜱传病毒性传染病输入我国的风险发生可能性、后果严重性进行评分,将评分结果列入风险矩阵中,最终得出风险等级;利用德尔菲法还构建了流感、手足口病及其他感染性腹泻病风险指数。

(三)分析流程图法

分析流程图法(analysis flow chart method)是指通过建立风险评估的逻辑分析框架,采用层次逻辑判断的方法,将评估对象可能呈现的各种情形进行恰当的分类,针对每一类情形,梳理风险要素,逐层对风险要素进行测量和判别,分析评估对象或情形的发生可能性和后果的严重性,最终形成风险评估的结果。

该方法的优点是预先将不同类型事件的相关风险因素纳入分析判别流程,分析过程逻辑性较强。一旦形成逻辑框架,易使参与人员的思路统一,便于达成评估意见。但该方法在形成分析判别流程时,需要较强的专业能力和逻辑思维能力(见图 2.13、图 2.14)。

(四)风险矩阵法

风险矩阵法(risk matrix method)是指由有经验的专家对确定的风险因素发生的可能性和后果的严重性,采用定性与定量相结合的分析方法,进行量化评分,将评分结果代入矩阵表中进行计算,得出风险发生的可能性和后果的严重性,并最终确定风险等级,详见表2.10至表2.12。

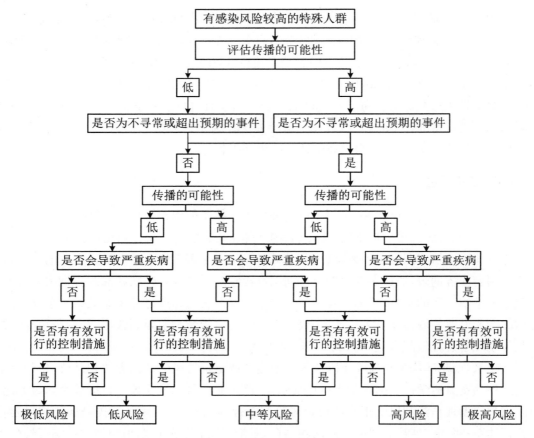

图 2.13 分析流程图示 1

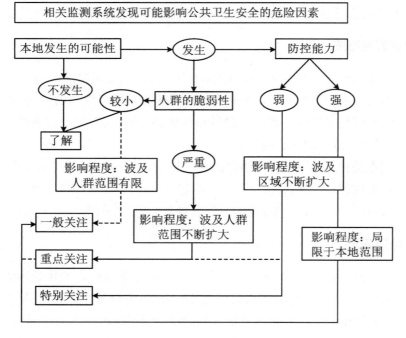

图 2.14 分析流程图示 2

表 2.10 事件发生的可能性

等 级	可能性具体描述
几乎肯定	事件几乎肯定能发生,例如发生概率大于 95%
很可能	事件很可能发生,例如发生概率为 70%～94%
可能	事件可能发生,例如发生概率为 30%～69%
不太可能	事件不太可能发生,例如发生概率为 5%～29%
几乎不可能	事件极不可能发生,例如发生概率小于 5%

表 2.11 事件发生后果严重性

等级	后 果
极低	对波及的人群影响有限 对正常生产、生活几乎没有影响 常规响应足以应对,无须采取应急控制措施 需投入的额外费用极少
低	对大部分人群或高危人群有轻微的影响 对正常生产、生活的影响有限 需要采取少量的应急控制措施,需要消耗少量资源 需投入少量额外费用
中等	对较多的人群或高危人群产生一定程度的影响 对正常生产、生活产生一定程度的破坏 需要一些应急控制措施,需要消耗一定量的资源 需投入一定的额外费用
高	对大部分人群或高危人群产生严重影响 对正常生产、生活造成严重的破坏 需强有力的应急控制措施,需消耗大量资源 需投入的额外费用明显增加
极高	对大规模人群或高危人群产生极严重的影响 对正常生产、生活造成极严重的破坏 需强有力的应急控制措施,需消耗大量资源 需投入大量的额外费用

表 2.12　风险等级判定矩阵

可能性	后 果 严 重 性				
	极高(5)	高(4)	中等(3)	低(2)	极低(1)
几乎确定(5)	极高	极高	高	高	中等
很可能会(4)	极高	高	高	中等	中等
可能(3)	高	高	中等	中等	低
不太可能(2)	高	中等	中等	低	低
极不可能(1)	中等	中等	低	低	低

该方法的优点是量化风险指标,可同时对多种风险进行系统评估,比较不同风险的等级,便于决策者使用。但要求被评估的风险因素相对确定,参与评估的专家对风险因素的了解程度较高,且人员必须达到一定的数量,一般 10～20 人。

风险矩阵法常与德尔菲法、专家会商法结合对传染病进行风险评估。何晶晶等采用文献综述法、专家会商法、德尔菲法建立输入性呼吸道传染病风险评估指标体系,并对风险发生可能性和后果严重性进行定量评分,再采用风险矩阵法,根据设定的风险评价准则,评价风险等级,该综合评估方法操作简单易行,更加科学客观。利用专家会商法和风险矩阵法结合开展传染病专题风险评估,示例详见附录 B。

(五) 层次分析法

层次分析法(analytic hierarchy process,AHP)是一种解决多目标的复杂问题的定性与定量相结合的决策分析方法。它结合了定性与定量分析,由专家根据经验判断各风险指标之间的相对重要程度,并计算对于风险事件的指标权重,综合风险指标实际观察值,最终确定风险水平。

层次分析法根据问题的性质和预期的总目标,将问题分解为不同的组成因素,并按照因素间的相互关联影响以及隶属关系将因素分不同层次聚集组合,形成一个多层次的分析结构模型,通过成对比较每一层次中不同元素的重要程度,建立判断矩阵,计算矩阵特征根和向量得出各层元素的权重,根据权重或相对优劣次序的排定进行决策。大体可分为以下几个步骤:建立层次结构模型(一般分为目标层、准测层、方案层),构造判断矩阵,层次单排序及其一致性检验,层次总排序及其一致性检验。

层次分析法可与德尔菲法结合运用,如龚磊等用德尔菲法和层次分析法开展洪涝灾害公共卫生风险评估,先用德尔菲法选取洪涝灾害公共卫生风险问题,再用层次分析法构建洪涝灾害公共卫生风险层次结构模型,见表 2.13。

表 2.13 洪涝灾害公共卫生风险层次结构模型

目 标 层	准 则 层	方 案 层
洪涝灾害公共卫生风险	① 风险发生可能性 ② 风险影响程度 ③ 脆弱性 ④ 风险控制能力	① 霍乱 ② 痢疾 ③ 急性结膜炎 ④ 其他感染性腹泻 ⑤ 食源性疾病 ⑥ 血吸虫病 ⑦ 流行性出血热 ⑧ 钩端螺旋体病 ⑨ 皮肤病(浸渍性皮炎、虫咬性皮炎和皮肤溃烂) ⑩ 伤害(溺水、触电和外伤)

(六)决策树法

决策树法(decision tree method)通常以传染病历史监测数据为依据,根据传染病疫情波及范围、人口密度等影响疾病传播速度的相关属性,自上而下在每个事件节点引出两个或多个事件,从而对应不同的风险等级。

与传统的统计建模方法不同,决策树技术在揭示影响风险水平的因素时,还可以反映各因素对风险水平的重要程度,进而根据各风险要素的不同取值范围,对风险水平的差异性进行分析,得出不同等级的定量结果;同时,决策树法的分析过程还可以显示各风险要素之间相互作用的关系,能具体分析某要素在组中的作用方式。但是,在运用决策树技术对各种参数设置以制定树生成规则时,使用者需考虑多方面因素,不仅要具备相关专业的理论知识,还需具备较强的数理统计和数据挖掘相关技术基础。

(七)数学或概率模型

传染病的数学或概率模型(mathematical or probabilistic models)一直是研究热点,特别是新冠肺炎疫情发生后,各类预警预测模型的建立如雨后春笋,这些预测模型既可研判开展风险评估的必要性,也能将预测结果运用到传染病风险评估的风险分析中。例如舱室模型,按传舱室数量可分为易感者-感染者模型、易感者-感染者-康复者模型、易感者-感染者-康复者-易感者模型 、易感者-暴露者-感染者-康复者模型等。最常用的是将传染病风险评估指标,引入基本传染数衰减方程的 SEIR 模型,预测传染病传播趋势和各风险演变趋势,再将趋势结果作为论据应用到风险分析中,进而对传染病进行更加客观的风险评估。冯苗胜等联合 Logistics 模型和 SEIR 模型对新冠肺炎疫情进行预测,弥补 Logistics 模型无法预测现有确诊人数以及 SEIR 模型参数过多的问题,结果显示联合模型较单个模型相比具有更加准确的优越性,预测结果更好。

三、风险评估的实际应用

（一）日常风险评估

1. 概念

日常风险评估又称之为阶段性趋势评估，是对各类可能导致公共健康危害的传染病突发事件相关信息，定期进行综合分析和趋势研判，识别未来一段时间内需要重点关注或采取应对准备的传染病或突发公共卫生事件，并提出相应的风险管理建议，根据评估周期，可分为月、季度、半年、年度或特定时间段的趋势评估，如"XX 市 X 月份突发事件公共卫生风险评估报告"。

2. 确定评估议题

日常风险评估建立在对多渠道来源监测数据分析的基础上，根据监测数据的异常变化、传染病突发公共卫生事件的特点及趋势、政府和群众关注度等确定评估议题。监测信息的来源通常包括突发公共卫生事件监测系统、各类传染病监测系统、专项监测信息、传染病自动预警或其他预警信息、其他部门或系统通报信息、省内外及邻近地区疫情通报、突发公共卫生事件相关的媒体检索信息等。

日常风险评估议题往往是确定需评估的传染病病种，如新型冠状病毒感染、流感、手足口病、诺如病毒病、登革热、流行性出血热等。一般在现有监测资料基础上，依据往年及本年上期疾病流行趋势来确定评估议题，如某种疾病报告病例数异常增多；出现新发再发传染病；局部地区、局部人群集中发病；特定季节存在输入风险或输入引起本地感染风险高的疾病（如登革热）；病媒生物病原学监测出现较多阳性结果（如乙脑病毒、汉坦病毒、大别班达病毒）等。

3. 评估方法与专家的选择

日常风险评估多使用专家会商法，也可结合风险矩阵等其他方法共同开展。参与人员通常以突发公共卫生事件监测分析、相关传染病防控、实验室检测专业人员参加，可涉及多部门、多行业。

4. 数据资料的准备

开展风险评估前，参与专家应充分做好资料准备，如常见传染病监测数据变化信息（同比、环比、季节消长等）、评估周期内区域传染病整体概况、突发公共卫生事件概况；传染病病原学、临床特征和流行病学、实验室监测等相关信息；病媒生物监测信息；国际、国内及周边地区新发再发传染病的流行趋势；突发公共卫生事件社会关注程度；应急处置能力和可利用卫生医疗资源等。

5. 开展风险评估

（1）风险识别。日常风险评估中，重点评估病种的确定十分重要，需要在全面收集监测数据并做分析的基础上，确定需评估的重点传染病，以便提高评估的效率和针对性。每次日常风险评估的评估内容和结果既可能会有一定的连续性和重复性，也可能因季节因素、相关事件和风险因素的变化而有所差异，因此，每次评估前，必须重新确定评估病种。在进行专家会商和具体评估时,还可以对确定的重点评估病种或所识别风险的全面性、合理性进行进一步的审议、确认和补充。一般将所需评估的病种风险识别划分为特别关注、重点关注、一般关注、了解四个层级。

（2）风险分析。日常风险评估,一般对需评估的传染病的临床和流行病学特征(传播力、致病力、毒力;季节性、地区性;传播途径、高危人群等)、人口学特征、人群易感性、健康危害程度、治疗措施及相应传染病突发公共卫生事件发生的可能性进行分析,此外还需综合考虑该传染病对政府和社会的影响、群众对风险的承受力和政府的应对力等。

（3）风险评价。日常风险评估常采用专家会商法,确定风险等级一般不采取评分的形式,是由专家根据工作经验以及各类监测数据等相关资料综合分析研判确定风险的等级。

（4）风险管理建议。根据风险分析和评价结果,从降低风险发生的可能性和减轻风险危害等方面,向各级政府部门及公众有针对性提出科学有效的防控措施建议。如医疗机构加强业务培训,提高病例发现敏感性;疾控机构加强病例监测,提升应急处置能力;各级政府部门加强信息互通,建立联防联控机制;公众加强自我防病意识,注意个人及家庭卫生等。

6. 风险评估报告的撰写和报送

日常风险评估报告撰写主要包括引言(背景)、方法、各评估议题的结果及风险管理建议、参评人员等内容。各级疾病预防控制机构应及时将完成的风险评估报告报送本级卫生行政部门和上级疾病预防控制机构,并根据需要通报相关医疗卫生机构。

（二）专题风险评估

1. 概念

专题风险评估分为快速风险评估和深入风险评估两种类型。

快速评估通常指在发现某一具有潜在公共卫生风险事件后的 24～48 小时内,根据现有的事件信息、数据及理论知识,采用简单易行的评估方法对事件进一步发展的可能性及其后果严重性进行快速评估研判,并提出相应的对策建议。深入评估是针对某个特定事件进行全面系统的风险评估,并根据评估结果,提出在未来一段时间内的卫生应急和防控的策略及措施建议。快速风险评估和深入风险评估在风险识别、分析及评价的要点相似,但快速风险评估通常采用专家会商法进行定性评估,深入风险评估更多采用结构化的评估方法;深入风险评估往往更加严谨、全面,需要充分的时间设计严密、合理的评估框架,完整收集风险评估资料,花费的时间较长。

专题风险评估主要针对国内外重要突发公共卫生事件、大型活动、自然灾害和事故灾难等开展全面、深入的专项公共卫生风险评估。基层实际工作中,专题风险评估常针对某地区某时段重点传染病,在全面、系统地收集相关资料的基础上,分析事件发生的可能性、后果严重性及不确定性,从而有针对性地提出相应的防控对策建议。

2. 确定评估议题

评估议题的确定尤为重要,基层实际工作中通常为日常风险评估中发现需要进一步深入、细致评估的传染病,特别是实际发生风险较大,且发生聚集性疫情、暴发事件可能性较大;近 5 年未出现的传染病重发或出现新发传染病;社会、政府普遍关注的重点疾病动态;国内、省内及周边相邻地区出现新发再发传染病或虫媒传染病存在本地输入性风险;环境监测、媒介生物监测出现较多阳性结果;发生多例有流行病学关联的死亡或重症的传染病;群体性不明原因疾病等。例如"XX市人感染禽流感专题风险评估""XX市登革热专题风险评估""XX市新型冠状病毒感染专题风险评估"等。

3．评估方法与专家的选择

专题风险评估可选择德尔菲法、风险矩阵法及分析流程图法中的一种或多种结合,也可使用专家会商法或其他方法,最常使用的是专家会商法结合风险矩阵法或德尔菲法结合层次分析法。参加专题风险评估的人员原则上应来自议题相关的不同专业领域,且在本专业领域具有较高的权威性,必要时邀请卫生系统外的相关专家参与,专家人数应满足所使用方法的要求。例如开展人感染禽流感专题风险评估,则应有疾病监测分析专家、流行病学专家、实验室检测专家、临床专家、农业部门专家等人员参加。

4．数据资料的准备

开展专题风险评估前,参与专家应全面系统收集需评估的传染病相关资料,如疾病监测资料、突发公共卫生事件概况、疾病发生特点、病原学特征、流行病学特征、实验室检测及诊断、临床特征及医疗救治等相关资料;环境监测资料、关联的媒介生物监测资料;国际、国内及周边地区该传染病的流行趋势;应急处置能力和可利用卫生医疗资源;相关评估表单、调查问卷等。

5．开展风险评估

(1)风险识别。专题风险评估中的风险识别,应侧重于列举和描述评估议题所涉及的风险要素。对于重要的传染病突发公共卫生事件的专题风险评估,应重点梳理与待评估传染病相关的疫情信息,如开展流行性出血热专题风险评估时,注意收集掌握国际、国内、周边地区以及本地区的流行概况,病原学、流行病学特征及临床症状,高危人群,与该病相关的环境、媒介生物生态学和病原学监测情况,该病最新研究进展,可用的防控措施及其有效性等。

(2)风险分析。专题风险评估通常采用风险矩阵法,对传染病风险发生的可能性、后果严重性等进行定性或定量分析。要根据收集的多方面资料结合事件发生的可能性矩阵表(表2.10),综合分析事件发生的可能性。后果严重性可结合事件发生后果严重性矩阵表(表2.11),但还应注意评估时间、地点、背景下的舆情大小。

(3)风险评价。风险评价基于风险分析结果,根据相关分析方法确定风险等级。通常专题风险评估采用风险矩阵法,将风险分析的可能性和后果严重性结果代入风险等级判定矩阵(表2.12),最终确定风险等级,再对传染病疫情风险作出合理评价。

(4)不确定性分析。专题风险评估需对评估过程中的不确定性因素进行分析,可根据不确定因素主要来源方面进行分析,但应注意不同传染病的不同特征,例如人感染禽流感风险评估时,农业部相关禽类监测资料的完整、准确性;新型冠状病毒感染风险评估时,缺乏最新本地毒株变异情况、人群免疫水平等资料;发热伴血小板减少综合征风险评估时,存在蜱密度及蜱带毒率的不确定性等。

(5)风险管理建议。根据风险等级结果,分析风险应对存在的问题和薄弱环节,制定风险控制策略,依据有效性、可行性和经济性等原则,有针对性地提出预警、风险沟通及具体控制措施的建议。专题风险评估的防控措施建议相较日常风险评估更加具体和明确,如针对性开展应急监测、应急接种、专项整治行动和多部门联防联控等。

6. 风险评估报告的撰写和报送

在完成专题风险评估报告后,传染病疫情风险评估报告由责任人系统汇总整理资料后撰写,主要内容包括风险评估开展背景(评估缘由)、评估内容、评估方法、传染病疫情流行概况、传染病基本知识概述、风险分析、评估结果、风险管理建议以及参评人员等。评估报告完成并经审核后,应立即报送至本级卫生行政部门和上级疾病预防控制机构,并根据需要通报相关医疗卫生机构。

(吴起乐编写,陈健、袁慧审核)

第三章　新冠肺炎疫情的现场调查
与应急处置

第一节　新冠肺炎疫情流行病学调查处置的技术路线

2023 年 5 月 5 日,WHO 宣布新冠疫情不再构成"国际关注的突发公共卫生事件",新冠疫情对全球经济社会发展造成的巨大破坏,已经给世界留下深深的瘢痕,这些瘢痕永久性地提醒人们,新的类似于新冠的病毒,也许是 2～3 年,也许是 5～10 年,可能再次出现,并给人类带来破坏性的后果。3 年抗击疫情期间病毒在不断变异,全球的优势流行株从原始株、α 株等进化为 δ 变异株,再到后来流行的 Omicron 变异株,在与病毒斗争的过程中,流行病学调查人员也在不断总结防疫经验,并在实践中不断地总结优化新冠肺炎防控的流行病学调查处置核心思维和重点技术路线。

考虑到新的致病力强的新冠病毒卷土重来,或新的类新冠病毒出现后,面临新发的传染力或致病力强的甲类(或乙类甲管)传染病,与新冠肺炎疫情处置相比存在"三个不变",即流行病学调查是疫情处置的第一关口不会变,必须有成熟实用的技术路线不会变,要在短期内实现迅速清零的战略思维不会变。基于此,实战中总结完善出的新冠肺炎防控的核心思维和技术路线则具有持久生命力。本章阐述的流行病学调查处置核心思维和技术路线针对的是新冠肺炎乙类甲管时期 Omicron 变异株疫情。

一、流行病学调查处置核心思维和工作要求

(一)流行病学调查与风险管控"三线并行"

1. 重点风险人员排查

任务是第一时间排查重点人员。根据病例活动轨迹和流调信息,利用"三公(工)"协同多部门技术手段和大数据信息支撑,由公共卫生流调人员快速精准判定密切接触者(以下简称密接)、密接的密接(以下简称次密接)及风险场所暴露人员等各类重点风险人员。

2. 风险场所(risk place)管控

任务是第一时间管控风险区域。根据病例活动轨迹,凡病例居住、工作、学习和活动等

涉及的区域,研判传播风险大小,提出中、高风险区划分建议,并第一时间对现场实施各类管控措施。

3．风险人员管控

任务是第一时间管控风险人员。通过公安、工信等部门运用大数据手段(如移动基站采集信息),迅速搜索重点暴露人员,包括时空伴随人员和重点区域驻留人员等,并及时跟进风险人员落位、排查、管控、核酸检测等情况,由相关部门实施"赋码"管理。

(二)流行病学调查主线——"三链同查"

1．病例传播链

对于已发生的多病例或聚集性疫情,必须在流行病学调查介入的第一时间,同步、分组开展所有病例的流行病学调查,通过电话快速调查、现场精准调查等方式,理清所有病例间的传播链,确保病例间传播链条清晰,不能出现断链的情况。

2．场所传播链

对于病例发病前 7 天,或无症状感染者标本采样前 7 天,直至其被隔离管控,病例活动轨迹涉及的所有场所(含单点涉疫人员),全面、同步开展流行病学调查,对于感染来源明确的病例,可将排查起始时间缩短至发病前 2 天。

3．轨迹传播链

对排查出的病例居住、工作、学习和活动等涉及的每一个风险场所(含社区),需现场逐一勘查,核准、排清其在场所内所有活动轨迹点,进而排查其接触风险人员。

(三)遵循原则和工作要求

1．遵循原则

需要遵循的总工作原则是:充分排查人员、快速隔离人员、严格封闭场所和动态评估风险。

2．工作要求

总体要求是大兵团转为小分队作战,达到快速、精准流调的目的,实现对所有病例、场所的全面、同步流行病学调查的战斗部署。

时间进度要求是"抢抓黄金 24 小时",重要时间节点如下:

(1)1 小时内公安部门要提供病例近 7 天内或暴露时间后(有明确感染来源)的综合轨迹分析表,2 小时内形成活动轨迹研判报告。

(2)2 小时到达现场。接到指令后,流调队员携带物资迅速集结,2 小时内到达疫情发生地点展开调查处置工作,做到任务明确、队伍齐整。

(3)4 小时出病例调查的核心信息。

(4)8 小时内将排查的密切接触者转运至集中隔离场所。

(5)12 小时内完成初步流行病学调查报告。

(6)24 小时内完成已划定风险区域的第一轮全员核酸采样和检测工作(出检测结果)。

二、流行病学调查处置重点技术路线

(一)现场处置工作"四环节"

现场处置工作的主要环节包括:流行病学调查、样本采集、场所(社区)管控和终末消毒。处置过程中应熟悉环节的先后顺序和哪些环节应同步开展,如果需要第一时间控制风险的扩散,那么首先应采取对风险场所(地区)的管控,具体内容简述如下:

1.流行病学调查

根据初筛阳性人员初步信息,通过电话流调的方式向阳性人员了解初步情况。复核确认阳性后据调查需要,迅速对阳性人员开展"面对面"流调,对病例既往接触史、旅居史和活动轨迹进行详细调查,明确病例的感染来源,判定密切接触者、次密接、风险场所暴露人员等风险人员,以及划定风险区域等。

2.标本采集

结合初步流行病学调查结果,对排查出的所有风险人员及时采样送检。同时对可能被污染的物品采集涂抹样,对病例和无症状感染者工作和生活场所、疑似暴发场所尽快进行环境样本采集。

3.场所(社区)管控

现场流调小组结合疫情现场勘查、病例活动轨迹和场所环境情况等,评估传播风险等级,对病例居住、工作、学习和活动等涉及的场所(社区)提出中、高风险区划分建议,并实施相应的管控措施。

4.终末消毒

在采样人员完成风险场所全方位的环境标本采集后,组织专业消杀人员对病例和无症状感染者居住、工作及活动轨迹涉及场所按照规范进行终末消毒。

(二)流行病学调查"三要素"

1.排查密切接触者及次密接

排查时间的起终点:发病前2天至隔离日期。发病日期指的是最早出现相关症状的时间点,不是就诊日期,也不是诊断日期;对于无症状感染者指的是样本采集前2天。

根据病例行动轨迹和流调信息,利用"三公(工)"协同多部门技术手段和大数据信息支撑,由公共卫生流调人员快速精准判定密切接触者、次密接及风险场所暴露人员等风险人员。排清、管控风险人员是疫情控制的关键所在。

2.溯源调查(traceable investigation)

排查时间的起终点:发病前7天至发病日期,重点是发病前4天至发病日期这个时间段,对于无症状感染者指的是样本采集前7天。疫情的流行早期,溯源对于查清源头和控制疫情都显得尤为重要,不是每一起疫情都能溯清来源,在疫情发生广泛社区传播时,更为重要的是控制住疫情。溯源调查和密切接触者排查的时间点见图3.1。

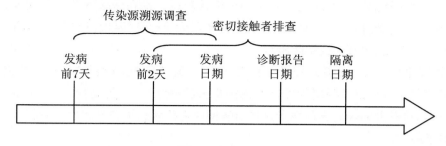

图 3.1　溯源调查和密切接触者排查的时间点

3．疫点/疫区、风险区的排查和划分

（1）疫点、疫区：疫点（epidemic spot）是指在通气不畅的较小范围或密闭空间内，病例停留时间超过 1 小时的地点（阳性人员出现症状或标本采集前 2 天至隔离前的时间段内），主要是病例的活动地和发现地；环境样本新冠病毒核酸检测阳性的地点，经风险评估后决定是否确定为疫点。如果出现了社区传播疫情，按规定将该社区确定为疫区（epidemic region）。

（2）对病例居住、工作、学习和活动等涉及的场所（社区）以及可能扩散的范围，根据风险评估结果，提出高、中、低风险区范围划分和管控建议。

（三）重点风险人群（risk group）排查及管理

1．密切接触者

（1）基本概念和基本原则。病例症状出现前 2 天开始，或无症状感染者标本采样前 2 天开始，与其有近距离接触但未采取有效防护的人员。

对于密切接触者的判定归纳有 9 条基本原则：共同居住、生活人员；直接照顾者或提供诊疗、护理服务者；探视病例的医护人员、家属或其他有近距离接触的人员；在同一空间内实施可能会产生气溶胶诊疗活动的医护人员；在办公室、车间、班组、电梯、食堂、教室等同一场所有近距离接触的人员；密闭或通风不良环境下共用卫生间、共乘电梯、共餐、共同娱乐以及提供餐饮和娱乐服务人员；乘坐同一交通工具并有近距离接触（1 m 内）人员，包括交通工具上照料护理人员、同行人员（家人、同事、朋友等）；暴露于被病例或无症状感染者污染的环境和物品的人员；现场调查人员评估认为其他符合密切接触者判定标准的人员。

密切接触者是风险人员中风险等级最高的一类，应当全面排查，做到"从严"和"风险研判"，力争不漏一人。

（2）密接判定的实践规则。① 高风险密接优先。优先判定和管理与病例接触频繁、接触持续时间较长等的感染风险较高的密切接触者。通常指的是共同生活、共同工作密切接触人员。特殊情形下，可以提级管控。② 快速判定"四同""八同"人员。快速判定"四同人员"，即同生活、同工作、同餐饮和同娱乐人员，对于来源不明、情况不清者，扩大到同单元（同楼栋）、握手楼同层、同乘电梯、同上卫生间人员。③ 密闭空间场所适度扩大排查范围。对于病例或无症状感染者活动过的人员密集、空间密闭的场所（如餐厅、超市、各类室内娱乐场所等），一时难以逐一甄别的，可适度扩大密切接触者判定范围。④ 潜在密接快速划定范围。潜在密接指通过监控、支付、调查等手段排查出的同空间、同时段人员。对于处于通风不良、相对密闭场所的同一空间人员直接纳为密接范围。潜在密接的特点是快速判定并进行赋码限制，通过核酸检测进行筛查，如5天3检/3天2检，同时加快排查，根据排查或核酸检测结果，转为密接、次密接或解除限制。

（3）管理原则。根据疫情防控需要和病毒特征，确定密切接触者的隔离管控措施（如集中隔离、居家隔离等），以及隔离管控期间内的核酸检测频次；根据防控需要，给予相应的赋码管理。密切接触者的隔离管理期限为自与病例或无症状感染者末次暴露后算起。

2. 次密接

（1）判定的流行病学意义和基本原则。次密接判定的流行病学意义在于：在病例发现较晚（失觉期长），已经扩散传播；在聚集性疫情的早期，密接与病例的暴露关系可能还包括共同暴露、密接先于病例暴露等情形，则次密接的判定和管控对于紧急情形下的疫情控制具有一定的作用，次密接排查时间节点见图3.2。

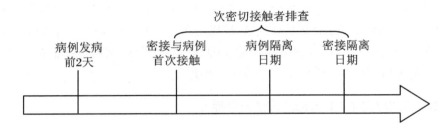

图 3.2　次密接排查时间节点

将与感染风险较高的密切接触者同住、同餐、同工作（学习）、同娱乐（如棋牌、卡拉 OK）等接触频繁人员判定为次密接。

判定原则为密切接触者与病例或无症状感染者的首次暴露至该密切接触者被隔离管理前，与密切接触者近距离接触但未采取有效防护的人员。

（2）判定的实践规则。次密接判定有两个优先原则：第一，优先对感染风险较高的密接，如高风险密接和经过甄别的严格意义的密切接触者，排查其密切接触人员；第二，对于密接的亲属、同事、同餐饮、同娱乐（同交通）人群，优先判定为次密接。

参考病例的病毒类型和病毒载量情况，研判高风险的密切接触者，迅速运用"四同"排查最密切接触人员；当出现源头不清、聚集性疫情或病例发病到报告时间间隔较长时，需要严格判定次密接。

（3）管理原则。根据疫情防控需要和病毒特征，确定次密切接触者的隔离管控措施（如集中隔离、居家隔离等），以及隔离管控期间内的核酸检测频次；根据防控需要，给予相应的赋码管理。如密切接触者核酸检测阳性，需要将次密接调整为密切接触者。

3. 风险场所暴露人员

与病例、无症状感染者共同暴露于婚（丧）宴、餐馆、超市、商场、农贸市场等人员密集和密闭场所，但不符合密接、次密接判定原则的人员，主要通过赋码进行限制，同步开展核酸检测予以筛查，如3天2检等。

特殊情形下对重点场所排查重点暴露人员。重点暴露人员指利用大数据手段排查出与病例同时段出现在一定空间范围的人群,包括时空伴随人员和重点区域驻留人员,需要通过精细化的技术手段尽量缩小空间范围。通过通信技术手段筛查出该类人群后,对其开展赋码、短信通知或上门通知,并采取一定频次的核酸检测,如3天2检。

4. 重点风险人员排查的技术要求

(1) 病例的活动轨迹需由"三公(工)"联合研判、审核,按"小时"切分时间段,由近往远推进,不能有时间段、重点场所的缺漏。

(2) 风险人员排查注意"三查清三比对"。"三查清"包括:① 人员要查清。上下游传播链、代际图要清晰。风险人员身份识别、消费信息识别等不能有遗漏。② 时间要查清。重要的时间节点及人员不能遗漏(如一日三餐、家庭成员),对于1小时以上大段时间空白需要核实。③ 空间要查清。所有活动轨迹点要能完整连接、真实还原,包括电梯、卫生间等。

"三比对"包括:① 客观证据(监控、支付)与主观说辞的比对、分析与印证。② 当事人陈述与关联人陈述比对、分析与印证。③ 公卫流调结果与公安、工信的轨迹报告比对、分析与印证。

(3) 调查时遵循"先总后分原则"。① 主路线调查:先调查对象的主要活动轨迹、活动场所和活动时间,有无重点可疑的场所。② 主线索调查:先调查最可疑的人—物—场景,确定能否发现重点线索。③ 主框架调查:先调查了解场所的主要路径、规模和可能风险点位(按接触方式、时间)。④ 主证据调查:先调查收集场所内的主要证据,如流水账/监控录像带/花名册/考勤记录/进出货记录等。

(四)重点风险区域的分类管控

一旦发生本土疫情,要尽早将病例和无症状感染者所在县(区)精准划分为高风险区、中风险区、低风险区三类风险区,统筹各方面力量,实施分类管控措施,根据疫情形势及时动态更新风险等级及管控措施,主动对外发布。

1. 高风险区

对控制疫情最为关键的一类区域。病例和无症状感染者居住地,以及活动频繁且传播风险较高的工作地和活动地等区域,划为高风险区。居住地原则上以居住小区(村)为单位划定,根据流调研判结果可调整风险区域范围,如传播风险能控制在楼栋或单元,也可按楼栋或单元划定。对工作地、活动地,根据疫情控制实际慎重研判确定。

划定区域后实行封控措施,期间"不进不出、足不出户、上门服务"。抓紧时间开展频次密集的核酸检测,排查可能病例,同步推进区域内密切接触者的排查和转运;封控期间发现新的感染者,经风险研判,可将原封控区域全部或部分延长封控时间。符合解除相关条件的,要及时按照标准降为中风险区,直至低风险区。

2. 中风险区

病例和无症状感染者停留和活动一定时间,且可能具有传播风险的工作地和活动地等区域,划为中风险区。风险区域范围根据流调研判结果划定,如视传播扩散风险程度和密接排查难度,划定居住地外围,工作地、活动地及周边区域。

划定区域后实行管控措施,期间"只进不出、错峰取物、严禁聚集"。抓紧时间开展一定频次的核酸检测,排查可能病例,同步推进区域内密切接触者的排查和转运;符合解除相关条件的,要及时按照标准降为低风险区。

3．低风险区

中、高风险区所在县(区)的其他地区为低风险区。实行"个人防护,避免聚集",重点任务是开展较短时间区间的核酸检测,如3天2检,离开所在城市持48小时核酸检测阴性证明。

(五) 流行病学调查的技术方法

现场流调技术手段简要概括为"1＋4＋4"。"1"是首要任务,即病例访谈(电话＋面对面,电话先行)。第一个"4"指现场使用的四项技术手段,协调部门联动、调取监控资料、采集大数据信息和查询岗位信息数据。第2个"4"指进行后期核验和补缺的技术手段,包括多方印证、发布公告、公安技侦补缺、工信技术补缺等,以防止回忆偏倚和有意隐瞒。

1．首要任务——病例访谈

调查者首先应采取电话或面对面访谈的方式进行个案调查,电话先行的方式可提升效率,面对面访谈可提升质量和效果,根据实际情况分别采用或两者兼用,若前往隔离病房面对面流调阳性人员,调查者应做好个人防护。在与病例或无症状感染者访谈时注意沟通技巧,实时关注对方的情绪变化,尝试与之建立良好的互信关系,适当提示风险要素,发掘感染风险点。访谈过程中,根据核心信息表、个案调查表、活动轨迹排查表等调查表单内容询问被访对象,同时有效记录。

2．现场技术支持和方法

(1) 协调部门联动。疾控机构需要根据现场调查单位的类型,与公安、工信、市场监管、教育、文化和社区等技术和管理部门建立互联互通机制,保障现场流调工作的高效推进,并获取相关工作和技术支持。

(2) 调取监控资料。病例活动轨迹涉及场所需借助现场监控视频查询其当日完整活动内容,将活动时长、活动区域、个人防护情况、接触人员等信息详细记录,后与病例口述内容进行比对。现场查看工作可寻求公安部门协助,对于有重要线索但无法在现场辨识的信息,调查者应拷贝影像资料带回指挥部分析研判。

(3) 采集大数据信息。充分发挥大数据技术手段在流调过程中的支持作用,采集大数据相关信息不仅能够帮助病例快速梳理个人近期的活动轨迹和时间线,也有利于其回忆在不同场所接触到的具体人员(涉及隐私的需事先征得个人同意)。可采集信息包括:疫苗接种记录、核酸检测记录等疫情软件信息;支付宝、微信等移动支付记录(聚餐、出行、住宿、娱乐等);各类商户的会员卡使用消费记录;银行卡支付信息;通话、短信与聊天软件记录以及场所码、健康码扫码信息等。

(4) 查询工作岗位信息。如员工考勤记录、工作日志、工作笔记等原始资料,其他能证实感染者活动轨迹的相关证据,现场也应收集分析。

3．后期核验、补缺技术方法

(1) 多方印证。通过访谈病例的家属、亲友和同事,对病例自述的活动时间、地点、具体人员加以比对,当出现信息不一致时要多方反复印证,以期还原真实信息。

(2) 发布公告。在一些人员流动大、出入频繁的公共场所或交通工具,如农贸市场、出租车等,一时难以排查清楚,事出紧急的,可及时向社会发布疫情公告,要求在某个时间段内进出过风险场所(交通工具)的人群主动报备并配合落实相关防疫政策。

(3) 公安技侦补缺。对识别难度较大的重点风险人群,需要通过公安特殊技侦手段及时辨明身份。

(4) 工信技术补缺。对排查范围较广的重点区域人群,需要通过工信部门的技术手段,快速排查后核实甄别,以期快速控制和识别风险人员,其先进技术的使用可进一步缩小信号捕捉范围。

(六) 溯源调查的技术方法

在疫情源头或关键病例感染来源不明时,如突然出现社会面病例、本地传播链出现断链等,需组织开展溯源调查工作。溯源调查以感染来源调查为主线,结合早期感染者、特殊职业和感染来源不明等关键病例及暴发场所等的深入调查,科学开展各类样本的采样检测,推断病毒来源、感染途径和传播过程,分析推断溯源结论时应注意各类调查结果之间、各类检测结果之间、现场调查和检测结果之间的协同一致。

1. 溯源调查时间段

详细排查病例发病前或无症状感染者核酸检测阳性采样前 1~7 天,重点关注前 4 天的接触人员和暴露场所,查找感染来源的可疑线索。

2. "1 + 3 + 3"溯源调查技术方法

(1) "1"(原则):坚持人物同查,人或物均可能为感染来源,优先排查"人传"的来源,对于有证据提示物品、环境是传染源的,结论分析应慎重科学。

(2) "3"(现场调查):① 现场流行病学调查,查清人—人的传播链。② 现场卫生学调查,对病例和无症状感染者工作生活场所、疑似暴发场所尽快进行生产工艺(流程)、场地环境等的现场卫生学调查,查清人—物—环境的传播链。③ 利用公安、工信等部门的新型大数据技术,破解关键技术难点。

(3) "3"(检验检测):① 核酸检测。② 动态血清抗体检测(IgM、IgG、IgA)。③ 病毒全基因组测序。对重点人员、物品、环境同步开展采样检测,科学分析各类检测结果。

3. 传染源追溯的四类人群

(1) 确诊病例。

(2) 疑似病例。

(3) 无症状感染者。

(4) 出院(舱)后核酸检测阳性人员(复阳人员)。

4. 溯源调查中需重点关注的七类人群(对象)

(1) 出现阳性检测结果的人员和物品。

(2) 出现头痛、嗅觉丧失、鼻塞、乏力、咳嗽、肌痛、味觉丧失、咽痛、发热等异常症状者。

(3) 与多名确诊病例或无症状感染者存在活动轨迹交集的人员。

（4）与境外关联的人员。

（5）与中高风险区关联的人员。

（6）进口物品或冷链食品相关从业人员或有直接接触的人员。

（7）外地务工返乡人员。

（七）快速采样技术路线

1. 重点风险人群快速采样

在开展流行病学调查的同时采样工作要同步进行，确保对排查出的各类重点风险人群能够在 24 小时内完成采样和检测。按照"先管后筛"的总原则，对不同人群实施采样工作可参照如下：

（1）感染者的发现点、居住点、工作点和活动点涉及人员。由流调和采样队员边流调边采样。

（2）已集中隔离人员。由隔离点闭环管理采样人员负责采样。

（3）暂时居家风险人员。对于有较高风险的人群，安排机动采样队上门采样（注意联系社区网格员陪同上门）；其他人员由辖区安排采样人员上门采样。

（4）其他风险人群。可设立风险人群（包括"黄码"人员、风险区域内人员）专用采样点，安排风险人群在做好防护的情况下就近采样。

2. 重点场所风险人员快速采样

对重点场所排查出的各类风险人员要经评估风险后，分级分类、高效实施样本采集工作。

（1）明确的密切接触者。快速排查该场所风险较大的密切接触者，如本人在现场，待实施采样后转运至集中隔离点；如本人不在现场，立即将信息推送至转运组将其转运至集中隔离点后再及时采样。

（2）场所工作人员。经现场评估风险后决定场所内相关工作人员的采样方式，如在风险可控的前提下在场所外空旷地设置临时采样点，通知场所工作人员等涉疫风险人群分批、有序到现场采样；对于重点风险人群可组织机动采样队进行上门采样。

（3）场所内的消费人员。现场评估风险，对于涉疫风险人员可在室外设置临时采样点，安排有序采样后离开，对于无感染风险的现场人员，可统一登记（扫码）后安排离开现场。

3. 混管阳性人员快速追阳

（1）混管（采集多人的咽拭子/鼻咽拭子标本放入 1 个病毒保存管）阳性类型，涉及 5 混 1、10 混 1 和 20 混 1。

（2）迅速电话逐一核实信息，对本地人员告知其严格居家隔离并等待工作人员上门采样，外地人员立即推送协查信息，对混管阳性人员立即全部赋"黄码"，及时管控到位。

（3）组建多个采样分队同步开展上门采样。每个采样分队原则上负责不超过 2～3 人的采样，采样分队的数量不少于混样数的 50%，确保一个混管阳性涉及所有人员的单采完成时间不超过 1 小时。

（4）注意事项：应设立混管追阳调度专班或专人，按照先远后近的原则安排人员，防止距离较远的人员样本影响总体采集、检测的进度,采样人员应注意抗原先行检测、采集鼻咽混合样等技术要求。

4．采样技术要求

（1）对排查发现的风险场所的环境和物品必须抢在终末消毒前进行样本采样。采样时需使用非灭活型病毒采样管,确保采样管包装完好,在保质期内使用。

（2）溯源过程的环境、物品和人员采样应大量、充分、彻底,按照"全覆盖、混合采"的总原则和三个"双"的总要求进行。

（3）三个"双"采样要求为"人和物"双采样、"呼吸道和血液标本"双采样、"咽拭和鼻咽拭"双采样。

（4）对于高风险人员（高风险密接或出现相关临床症状的密接）实施抗原先行检测,确保第一时间发现病例。

（八）扩大核酸检测策略

1．风险人员核酸检测

结合疫情形势、流调进展、病例发现方式和范围等,综合研判风险并制定分类分层的核酸检测推进方案。主要从三条线展开:① 流调人员排查的密接、次密接以及涉疫暴露人员,通过流调排查并采样检测。② 重点场所暴露人员,通过大数据手段排查,可设立临时采样点采样检测。③ 划定的高、中风险区域内人群,可通过全员核酸检测工作机制完成,紧急情形下需要三条线同步实施。

2．区域核酸检测

疫情发生后经风险研判,传播链不清、风险大、疫情存在扩散风险的,可基于流行病学调查结果划定不同风险等级的区域范围,开展一定频次的区域核酸检测,在开展区域核酸检测过程中,尤其要做好被采样人员的秩序安排和个人防护,防止在采样过程中造成的交叉感染。

3．检测策略

对于常态化人群,可采取 20 混 1 的采样方式,在低风险区域,可采取 10 混 1 的采样方式,在中风险区域,可采用 5 混 1 的采样方式,以提升检测效率。对于高风险区域应采用单采或一户一管的采样方式开展筛查,同时注意抗原检测先行。

（九）动态风险研判技术方法

在疫情处置的各个阶段,均需及时研判疫情风险扩散、控制程度,给出合理、科学的防控建议。包括风险人群排查范围、风险区域的划定范围、核酸检测频次以及各类限制性、紧急性措施,特别是关系到影响生产生活秩序等社会面措施的采取,更需要以专业风险研判为科学依据,主要包括:

（1）现场调查方面主要研判:① 病例发现时间和方式。② 传染源头是否清晰。③ 传播链是否清晰、完整。④ 社区传播风险的大小。⑤ 风险区域的大小。⑥ 风险人员的多少等流行病学调查情况。

（2）检验检测方面主要研判：① 病毒类型和型别，对传染力、致病力的影响。② 核酸检测结果和 Ct 值（cycle threshold）。③ 疫情发生初期，要在 24 小时内研判第一轮重点区域、重点人群的阳性率情况。

（3）风险研判过程中需要注意的易造成交叉感染的风险环节点：① 全员、区域核酸检测中集体采样环节。② 集中隔离点内部人员流动及风险人员转运环节。③ 医疗机构（含方舱医院）内部院感。④ 集中监管仓阳性冷链物品储运环节。

（十）应急处置关键 12 小时成效指标

现场应急处置过程中要时刻关注流调、采样、隔离管控和检测的进展及取得的相关成效，特别在疫情处置早期 12 小时内，必须争分夺秒。应急处置的成效直接关系到风险人员、风险区域的管控以及各项紧急防控措施的启动，也直接影响到疫情的有效控制程度。

1．流行病学调查成效指标

主要指风险人员、风险点位的排查情况。流行病学调查产出要求风险人员、风险点位信息要及时更新、完整和准确，有效去重后能做到"情况清、底数明"，此数据是后续采样、隔离管控和检测的基数。

2．采样成效指标

包括风险人员、风险场所环境和物品的采样情况，需与流调基数一一核对，明确其完成进度、质量情况。

3．隔离管控成效指标

包括密接、次密接等风险人群隔离管控情况和风险场所封闭管控情况，需与流调基数一一核对，明确其完成进度、质量情况。

4．检测成效指标

包括各类送检样品数量和已出检测结果情况，核心是已出检测结果情况。需与流调基数一一核对，明确其完成进度、质量情况。

（陈健编写，梁雅丽审核）

第二节　新冠肺炎疫情现场流调溯源工作流程和架构

一、新冠肺炎疫情现场流调溯源专班工作内容与流程

（一）工作内容

流调溯源工作专班由卫生健康、疾控、公安、工信、数据资源管理、交通运输等部门人员

组成,专班主要工作内容有现场流行病学调查、现场样本采集、风险人群排查判定、溯源调查、疫情风险研判等。根据流行病学调查结果,将相关信息实时输出至隔离转运(transport in isolation)等外部工作组,并向疫情防控指挥部门提出风险区域管控等疫情防控工作建议。

(二)工作流程

主要工作流程见图3.3。

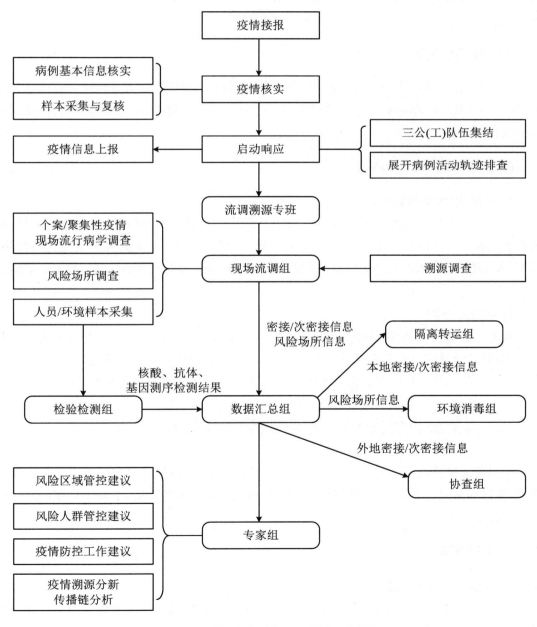

图 3.3　现场流调溯源专班主要工作流程

二、新冠肺炎疫情现场流调溯源专班工作架构

在不断地演练和实战过程中,现场流调溯源专班逐渐磨合并形成了前方组(现场流调)和后方组(数据汇总、统筹协调、数据分析、信息协查)两大工作组的工作架构。其中,前方组主要由公卫(流调、采样专业技术人员)和公安部门工作人员组成,根据队伍规模可分为若干支队,各支队可再分为若干分队,这样便于多线作战和细化任务的完成;后方组主要由公卫、公安、工信、数据资源管理等部门人员组成,其中,公卫后方组可细分为数据汇总组和专家组等工作组。

(一)前方组主要工作内容

包括个案流行病学调查、病例活动轨迹涉及场所调查、密切接触者等风险人群排查和登记、现场人员及环境样本采集送检、溯源调查、疫情现场提出防控措施建议、调查表格填写和流调报告撰写等。

(二)后方组主要工作内容

1. 专家组(统筹协调组)

包括前方组队伍调度、与疫情防控其他工作组协调对接、流调进度和质量把控、感染者核心信息收集与分析(收集的核心信息内容参见《新型冠状病毒肺炎防控方案(第九版)》附件4-1)、基于流调和检测进展信息动态提出风险区域划定及管理等的疫情防控工作措施建议。

2. 数据汇总组

收集汇总密切接触者等风险人群信息(基本信息、暴露状况、发病信息、样本采集时间及结果等)并及时推送至外部隔离转运组、收集风险人群和环境样本采集及检测信息、将排查出的外市风险人员信息协查至相关地市、实时汇总各类数据信息并报送至专家组。

三、新冠肺炎疫情多部门协同流调工作机制

新冠肺炎疫情现场流调溯源工作专班由多部门人员组成,要充分发挥多部门联合作战优势,需建立并完善多部门协同流调工作机制,明确各部门联络人员、主要职责和信息互通方式。各主要部门工作职责如下:

(一)疾控部门

1. 提供排查人员信息

疾控部门联络员负责向公安、工信部门联络员提供需排查人员基本信息(姓名、身份证号、手机号、车牌号等)和排查时间区间。

2．提供风险场所信息

疾控部门联络员负责向工信、数据资源管理部门联络员提供风险场所信息（场所名称、地址）和涉疫人员出入场所时间区间。

3．推送涉疫人员信息

疾控部门数据汇总组负责向数据资源管理部门联络员批量推送密接等重点涉疫人员姓名、身份证号等基本信息和健康管理（核酸检测）措施建议。同时，为规范做好健康码转码工作，对经核实可解除管控措施的涉疫人员，由疾控部门数据组负责向数据资源管理部门联络员推送相关信息。

4．开展疫情溯源和传播链调查

负责根据流行病学调查和实验室检测（核酸检测、抗体检测、基因测序等）工作进展，牵头开展疫情溯源和传播链调查。

（二）公安部门

1．反馈排查人员信息

公安部门联络员接到疾控部门联络员推送的需排查人员信息后，在1小时内反馈排查人员手机信号和车辆活动轨迹，2小时内反馈排查人员综合轨迹研判报告。

2．联合开展现场调查

公安部门现场流调员和疾控部门流调员联合开展涉疫人员和风险场所调查，并及时反馈需公安部门排查的密接等风险人员信息。

3．联合审核流调报告

公安部门联络员与疾控、工信等部门联络员联合审核感染者流调报告，确保涉疫人员排查不漏一人、风险场所排查不漏一处，全面提高流调工作质量。

4．协助开展疫情溯源和传播链调查

公安部门通过多种技术手段，协助疾控、工信部门流调队员开展疫情溯源和传播链调查。

（三）工信部门

1．反馈排查人员信息

工信部门联络员接到疾控部门联络员推送的排查人员手机信号轨迹信息后，在1小时内反馈轨迹研判报告。

2．汇总风险场所风险人群信息

工信部门联络员接到疾控部门联络员提供的风险场所信息后，及时联合各电信运营商导出各风险场所风险人群信息并汇总。如风险场所风险人群数量较多且场所安装有相关设备，经评估，可精准汇总场所内部（室内分布）风险人群信息。

3．推送风险场所风险人群信息

工信部门汇总的各风险场所风险人群信息，经疾控、公安部门流调联络员评估后，及时推送至数据资源管理部门联络员。

4．联合审核流调报告

工信联络员与疾控、公安等部门联络员联合审核感染者流调报告,确保涉疫人员活动轨迹排查完整,全面提高流调工作质量。

5．协助开展疫情溯源和传播链调查

充分利用大数据技术,通过手机信号轨迹交集排查,协助疾控、公安部门流调队员开展疫情溯源和传播链调查。

（四）数据资源管理部门

1．批量导出风险场所风险人群信息并赋码

数据资源管理部门联络员接到疾控部门联络员推送的风险场所信息后,可批量导出相应时间区间入场扫安康码人员信息,经疾控部门流调人员评估,分级采取赋"红码"或"黄码"措施。

2．批量导出核酸采样人员等信息

数据资源管理部门联络员接到疾控部门联络员推送的采样点和时间区间信息后,可批量导出相应范围人员信息。

3．对涉疫重点人群赋"红码"

数据资源管理部门联络员接到疾控部门数据组推送的密接等涉疫重点人群信息后,及时采取精准赋"红码"措施,以降低涉疫重点人群传播疫情风险。

4．对涉疫风险人群赋"黄码"

数据资源管理部门联络员接到工信部门联络员推送的风险场所风险人群信息后,及时采取批量赋"黄码"措施,以降低涉疫风险人群传播疫情风险,并督促风险人群主动参加核酸检测。

5．对涉疫人群实施安康码转码

数据资源管理部门联络员根据疾控部门联络员推送的解除风险人员信息和涉疫人群上传的各次核酸检测报告,对涉疫风险人群实施安康码转码。

（五）交通运输部门

交通运输部门联络员接到疾控、公安部门联络员推送的相关车辆(公交车、出租车、货运车等)信息后,协调相关运输企业排查车辆驾乘人员信息(姓名、联系电话等),并及时反馈至信息推送部门联络员。

（杨锟编写,梁雅丽审核）

第三节　新冠肺炎感染者个案流行病学调查技术路线

一、调查目的

（1）调查感染者的感染来源和传播风险范围，判定其密切接触者等风险人员和风险区域。

（2）开展疫情形势分析和风险研判，提出防控措施建议。

（3）细致收集疾病潜伏期、潜隐期、续发率、代间距、再生数等流行特征数据，为加深疾病认识，解决防控中存在问题和调整防控措施等提供科学依据。

二、调查对象

新冠肺炎感染者，包括新冠肺炎确诊病例和无症状感染者。

三、调查前准备

在开展单个新冠肺炎感染者现场个案流行病学调查前，主要从以下方面做好准备。

（一）人员

（1）流调人员：现场个案流调人员2人，包括流调员及辅助流调员，后方信息汇总、补充流调人员若干。

（2）采样人员：一般2人为宜。

（3）配合流调人员：辖区公安干警1～2人，社区（村）干部、网格员各1人。

（二）物资和车辆

（1）各类调查表及登记表。包括感染者个案调查表、核心信息表（内容涵盖个案流调主要内容及初步调查结论等），密切接触者、次密切接触者信息登记一览表，人员、食品和环境样本采集登记表。

（2）携行装备。防护用品（防护服、隔离衣、N95口罩、防护面屏、手套、帽子、靴套等）、消毒用品（免洗手消毒液、75%酒精、含氯消毒剂等）、医疗废物垃圾袋、密封袋、采样物资（各类拭子、样本保存管、采血针和采血管、压脉带、记号笔等）、样本转运箱、笔记本电脑、手机、录音笔、充电宝、手持移动终端设备（如有相关流调和采样信息管理系统需事先调试好）。

（3）流调车辆。

（三）前期联系

流调人员与感染者本人、家属或感染者所在医疗机构医务人员提前进行电话沟通，掌握感染者基本情况，包括姓名、性别、身份证号、手机号码（可能有多个）、私家车车牌等，并要求感染者做好自我隔离。

（四）信息协查

流调人员将掌握的感染者姓名、身份证号、手机号码、私家车车牌尽快发至公安部门流调数据组，并告知排查时间范围（以感染者发病或核酸阳性采样日期向前推7天为起点，以感染者被隔离管控时间为终点），请公安部门流调数据组排查并反馈感染者手机信号轨迹、车辆轨迹等。必要时，可请工信（经信）部门协助排查感染者手机信息轨迹并以文字报告形式反馈。

四、个案流行病学调查

（一）调查方式

面对面或电话访谈感染者本人，一般以面对面访谈为主，可以电话调查为补充；访谈感染者亲属、同事等，以印证或补充对感染者的流调信息。在感染者年龄过小或过大、出现重症等情况下，只能通过访谈感染者亲属的方式来展开调查。

（二）调查处置内容

感染者个案调查处置主要内容包括：

1. 个案信息调查

（1）基本信息：姓名、性别、出生日期、现住址、工作/学习单位、职业、联系电话、身份证号码、家庭成员基本信息等。

（2）临床表现及实验室检测信息：发病日期、临床症状、就诊记录、首次核酸阳性的采样日期、核酸检测 Ct 值等。其中，发病日期及首次核酸阳性采样日期用于划定追溯可能感染来源和判定密接等风险人群时间范围；核酸检测 Ct 值用于判断感染者阳性检测采样时的病毒载量（viral load）和传播风险大小。

（3）流行病学信息：感染者接触史（接触的感染者信息、接触时间和方式、末次接触时间），可疑暴露史，发现方式，发病/阳性检测前7天至有效管控期间活动轨迹等。流行病学信息主要用于溯源调查和排查密切接触者。

（4）感染者发病/阳性检测前2天至有效管控期间主要活动场所、公共交通工具乘用情况：需列出活动（乘用）具体起止时间、场所名称和地址。该项调查主要是用于判定感染者在活动场所的密切接触者、风险场所暴露人员等风险人员，有效管控感染者的各个活动场所和乘用的公共交通工具。

2．密切接触者排查和信息登记

（1）排查范围：排查时间范围为感染者发病或首次核酸阳性的采样日期前 2 天至感染者被有效隔离管控前这段时间。密切接触者主要包括感染者共同居住人员（亲属、室友等）、共同工作/学习人员（同事、同学、老师等）、共同聚餐人员、共同娱乐人员（唱歌、棋牌、剧本杀等）、密闭空间近距离接触人员等。

（2）信息登记：密切接触者姓名、性别、身份证号、联系电话、现住址，与感染者关系，在感染者传染期内与感染者首、末次密切接触时间、方式和地点。如密切接触者在调查时已出现临床症状，还需登记首次出现症状日期和首发症状。

3．其他风险人员排查和信息登记

根据疫情防控需要，必要时需排查次密接、风险场所暴露人员等风险人员。风险人员信息登记内容可参考上述密切接触者登记内容。

4．可能的感染来源调查和信息登记

（1）排查范围：排查时间范围为感染者发病或首次核酸阳性的采样日期前 7 天至感染者发病或首次核酸阳性的采样日期的这段时间。排查的可能感染来源，包括与感染者有密切接触的可疑人员，感染者直接接触的可能被新冠病毒污染的物品、食品等。

（2）信息登记：调查人员如怀疑是被其他感染者所传染，登记内容参见上述密切接触者登记内容；如怀疑是因直接接触被病毒污染的物品、食品而感染，一般需登记物品名称、地点或摊位、范围（数量）、来源、货号/批号等信息，以便后期对物品（食品）来源和去向展开进一步调查。

5．样本采集

为快速判断疫情规模，可在密切接触者排查出来后第一时间对其开展呼吸道样本采集；根据实际情况，也可在密切接触者被集中隔离管控后统一安排采样检测。

6．风险区域划定

根据疫情防控工作需要，结合个案流行病学调查结果（感染者居住地、工作地、主要活动场所），科学划定高、中、低风险区，以供各级政府和相关部门分类采取管控措施，降低疫情传播风险。

（三）注意事项

1．规范做好个人防护

在对感染者开展面对面访谈流调、采样时，涉及的所有与感染者有近距离接触的流调人员、采样人员、配合流调人员均应做好有效防护。为进一步降低流调人员感染风险，建议保持访谈室（病房、隔离间等）空气流通，流调人员、配合流调人员与感染者保持 1 m 以上距离，并请感染者规范佩戴口罩。

2．先行采样复核

为确保实验室检测结果真实可靠，建议在流调前再次采集感染者呼吸道样本，送至疾控机构实验室与原阳性样本一并复核。

3．注重沟通技巧

在流调访谈初期，流调人员务必要与感染者建立良好的互信关系，语气平和，时刻关注感染者情绪变化,在适当的时间点切入并询问一些敏感问题,以此提高流调效率和质量。

4.确定发病日期

溯源调查、密切接触者排查的时间范围均与发病日期(无症状感染者的阳性采样日期)直接相关,因此首先确定感染者的发病日期尤为重要,如在可能的时间范围内最早出现发热、咽痛、咽干、咳嗽、嗅觉或味觉减退、肌肉酸痛、鼻塞、流涕等症状之一的日期。确定发病日期要注意的是,感染者是否存在因慢性疾病导致相关症状长期存在的可能,如慢性咽炎、因长期抽烟导致的咳嗽等。

5.确保轨迹无遗漏

流调人员在调查感染者活动轨迹时,应遵循"由近及远,由粗到细"和"点线结合"的原则。"由近及远"是指先询问感染者被隔离管控当天的活动轨迹,再逐日向前询问,这样便于感染者回忆。"由粗到细"是指先询问感染者主要活动场所和轨迹,如外出史、工作或学习时间段、就餐和聚餐史、娱乐史、会议史、线下购物史等,在确定上述主要活动地点的活动时间范围后,再以小时为单位详细询问细节轨迹。同时,流调人员还要注重感染者交通工具使用情况的询问,如感染者从某个场所到另一个场所的交通方式,如有乘坐公交车、出租车等公共交通工具史,则应详细记录公共交通工具有关信息、感染者乘坐时间范围等,以便后续展开进一步调查。

6.信息实时输出

为全面提高流调工作效率,提高风险人员、风险区域排查和管控效率,降低疫情传播风险,辅助流调人员应及时将初步整理后的流调信息分阶段传输至后方流调组(如按日期整理的感染者活动轨迹、明确与感染者有密切接触的人员信息等),以便其他流调人员同步展开进一步流调处置工作。

7.时限要求

流调人员应于接到报告后的 4 小时内完成感染者核心信息表的填写和报送;12 小时内完成初步流调报告,报告内容主要包括感染者基本信息、发病与诊疗情况、流行病学调查(感染者暴露史、主要活动史、密切接触者等风险人员排查及管理情况等)、样本采集及实验室检测情况、疫情研判分析与结论、已采取的防控措施和下一步工作建议等。

(四) 实用技术手段

(1)多部门联动。

(2)大数据信息支撑。

(3)调用监控资料。

(4)调取岗位信息。

(5)信息多方印证。

具体内容见本章第一节。

(王春编写,杨锟、梁雅丽审核)

第四节 新冠肺炎疫情重点场所调查技术路线

一、重点场所调查目的和原则

(一) 重点场所(key place)定义

新冠肺炎疫情重点场所是指新冠肺炎感染者发病(或核酸检测阳性采样日期)前 2 天至有效管控前的主要活动场所。主要指人员密集、空间密闭且感染者逗留时间较长,疫情传播扩散风险较大的场所,如车站、口岸、机场、码头、公共交通工具(汽车、火车、飞机和地铁)、物流园区、核酸检测点,农贸(集贸)市场、宾馆、商场超市、健身娱乐场所、理发洗浴场所、影剧院、体育场馆、图书馆、博物馆、美术馆、棋牌室、封闭游船、剧本杀、月子中心,商品展销与售后服务场所、会议中心、宗教活动场所等。感染者一般在居住地、工作地生活和工作时间较长,可参照重点场所开展调查处置。

(二) 调查目的

对感染者在重点场所内的活动轨迹和人员接触情况进行详细调查,判定密切接触者(密接)、密接的密接(次密接)、风险场所暴露人员等风险人员,调查感染者的可能感染来源,研判疫情传播扩散风险,提出防控建议,快速控制风险场所疫情的蔓延扩散。

(三) 调查处置原则

1. 部门协作

公卫、公安、工信、数据资源管理及场所主管部门等组成联合流调小组,公卫部门统筹主导,各部门人员配合协作,利用多部门技术手段和大数据信息支撑,快速高效处置疫情。

2. 前后方协同

前方现场流调组要与后方综合协调、数据汇总等工作组保持信息实时互通,将排查出并经核实的风险人员、风险点位信息提交人员转运组、社区管控组等专项工作组。

3. 先整后分

对场所先进行整体管控,再进行人员细致排查。早期求全、求快,撒大网、布大局,及时管控风险,第一时间管控风险场所暴露人员、管控风险区域;然后再对风险人员精准细分,排查密接、次密接,降低管控成本。

4. 风险分层

对场所涉及的风险区域及人员进行分层,依据风险高低,决定筛查、管控顺序和排查范围,保障疫情调查处置工作效率。

5．多措并行

现场调查处置工作主要分为管控、流调、采样和消毒等四项内容，要统筹四项工作协同并行，避免因一项工作的滞后而延误整体调查进度。

6．兜底控险

涉疫重点场所的类型较多，现场调查的条件有限，如人员流动性大且无监控记录或监控画面不清晰的场所，存在不能将风险人员全部排查出的情况，这时需要通过排查时空伴随人员、导出场所码扫码后台数据、发布公告等方式对可能遗漏的风险进行整体兜底管控。

二、重点场所调查工作流程和内容

（一）调查前准备

1．信息准备

一是了解感染者基本情况，如发病时间、确诊时间、检测信息、近期照片，已掌握的感染者在场所内的大致活动时间、点位及当日衣着特征等；二是明确场所的基本信息，如名称、地址、负责人联系电话等。

2．人员准备

流调工作组涉及公卫、公安、工信、数据资源管理、场所主管部门等工作人员。前方流调组通常由公卫流调人员（1 名任组长）、采样人员、公安、场所主管部门、场所负责人等组成，后方流调组通常由公卫流调人员及数据组、公安数据组、工信和数据资源管理部门数据组人员组成。

3．物资准备

具体内容见本章第三节。

4．前期联系

前方流调组公卫流调人员需提前与场所负责人联系，初步了解场所规模、日常运行等情况；要求其提前做好迎接调查的准备工作，如提供员工花名册和排班表、相关入场人员登记表，安排人员采样场所，确定配合调查的工作人员（包括场所监控管理人员）等；并要求该场所立即落实在场人员佩戴口罩、保持安全距离、疏散和登记，场所暂不消毒等措施。

（二）现场调查

1．人员分工

（1）组长 1 人。负责现场调查处置组织协调、人员工作分配、工作进度控制，指导场所落实防控措施；确定感染者在该重点场所的活动时间和范围，并依此判定风险场所暴露人员，第一时间向后方流调组汇报；对现场流调员判定出的密接等风险人员身份进行把关；指导环境样本采集工作，把控现场人员和环境样本采集进度；对现场涉及的各类数据资料审核把关。

（2）公卫流调员2人以上。负责流调溯源具体工作，掌握感染者在场所内的具体活动轨迹和点位，并依此判定密接等风险人员；对密接人员身份进行认真审核，确认后分批将密接等风险人员信息传输至后方流调组。

（3）采样人员2人以上。负责对在现场的密接、次密接等重点风险人群、现场环境进行样本采集；在核对各类样本编号、数量无误的情况下及时将样本送至相关实验室。

（4）公安干警2人以上。负责维持现场工作秩序、协助场所封控；通过查看监控视频录像，与后方公安数据组联动并识别密接等风险人员身份；将现场流调过程中需要协查的信息，如收/付款记录、支付账户和订单编号等，反馈至后方公安数据组进行进一步调查。

（5）场所主管部门人员。负责督促场所负责人做好相关调查配合工作，根据现场需要做好相关部门协调工作。

（6）场所负责人。负责积极配合流调工作，根据流调人员工作安排，提供工作人员信息、考勤记录、收付款记录、客户信息、监控视频等；提供通风良好的室内或室外临时采样点；配合落实相关防控措施。

2．调查处置流程和内容

（1）及时封控场所。公安部门第一时间封控现场，人员暂时不出不进，内部人员限制流动。

（2）整体风险管控。第一时间确定感染者在该重点场所的活动时间和范围并向流调后方组汇报疫点、风险区域和风险场所暴露人员划定建议。在流调组指挥人员确认后，提请疫情防控指挥部门实施风险区域管控、风险人员群发短信通知和健康码"赋码"等措施，整体降低疫情传播风险。

（3）重点工作先行。在了解场所布局、人员组成及工作分工、工作流程等信息后，结合感染者个案调查组反馈的感染者在场所内的有关情况，初步判定场所内风险相对较高的点位和密接人群，先行作出人员和环境采样、监控视频调查等工作初步安排。

（4）信息整体摸排。调查组先将出入该场所的人员进行分类（如场所职员、顾客/客户、来访人员、外卖员/送货员等），了解各类人群信息获取方式后（如员工花名册、外来人员出入登记本、场所码扫码信息、健康码和行程码扫码信息、电子收付款信息等），向各相关部门及人员下达指令，作出相关人员信息收集的整体安排。

（5）深入调查处置。通过对场所布局、工作排班、人员就餐、个人防护、通风消毒等情况的进一步调查，结合感染者在场所内活动轨迹的真实还原，深入细致地将风险人员等级进行科学划分，包括密接（含参照密接管理人员）、次密接、风险场所暴露人员等。同时，如在调查过程中发现有感染者可能的溯源信息，还要进一步开展针对性调查。在初步管控措施下达后，调查组根据调查进展，需实时提出后续跟进的防控措施建议。

3．样本采集

（1）组织实施。选择场所外或场所内通风效果较好，空间开阔的地点进行人员样本采集，采样现场分为采样员、登记员和秩序维护人员等，被采人员要落实戴口罩、保持1m以上安全距离、进出两通道等措施，避免在采样点出现交叉感染。

（2）采样顺序。根据流调人员掌握的信息，按照人员和环境风险等级由高到低的顺序安排采样,在完成高风险密接等人群、高风险环境点位采样后,需尽快将样本送至实验室,以便尽早评估该场所疫情传播风险和疫情规模。

(3) 样本类型。密接、次密接采集呼吸道样本(每人同时采集咽拭子和鼻咽拭子,将两根拭子放入同一样本保存管中),必要时采集血样本。对于密接,尤其是高风险密接,可同时开展抗原检测,以快速评估其目前的感染和传播风险。对于风险场所暴露人员,尽可能采集鼻咽拭样,如人数较多也可采集咽拭子样本。环境样本一般采集物体表面涂抹样,对于高风险环境,涂抹面积尽可能大一些。

4. 终末消毒

在现场调查及环境样本采集工作完成后,现场调查组根据流调情况,对场所消毒工作提出工作建议,由辖区消毒专项工作组对相关环境开展终末消毒。

三、常见重点场所密切接触者排查与判定要点

(一) 大型超市

根据感染者访谈、扫码记录(健康码、场所码等)、购物凭证、视频监控等,确定感染者出入时间段和活动点位。在此基础上,密接排查判定的范围主要包括:

(1) 感染者同行人员。

(2) 超市当日当班收银员、导购员(可根据购物记录等进行精准排查)。

(3) 与感染者同时段排队人员,包括入场扫码、乘坐扶梯或电梯、付款等时间段。

(4) 通过监控视频判定的其他与感染者有近距离接触且未采取防护措施的人员。

在上述已判定密接范围外,还要根据感染者在超市时个人防护情况、超市相关环境样本检测结果、公共卫生间使用史等情况,适当扩大密接排查和判定范围。同时,需注意一些大型超市是在商业体内,如感染者在商业体内的其他独立商户有活动史,也应一并排查其密接。

(二) 医疗机构门诊部

根据感染者访谈、扫码记录、医院 HIS 信息记录、各点位监控视频、缴费记录、生物样本采集及影像学检查记录等,确定感染者出入时间段和活动点位。在此基础上,密接排查判定的范围主要包括:

(1) 感染者同行人员。

(2) 为感染者提供导医、诊疗服务、抽血检查、核酸检测采样、药品发放、收费等的医护和工作人员。

(3) 与感染者同时段排队人员,包括入口扫码、挂号、缴费、取药等时间段。

(4) 与感染者同时段候诊人员、同乘电梯人员。

(5) 通过监控视频判定其他与感染者有近距离接触且未采取防护措施的人员。

需要注意的是,从医院 HIS 系统导出的可能被判定为密接的人员,务必逐一核实其是否

真正存在暴露(因为存在家属代为就诊者排队挂号、取药,实际暴露于感染者的是就诊者家属,而非 HIS 系统导出的与感染者排号相近的就诊者)。

(三) 农贸(集贸)市场

根据感染者在市场内的活动轨迹,通过感染者访谈、市场内监控视频查看、相关摊主电子收款记录等方式排查密接,密接排查判定的范围主要包括:

(1) 感染者曾到访的相关摊位售卖人员。

(2) 与感染者同时段同摊位电子支付的其他顾客。

(3) 通过监控视频判定其他与感染者有近距离接触且未采取防护措施的人员。

如感染者在传染期内多次出入该市场,则应扩大密接判定范围,将所有摊位售卖人员、市场管理人员、保洁人员、相关时段有近距离接触的其他顾客等纳入密接管理。

一般情况下,因人员流动性大,农贸(集贸)市场的密接判定难度较大,建议及时对与感染者存在手机信号时空伴随、同时段扫场所码入场人员进行风险告知和健康码"赋码"管理,必要时向社会发布公告,告知相关群众可能的感染风险,要求其做好自我健康监测和开展核酸检测。

(四) 餐饮店

根据感染者在店内的活动轨迹,通过感染者访谈、扫码记录、支付记录、收款记录、同时空买单人员回忆同餐者、监控视频等方式排查密接,密接排查判定的范围主要包括:

(1) 感染者同行人员。

(2) 餐厅当日收银员、服务员、收/洗碗工、保洁员等。

(3) 感染者同桌就餐者、本桌的后续就餐者。

根据实际流调情况,包括感染者就餐点位、公共卫生间使用情况、餐厅空间密闭程度等,可将与感染者同时段在大厅就餐、与感染者同时段使用公共卫生间的人员纳入密接管理。

(五) 宾馆

根据感染者在宾馆内的活动轨迹,通过感染者访谈、查看相关入住记录、扫码记录、视频监控、房卡使用记录等方式排查密接,密接排查判定的范围主要包括:

(1) 感染者同行人员。

(2) 宾馆与感染者有交集的前台、供餐、房间保洁等工作人员。

(3) 后续入住感染者曾住房间的人员。

(4) 在宾馆内电梯、餐厅、公共卫生间、地下停车场等公共区域与感染者有近距离接触且未采取有效防护措施的人员。

(5) 与感染者有交集的外来访客、外卖员、送货员等。

(六) 酒吧

根据感染者在酒吧内的活动轨迹,通过感染者访谈、扫码记录、员工花名册和排班表、支

付记录、收款记录、监控视频等方式排查密接,密接排查判定的范围主要包括:

(1) 感染者同行人员。

(2) 与感染者有交集的酒吧前台、收银、区域服务、送酒、推销、保洁等岗位工作人员。

(3) 与感染者同时空的酒吧舞台组、气氛组等人员。

因酒吧场所一般空间相对密闭,调查组应根据现场流调情况,感染者停留时长、公共卫生间使用情况、酒吧人员密度等,视情扩大密接排查范围。

(七) 大型商业体

根据感染者在商业体内的活动轨迹,通过感染者访谈、扫码记录、车库车辆出入场记录、支付记录、视频监控等方式排查密接,密接排查判定的范围主要包括:

(1) 感染者同行人员。

(2) 通过还原感染者在商业体内的活动轨迹,细致排查感染者逗留的每个点位的密切接触人员,包括同点位的营业员和同时段其他顾客、同时段使用公共卫生间的人员、同乘电梯或扶梯的人员等。

一般情况下,因人员流动性大,大型商业体内的密接判定难度较大,必要时建议采取与上述农贸(集贸)市场相同措施扩大风险人员排查范围,降低疫情传播风险。

(章江编写,杨锟、梁雅丽审核)

第四章 重点和常见传染病预防控制和调查处置技术

第一节 艾滋病预防控制技术

一、疾病概述

艾滋病(acquired immune deficiency syndrome,AIDS)是由人类免疫缺陷病毒所引起的一种恶性、慢性传染性疾病,以辅助性 T 淋巴细胞(CD4$^+$ T 淋巴细胞)数量减少为主要特征的免疫功能减退相关疾病。其主要传播途径是经性接触传播、血液传播及母婴传播。艾滋病病毒主要侵犯人体免疫系统,在感染艾滋病病毒后,会出现 8～10 年的潜伏期,使人抵抗力逐渐下降,最后完全失去抵抗力,出现很多较难治愈的机会性感染,病人无特异性表现。自 1981 年 6 月美国确诊艾滋病以来,艾滋病病毒在全球范围内传播速度惊人。在过去的 40 年里,艾滋病已经夺走了 3500 万人的生命,截至 2022 年,全球已有 3900 万艾滋病病毒感染者,接受抗逆转录病毒治疗的人数从 2010 年的 770 万增加到 2022 年的 2980 万,增加近四倍。2022 年,全球仍有 130 万艾滋病病毒新发感染,亚洲和太平洋地区一些国家的新发感染病例正在以惊人的速度上升,全球近四分之一(23%)的艾滋病毒新发感染发生在这里。东欧和中亚(自 2010 年以来增加了 49%)以及中东和北非(自 2010 年以来增加了 61%)的新发感染人数继续急剧增加。

艾滋病在世界范围内传播越来越迅猛,严重威胁着人类的健康和社会的发展,成为威胁人类健康的第四大杀手,已引起世界卫生组织及各国政府的高度重视。虽然全世界众多医学研究人员付出了巨大的努力,但尚未研制出根治艾滋病的特效药物,也没有可用于预防的有效疫苗。目前,这种严重威胁人类生命健康的超级"癌症"已列入我国乙类法定传染病,并被列为国境卫生检测传染病之一。

(一)流行病学特征

自 1981 年正式命名为艾滋病以来,1985 年体外诊断试剂上市,HIV 感染人群不断扩大,由最初以男性同性恋人群感染为主,扩大至注射吸毒者、多异性性伴者、阳性孕产妇及其生育的新生儿等 HIV 易感人群。实验研究表明,HIV 主要存在于 HIV 感染者和艾滋病患者的体液中,包括血液、精液、阴道分泌物、乳汁、伤口渗出液等。任何能够引起体液交换的行为,都有传播 HIV 的可能。HIV 感染的发生与接触的病毒数量、途径、个人机体免疫力等因素有关。

1. 传染源

HIV 感染者和艾滋病患者是本病唯一的传染源。其中,无症状的艾滋病病毒携带者是本病最重要的传播源。

2. 传播途径

HIV 有三种传播途径:经性接触传播、经血液传播、母婴传播。

(1)性接触传播。HIV 最主要的传播途径是性接触传播。性接触包括不安全的同性、异性和双性性接触。由于直肠的肠壁较阴道壁更易破损,所以肛门性交的危险性比阴道性交的危险性更大。

(2)血液传播。通过输入含有艾滋病病毒的血液或血液制品,或使用被病毒血液污染的相关器械而造成传播。包括共用未消毒注射器注射吸毒,单采血浆操作污染造成的感染、移植 HIV 感染者或艾滋病患者的组织器官而感染艾滋病。

(3)母婴传播。感染 HIV 的妇女在妊娠及分娩过程中,可以把病毒传给胎儿,感染的母亲还可以通过母乳喂养把病毒传给婴儿。

(4)非传播方式。科学研究表明,艾滋病病毒的传播主要限于上述三种途径。在一般的社交场所和工作场所,与艾滋病患者或艾滋病病毒携带者的日常接触,如握手,共餐,共用游泳池等不会导致传染。共用盥洗器具、呼吸空气等,都不会导致传染。蚊虫叮咬、共住一室也不会导致传染。从事艾滋病研究人员和医护人员,只要注意对患者带血的体液和排泄物做好消毒隔离防护,就不会增加感染的风险。

(二)艾滋病的高危人群

(1)性乱人群(女性性工作者、嫖客、男性同性恋者、多性伴者)、静脉吸毒者。

(2)血友病患者和多次输血者。

(3)已感染 HIV 人群的性配偶及其婴儿。

(4)来自本病高发区的外籍人员和归国人员、涉外婚姻人员等。

二、预防控制策略

(一)世界艾滋病预防控制的经验与措施

(1)政府重视,经费保障。

(2)社会各部门全方位合作及群众参与的联合行动。

(3)广泛深入的宣传教育。

(4)长期而持续的对策。

（5）艾滋病防治与性病防治工作紧密结合。

（6）有效推进减少危害的措施，降低高危人群的危险行为，减少 HIV 的传播。

（7）做好对艾滋病感染者和患者的管理。

（二）当前我国采取的预防控制策略

（1）加大政府投入。

（2）加强多部门的合作，建立健全防治工作责任制。

（3）规范血液和血制品管理。

（4）全方位开展健康教育和宣传，提高全民的防病知识。

（5）加强病例的告知、流调和随访。

（6）提高干预质量，扩大干预覆盖面，有效遏制疫情的传播和蔓延。

（7）建立以社区为基础的艾滋病预防、治疗、护理和关怀体系，提高对 HIV 感染者和艾滋病患者的预防保健和医疗服务质量。

（8）进一步加强流动人口艾滋病防治工作。

（9）有效阻断母婴传播。

（10）加强监测，推广医疗卫生机构的医务人员主动提供艾滋病监测咨询（PITC）策略。

（11）规范性抗病毒治疗。

（12）认真落实"四免一关怀"政策，对 HIV 感染者和艾滋病患者开展免费抗病毒治疗、免费咨询和检测、提供免费母婴阻断药物和救治关怀，其遗孤免费接受义务教育，国家对艾滋病病毒感染者和患者提供救治关怀。

（13）加强艾滋病防治知识与技能的培训。

（14）加强防治队伍建设。

（15）尽快建立起适合中国国情的防治艾滋病监督、评估体系。

三、行为干预

艾滋病的流行规律表明，艾滋病流行初期常局限于静脉吸毒者、男男同性性行为者等高危人群，然后通过女性性工作者（commercial sex workers，CSW）传向嫖客进而向一般人群播散。如何有效控制艾滋病流行，除加强宣传外，对具有危险行为人群，如吸毒者、男男同性性行为者、女性性工作者、多性伴者等，需要通过行为干预（behavioral intervention）来改变或减少他们的危险行为，从而减少感染艾滋病或将艾滋病传给他人的风险。

（一）吸毒人群干预

美沙酮维持治疗（methadone maintenance treatment，MMT）是阻断 HIV 经静脉吸毒者传播的最有效方法，我国自 2004 年开始在全国范围内医疗卫生机构设立美沙酮门诊，开展针对静脉吸毒者的美沙酮维持治疗工作。美沙酮维持治疗就其本质而言属于替代治疗，与糖尿病、高血压等慢性疾病治疗一样，长期或终身用药是其主要特征，它是解决阿片类药物成瘾问题的一种治疗措施,结合心理治疗、行为干预等综合措施,以最终达到减少毒品危害和减少毒品需求的目的,同时也是一种有效控制因共用针具注射毒品而导致艾滋病病毒传播的有效方法。美沙酮维持治疗相关指标和检测要求包括:

1. 年维持率

是指当年所有参加美沙酮维持治疗的人群中,到调查时点时仍保持在美沙酮维持治疗队列中的人群所占的百分比。分母:当年 1 月 1 日至 12 月 31 日所有参加过治疗的病人数;分子:当年 1 月 1 日至 12 月 31 日所有参加过治疗的病人数-因特殊原因(死亡、特殊疾病、怀孕、偷吸毒品之外的违法犯罪行为等)退出病人数。各社区药物维持治疗门诊年保持率不低于 85%。

2. 三项指标检测上报率

社区维持治疗人员 HIV、HCV 和梅毒三项检测率及上报率任一项均为 100%。见表 4.1。

表 4.1　HIV、HCV 和梅毒三项指标受检对象和检测时限

检测内容	受检对象	检测时限			
		基线	每隔 1 月	每隔 6 个月	每隔 1 年
HIV	全体或阴性者	√		√	
HCV	全体或阴性者	√			√
梅毒	全体	√			

(二) 暗娼(unlicensed prostitute)干预

CSW 是艾滋病从高危人群向一般人群传播的重要桥梁人群。因而,对 CSW 进行行为干预,遏制艾滋病在 CSW 中流行,防止艾滋病从高危人群向一般人群传播,是艾滋病防治工作的一项重要而艰巨的任务。目前针对 CSW 人群的干预主要包括宣传教育、安全套推广、性病诊疗、咨询检测和诊疗服务等。

1. 宣传与健康教育

CSW 大多文化程度不高,对性病、艾滋病存在很多错误认识,因此必须大力开展对 CSW 有关预防艾滋病、性病宣传教育。针对 CSW 特点与需求,健康教育内容应包括性病、艾滋病相关基本知识、预防措施、安全套使用技能、生殖健康知识、HIV 检测及性病诊疗相关服务获得途径、国家有关政策法规,方式可通过大众传媒或"小媒体"来进行,还可以开展针对个体的艾滋病相关咨询或小组讨论来提高艾滋病防治知识水平。

2. 促进安全套的使用

在 CSW 中实现安全性行为,最可行的办法是大力倡导安全套的使用。安全套可提供一种物理屏障避免直接接触性伴的血液或体液,每次性行为都正确和坚持使用安全套,可有效降低性病、艾滋病传播的危险。

安全套社会市场营销,是通过运用传统的商业营销技术与改变行为的宣传教育相结合,增加高质量、低价安全套的可及性和使用率,它以商业营销和社会营销等方式,支持、鼓励各种医疗卫生保健机构、药店、商店、超市销售优质安全套,在星级宾馆提供微利安全套,在娱乐场所附近设立安全套自动售套机,提高安全套可及性。

3. 提供规范的性病与生殖健康服务

艾滋病与性病相辅相成,为 CSW 提供规范的性病与生殖健康服务对预防艾滋病起着非常重要的作用。因此,需整顿规范性病诊疗市场,建立和完善规范化性病门诊,改善性病服务质量,为目标人群提供包括性伴追踪、病症处理、咨询与健康教育相结合的、可接受的、可负担的规范化性病诊疗优质服务。

4. 提供艾滋病自愿咨询检测服务

艾滋病自愿咨询检测(voluntary counseling and testing, VCT)是指人们向专业人员咨询后,在知情和保密的情况下,对是否做艾滋病检测自愿作出选择的过程。对 CSW 开展自愿咨询检测的重点是通过咨询使求询者获得相关的艾滋病知识,对自身高危行为的危险程度做出大体的评估,从而对是否接受艾滋病检测作出选择。艾滋病自愿咨询检测一般包括检测前咨询、检测后咨询、支持性咨询以及相关的治疗、关怀等服务。开展艾滋病自愿咨询检测服务能够促进安全行为,减少艾滋病传播,是一项成本低、效果好的艾滋病预防控制手段。

(三)男男同性性行为人群(men who have sex with men, MSM)干预

目前在欧美等发达国家,男性之间的同性性行为依然是艾滋病传播的主要途径,近年来对我国国内的同性恋人群研究也显示国内的同性恋人群中已经出现了 HIV/AIDS 的流行并在快速蔓延。因此,在男性同性性行为人群中开展艾滋病预防干预显得十分重要和紧迫。主要措施包括:

1. 营造支持性社会环境

举办政府和多部门的动员倡导会议及专家、多部门和 MSM 人群等的论坛,发动大众媒体开展有关 MSM 人群的预防艾滋病宣传动员,促进政府重视、相关部门支持和参与 MSM 人群预防艾滋病工作。

2. 做好 MSM 人群动员

利用网络视频、讲座、文艺演出、咨询、传媒宣传等多种形式动员更多的 MSM 人群参加预防艾滋病活动。动员时要采取合适的方式,向 MSM 人群详细介绍工作目的、内容和要求,不能淡化、隐瞒或回避潜在的不利影响,要做到知情同意。疾控机构工作人员从总体把握方向,要注意活动的健康性,以及法律法规的规定。

3. 支持开展同伴教育(peer education)

为发现、动员、培训更多适合做预防艾滋病宣传工作的 MSM 人群志愿者,保障 MSM 人群预防艾滋病工作长期可持续进行,不断招募和培训同伴宣传员,利用同伴影响和示范带动安全性行为理念的普及和风气的形成。工作内容包括同伴教育师资的招募、同伴教育师资的培训、同伴宣传员的招募和培训、支持同伴宣传员的活动、同伴宣传员的持续支持和管理等。

4．其他干预措施

包括支持志愿者小组/个人开展外展服务、开展电话咨询服务、利用互联网宣传、检测与咨询、性病诊疗服务、HIV/AIDS 关怀与服务等。

四、分子网络流行病学溯源调查技术

目前，性传播是我国 HIV 的主要传播途径，控制 HIV 经性传播是我国目前艾滋病预防控制的主要任务和挑战。HIV 的性传播隐匿性强，而高危人群的宣传教育、安全套推广、行为干预等措施虽已长期实施，但预防效果难以进一步提升，主要为高危人群的知行不统一所导致。HIV 传播网络监测已成为目前开展流行病学溯源、寻找感染来源和阻断传播链的一项重要举措。

（一）基本概念

1．分子网络（molecular network）（又称分子簇）

指经 HIV 基因序列分析确定的一组可能具有传播关系的 HIV 感染者组成的网络。网络的基本结构是节点和连接节点的边，节点代表网络中的个体；边表示相连的两个节点（个体）之间 HIV 基因序列的基因距离小于某一个特定的阈值，因而具有潜在的传播关系；节点的度数指每个节点所连接的边的数目，也称为连接数，指与该节点（个体）存在潜在传播关系的其他节点（个体）的数目（图 4.1）。

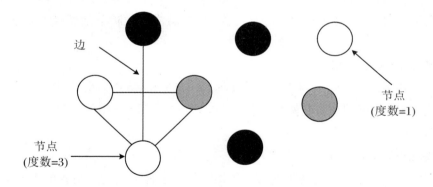

图 4.1 分子网络基本结构示例图
（引自中国疾病预防控制中心性病艾滋病预防控制中心，2019）

2．传播网络（transmission network）

指由一组具有传播关系的 HIV 感染者组成的网络，包括已诊断和未诊断的 HIV 感染者，分子网络是传播网络的一部分，由传播网络中已诊断且获得 HIV 基因序列的感染者组成。

3．风险网络（risk network）

指由一组具有 HIV 传播风险的人组成的社会网络，既包括已诊断和未诊断的 HIV 感染者，也包含具有潜在感染风险的 HIV 阴性人群。传播网络是风险网络的一部分，由风险网络中的 HIV 感染者组成(图 4.2)。

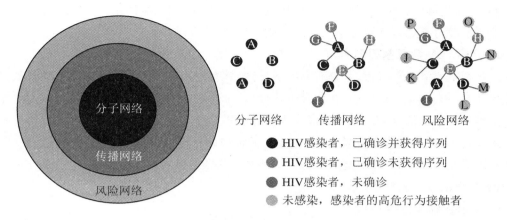

分子网络 传播网络 风险网络

● HIV感染者,已确诊并获得序列
● HIV感染者,已确诊未获得序列
● HIV感染者,未确诊
● 未感染,感染者的高危行为接触者

图 4.2 分子网络、传播网络和风险网络的关系

(引自中国疾病预防控制中心性病艾滋病预防控制中心,2019)

分子网络:包括已诊断 HIV 阳性和接受基因型耐药检测、并将序列提交到疾控中心的感染者;

传播网络:包括未诊断的 HIV 感染者和已诊断但没有可用序列的感染者;

风险网络:包括存在 HIV 感染风险的未感染人群。

4. HIV 新发感染

指新近发生(一般指一年之内)的 HIV 感染。由于 HIV 感染具有较长的潜伏期,新诊断的 HIV 感染者不一定是新发感染。诊断个体的新发感染非常困难,国际上公认的 HIV 新发感染判断标准是对 HIV 阴性人群进行前瞻性追踪观察,发现 HIV 阳转即可诊断为新发感染者。此外,还有基于 HIV 抗体的新发感染检测方法,如 BED 检测方法和亲和力实验等。此外也可以通过流行病学调查结合检测史判断 HIV 新发感染。

5. HIV 耐药监测(HIV drug resistance surveillance)

指在特定地区、定期对 HIV 感染者或抗病毒治疗失败的艾滋病患者抽样,进行 HIV 基因型耐药检测和分析,从而掌握 HIV 耐药发生和传播情况的行动。耐药监测产出的 HIV-1 基因序列可用于分子网络分析。

6. HIV 分子流行病学

是应用分子生物学方法检测病毒基因,并应用现场流行病学方法,从分子水平阐明 HIV 流行规律及影响因素,为制定艾滋病防治策略提供依据的科学。

(二)措施及意义

1. 开展高危人群干预

HIV 的性传播主要发生在紧密联系的群体网络内,尤其男男人群,多性伴的个体客观上存在于性社会网络中,运用现场流行病学方法调查社会网络,如通过问卷调查和高危密切接触者追踪等描述性传播网络的特征。对于新发且未进行抗病毒治疗的病例,结合首次个案随访、阳性确认结果或 CD4 检测结果的告知等开展面对面问卷调查,详细了解其高危行为史和高危行为接触者信息,动员感染者主动将感染状况告知高危行为接触者或由疾病控制机构提供告知服务,并进行免费 HIV 检测咨询。通过调查和分析社会网络的结构,可以了解 HIV 在人群中的传播规律、识别传播的热点和传染源中的高风险者,并通过有效的干预或检测手段对其进行针对性干预,会取得事半功倍的效果。

2. 开展 HIV 病毒基因测序

HIV 病毒为 RNA 病毒,其具有高度变异性,具有相互传播关系的感染者群体其病毒基因序列具有更大的基因相似性,在系统进化分析上更倾向于聚集成簇。HIV 基因测序结果可提供传播关系的信息,在 HIV 病毒序列测序的基础上,进行系统进化分析可以将有传播关系的新发 HIV 病例构建传播网络关系图,了解和分析传播模式,从而准确判断潜在传播链并确定活跃传播网络,并对高风险传染源和其性活跃传播网络实行精准干预,从而减少子代 HIV 病例的发生和传播。

3. 开展生物学分析

分子网络与社会网络分析可以互相补充,分子网络分析只包括网络中的 HIV 感染者,通过流行病学调查的社会网络还包括未感染的个体;分子网络数据通过基因测序可推断多年前发生的 HIV 传播,社会网络分析可获得的最近较短时间内个体间接触的信息,社会网络数据包含更为详细的网络图景,能够校准分子数据的推断,两者相辅相成。基于分子传播网络的 HIV 精准防控策略以现场流行病学和病毒基因序列的数据集合为基础,整合分子网络和社会网络分析方法,通过以 HIV 基因序列作为靶向标志的生物学分析指导现场溯源调查,从而发现传播热点、传播集群及传播的关键节点,引导针对高风险传播者和高风险因素及时采取干预措施,并通过定向调查确定传播网络中未诊断的感染者,尽早纳入抗病毒治疗,从而减少传播及新发感染。

(朱宏斌、王玮编写,金岳龙、查兵、梁雅丽审核)

第二节　血吸虫病预防控制技术

一、概述

血吸虫分布于亚洲、非洲及拉丁美洲的 76 个国家和地区,我国仅有日本血吸虫。本章节所述的血吸虫,除了有明确说明的以外,均指日本血吸虫。

日本血吸虫成虫(有性生殖)除寄生于人体外,在我国还寄生于 42 种哺乳动物中。成虫寄生于肠系膜静脉血管中,雌、雄虫交配产卵,卵随血流沉积于肝脏、肠壁血管内和周围组织。分布在肠壁组织的虫卵部分破溃进入肠腔,随粪便排出体外。虫卵进入水中,孵化为毛蚴,破壳进入水中,遇到中间宿主钉螺(*Oncomelania hupensis* Gredler)能主动侵入,继续生长发育,经两代胞蚴的无性生殖,形成大量的尾蚴。尾蚴为感染终宿主的阶段。尾蚴自螺体逸出,进入水中,当人、畜接触疫水,尾蚴可主动侵入皮肤成为童虫。童虫随血液循环到肝和肠系膜静脉而定居并发育为成虫。雌、雄虫交配产卵进行又一代的有性生殖。

血吸虫病(schistosomiasis)主要是因为血吸虫寄生于人体的门脉-肠系膜静脉系统引起的疾病。血吸虫病分为急性血吸虫、慢性血吸虫和晚期血吸虫病。一般来说,急性血吸虫病患者主要的表现是发热伴有腹痛、腹泻、呕吐等表现,有的会出现脓血便,会出现肝大及肝区叩痛等症状,血常规检查会发现嗜酸性粒细胞显著增多。而慢性血吸虫病主要是以肝脾大和慢性腹泻为主要表现,有的临床症状比较轻微。晚期血吸虫病患者,主要是以门静脉周围纤维化病变为主,可出现肝硬化、腹水、巨脾等表现。

二、预防控制措施

(一)健康教育与健康促进

1.内容

(1)相关的法律法规、政策和标准,防治策略和措施。

(2)当地血吸虫病流行状况和高危环境。

(3)预防控制血吸虫病的基本知识(危害、传播途径、主要症状、体征和治疗方法等)。

(4)预防控制血吸虫病的措施、个人防护方法及当地查治时间、地点等。

2.方法

(1)运用广播、电视、报纸等传统媒体,以及微信、微博、抖音、网站等新媒体传播防治血吸虫病的知识、政策、策略和措施;刷写、张贴宣传标语,悬挂横幅、发放实物类或纸质宣传材料,播放影像资料,建展板、专栏,有奖竞答,开展暑期血防夏令营活动等形式开展健康教育。

(2)结合现场防治工作,采取人际传播的方法开展健康教育。

(3)血防区中小学校开设血防知识健康教育课程,或组织相关活动,如上一堂血防知识课、听一次血吸虫病疫情专题讲座、开展一次与血防相关的课外活动、写一篇与血吸虫病相关的作文、办一期血防知识和相关文章的黑板报等;在血吸虫病传播季节和暑假前予以强化。

(4)采取多种形式培训乡镇干部和村干部、医疗卫生人员、中小学校教师和参与血防工作的非专业人员。

(5)高危环境设立警示标志。

(6)调查因生产、生活和防汛、抗洪等活动可能接触危险水域的人群,确定实施防护措施的范围、对象和方法,根据需求做好个人防护药品和用具的发放和登记,并指导正确使用。

3.评估指标

(1)血防知识知晓率(%)$=\dfrac{正确知晓人数}{被调查者总人数}\times100\%$。

(2)血防知识覆盖率(%)$=\dfrac{覆盖人数}{调查人数}\times100\%$。

（3）健康行为形成率（%）＝ $\dfrac{某种健康行为形成的人数}{调查的总人数}×100\%$。

（4）疫水或可疑水体接触率（%）＝ $\dfrac{接触疫水或可疑水体人次}{调查总人次}×100\%$。

（5）查病（治疗）依从率（%）＝ $\dfrac{主动接受查病（治疗）人数}{应接受查病（治疗）人数}×100\%$。

（6）某项血防态度正确率（%）＝ $\dfrac{该项血防态度正确人数}{调查人数}×100\%$。

（二）病原治疗

1．化疗药品

吡喹酮（praziquantel）（片剂，0.2 g/片）。

2．对象

（1）有疫水接触史的人群。是指在血吸虫病流行区，因生产、生活、救灾、娱乐（戏水、游泳）等方式接触疫水的人群。

（2）高危人群。是指在血吸虫病流行区，长时间持续在水上作业的渔民、船民、水禽养殖等人群。

（3）血吸虫病病例。包括急性、慢性和晚期血吸虫病病例。

3．方法和频次

（1）有疫水接触史的人群。以预防性服用吡喹酮为主。在接触疫水后 1 个月服药 1 次，成人采用 40 mg/kg、儿童采用 50 mg/kg 体重顿服（限量 60 kg）；若持续接触疫水，则每月服药 1 次，脱离接触疫水后 1 个月再服药 1 次。

（2）高危人群。以预防性服用吡喹酮为主，每年服药 2 次。若持续接触疫水，则按上述方法处理。剂量同上。

（3）急性血吸虫病病例。应住院规范治疗，当年病原治疗 1～2 次。成人采用吡喹酮 120 mg/kg、儿童采用 140 mg/kg 六日疗法（限量 60 kg），每日分 3 次餐间服用，其中 1/2 总量在前 2 日内服完，其余 1/2 总量在 3～6 日分服。

（4）慢性血吸虫病病例。以个体治疗为主，症状较重病人应住院规范治疗，当年病原治疗 1～2 次。成人采用吡喹酮 60 mg/kg、儿童采用 70 mg/kg 二日疗法（限量 60 kg）。

（5）晚期血吸虫病病例。应住院规范治疗，根据病情状况，酌情实施病原治疗，可采用吡喹酮 60 mg/kg 二日疗法或 90 mg/kg 6 日疗法。

（6）人群查病血检阳性者：查出阳性后，给予化疗 1 次，可参照慢性病例疗法。

4．禁忌证

（1）对吡喹酮过敏者、严重心律失常者和严重心、肝、肺、肾功能失调者。

（2）晚期血吸虫病肝代偿机能极差者或血吸虫病合并眼囊虫感染者。

（3）体质极度衰弱处于恶病质状态者。

（4）急、慢性传染病临床治疗期患者。

5．注意事项

（1）服药期间不可从事高空和水上作业等特殊工作，如操纵机器、驾驶车船、捕捞作业等。

（2）精神病史或严重神经症者、孕妇等应慎用吡喹酮；哺乳期妇女服用该药期间至停药后72小时内不宜喂乳。

（3）脑型血吸虫病患者应住院治疗。化疗时脑瘤型患者应注意使用脱水剂防颅高压，癫痫型患者可同时使用抗癫痫药物，并严加观察。

（4）服药前应详细询问病史和进行体检，充分掌握患者的治前情况，对有精神病史者或有禁忌证等患者，需耐心做好必要的解释。

（5）服药期间应加强随访，注意各种可能出现的不良反应，并妥善处理。

（6）吡喹酮为处方药，应按照相关规定执行。

（三）药物灭螺

1．灭螺时间

一般选择3～11月实施药物灭螺（molluscicide）。

2．灭螺药物

主要有50%氯硝柳胺（niclosamide）乙醇胺盐可湿性粉剂、26%四聚杀螺胺悬浮剂、5%杀螺胺颗粒剂、4%杀螺胺粉剂等。

3．灭螺方法

（1）喷洒法。适用于江洲湖滩和没有积水的沟、渠、塘、田的埂边等有螺环境。一般采用柴油机或汽油机喷洒药液灭螺。50%氯硝柳胺乙醇胺盐可湿性粉剂用药量2 g/m²，用水量1 L/m²。杂草过深容易造成药物挂在植被上，不利于药物接触到钉螺，影响灭螺效果。灭螺前进行清除杂草以及灭螺后下小雨可提高灭螺效果。

（2）浸杀法。适用于有少量积水或水位能控制的沟、渠、塘、田等有螺环境。浸杀期间须保持水位恒定，浸杀时间不少于72小时。浸杀时钉螺容易上爬，须将钉螺扫入浸杀液中，或者继续采用喷洒法喷杀上爬的钉螺。50%氯硝柳胺乙醇胺盐可湿性粉剂浸杀灭螺，用药浓度2 g/m³。

（3）喷粉法。采用背负式喷粉机行进式喷施（边喷边退）。喷粉时操作人员戴防尘口罩、手套，及透气性好的连帽防护服，走上风向，喷嘴近距直向地面（对准草根、树根），按一定顺序均匀喷施。现场植被高度在不影响行走操作时通常可以割草；有流动溪水的环境应先作引流处理。

（4）喷/撒颗粒剂法。采用农用背负式喷雾机行进式喷施。喷颗粒剂时操作人员应戴口罩、手套，植被高度在不影响行走操作时可以不割草。对面积较小的环境也可以采取人工直接撒颗粒剂灭螺。

（5）地膜覆盖法。地膜覆盖灭螺方法通过黑色地膜吸热，膜下高温使碳酸氢铵（化肥）挥发产生毒性很强的氨气，在密封的环境下杀灭钉螺；同时膜下高温协助杀死钉螺。适用于因与水产养殖等而无法药物灭螺的沟渠或者面积小的有螺环境。按每平方米300 g剂量称取碳酸氢铵，均匀抛撒于灭螺环境中，将黑色地膜覆盖于灭螺地面上，取无螺泥土压于地膜边缘，压紧、夯实，以保持膜内环境呈相对封闭状态。沟渠覆膜需先断水，再覆盖地膜，完成后恢复正常流水。选用地膜的厚度大于 0.06 mm;覆盖地膜时,防止树枝、尖锐石块等刺破;须维护 10 天以上,对破损的地方及时修补,保持其密封性。

4．安全用药注意事项

氯硝柳胺类药品对鱼等水生动物毒性较大,药物灭螺时注意避免污染养殖水域等环境。乡(镇、街道)政府于药物灭螺前 7 日公告灭螺的地点、时间、药品种类、影响范围和注意事项。

5．评估指标

(1) 活螺密度下降率(%) = $\dfrac{药物灭螺前活螺密度 - 药物灭螺后活螺密度}{药物灭螺前活螺密度} \times 100\%$。

(2) 校正钉螺死亡率 = $\dfrac{灭螺后钉螺死亡率 - 灭螺前钉螺自然死亡率}{1 - 灭螺前钉螺自然死亡率} \times 100\%$。

6．质量控制

药物灭螺后 2~4 周,采用抽查的方法开展灭螺效果现场考核,喷洒法要求活螺密度下降率达 80%以上,浸杀法、地膜覆盖法要求活螺密度下降率达 95%以上。

(四) 安全用水

自来水经过正常的工艺处理,一般认为已产生了足够的杀蚴效果,可以安全使用。如无自来水,饮用水为外环境血吸虫疫水时,可采用如下物理或化学方法处理,达到安全用水的目的:

(1) 加热杀蚴:将水烧至 60 ℃以上,即可杀死尾蚴。

(2) 漂白粉杀蚴:50 kg 水加入漂白粉 1 g 或漂白精片 0.5 g。先将漂白粉用少量水调成糊状,然后加水搅拌均匀 15 分钟后即可使用。

(3) 碘酊杀蚴:50 kg 水加入 3%碘酊 15 mL,搅拌均匀 15 分钟后即可使用。

(4) 生石灰杀蚴:50 kg 水加入生石灰 12.5 g,搅拌均匀 30 分钟后即可使用。

(五) 粪便管理

1．修建无害化厕所

因地、因户制宜地从三格式化粪池、三联式沼气池、粪尿分集式生态卫生厕所等无害化卫生厕所模式中选择合适的改厕方式。

2．树立良好的卫生习惯

教育群众不随地大便,不在河、湖、沟中洗刷马桶和粪具,不用新鲜粪施肥。在人员集中生产的田间、路边、渡口等处,应设置临时或固定厕所。

3．加强畜粪管理

在重点血防区淘汰耕(菜)牛,其他家畜推行圈养,有螺环境禁止放养家畜,防止畜粪污染有螺环境。

4．加强水上粪便管理

血防区船只应修建有底厕所或设置便桶。教育渔、船民到岸时上岸倒马桶,禁止将大便倒入河(湖)中。

（六）个人防护

接触疫水或可疑疫水时，可采取以下防护措施：

1．涂搽防护药物

在接触可疑疫水作业前，将防护剂（主要是苯二甲酸二丁酯制剂）涂擦于身体可能接触疫水的暴露部位；持续接触可疑疫水超过药物有效时间时应再次涂搽药物。

2．使用防护用具

接触可疑疫水时使用长筒胶靴、连体防水雨裤、胶皮手套等防护用具。

3．预防性服药

在接触疫水 1 个月后服用吡喹酮 40 mg/kg（儿童 50 mg/kg）体重顿服（限量 60 kg）；若持续接触疫水，则每月化疗 1 次，脱离接触疫水后 1 个月再化疗 1 次。

三、血吸虫病的流行病学调查

（一）病例流行病学调查

在 7 个工作日内完成血吸虫病确诊病例流行病学个案调查，具体调查内容如下：

1．患者基本情况

包括姓名、患儿家长姓名、性别、出生年月、联系电话、身份证号码、现住地址、户籍地址、职业、文化程度等。

2．流行病学史

发病前 2 周至 3 个月有疫水接触史，接触疫水的时间、时长、地点、方式，以及同批接触疫水人员；是否居住在流行区或曾到过流行区（国内外）接触疫水；既往感染与治疗情况等。

3．临床症状及体征

调查患者是否有发热（热型或发热特点，最高体温）、咳嗽、腹痛、腹泻（每日次数）、脓血便、乏力、黄疸、腹水、血尿等症状，以及肝大（质地，大小即肋下、剑突下长度）、脾大（质地，大小或分级）、周围血液嗜酸粒细胞增多等。记录发病时间及症状消失的时间。

4．实验室检查

记录各项检查的时间与结果：

（1）血吸虫检查：血清学检查（IHA、ELISA 等）；病原学检查（改良加藤厚涂片法、尼龙绢集卵孵化法、直肠镜检法等）；病理切片等。

（2）三大常规：血常规（红细胞、白细胞、嗜酸性粒细胞、血小板、血红蛋白等）、尿常规（红细胞、白细胞等）、粪常规。

（3）生化检查：肝、肾功能，电解质等。

（4）影像学检查：腹部 B 超（肝脏、脾脏、腹水）、直肠镜等。

5．感染地点和感染方式

本次发病前接触疫水日期、持续时长，感染地点，本地感染的须进一步明确感染的具体环境(须进一步开展环境调查与应急处置)、环境类型(沟渠、塘堰、水田、旱地、滩地、其他)。本次感染接触疫水的方式(抗洪救灾、农业生产、捕鱼捞虾、放牧与割草、洗涮用品、玩水游泳、洗手、洗脚、其他)；同期接触疫水人员情况(须进一步追踪调查)。感染地点近年螺情状况、家畜及野生动物感染情况、人群感染情况，以及药物灭螺等情况。

6．本次诊断和治疗情况

诊断的时间、虫种(日本血吸虫、埃及血吸虫、曼氏血吸虫等)、分型(急性、慢性、晚期)、确诊机构、治疗机构、病原学治疗情况等。

(二)调查人群感染情况

1．调查时间

一般在传播季节结束后1个月集中开展人群感染情况调查；对普通人群在接触疫水或可疑水体1个月以后开展查病工作；不明原因发热病人和疑似血吸虫病病例及时开展查病。

2．调查方法

(1)询检法。主要是询问受检人员在末次接触疫水或可疑水体后是否接受过检测或治疗(未接受检测或治疗，则判为阳性)，或末次治疗后，有无疫水或可疑水体接触史(有接触史，则判为阳性)及有无发热、腹泻等主要血吸虫病症状(有症状，则判为阳性)。

(2)免疫学方法。目前我省人群查病主要采用间接红细胞凝集试验(间接血凝，IHA)法开展人群检查。采集末梢血(约 $100\ \mu L$)或静脉血(约 2 mL)，及时送至实验室进行检测。1周内检测的标本可置 4 ℃冷藏保存；1周以上检测的标本需分离出血清，并将血清置于 -20 ℃以下冷冻保存。IHA 法以抗体滴度在 1∶10 及以上判为阳性。

(3)病原学方法。采集检查对象新鲜粪便样 90 g(鸡蛋大小)以上，进行改良加藤厚涂片法或/和尼龙绢集卵孵化法进行病原学检查，发现血吸虫卵或毛蚴即为阳性。检测完的加藤片应妥善保存，以备抽查复核。

3．统计指标

(1)受检率(%)$=\dfrac{检查人数}{应检人数}\times 100\%$。

(2)人群血检(免疫学检测)阳性率(%)$=\dfrac{血检阳性数}{血检人数}\times 100\%$。

(3)人群感染率(%)$=\dfrac{粪检阳性数}{粪检人数}\times\dfrac{血检阳性数}{血检人数}\times 100\%$。

(三)调查家畜感染情况

1．调查对象

对血吸虫病流行区存栏的家畜，包括牛、羊、猪、马属、狗等动物，主要是牛和羊，开展血吸虫感染情况调查。

2．调查时间

宜在春秋两季开展调查。

3．采样及检测

采粪的时间最好于清晨从家畜直肠中采取，或新排出的粪便。采粪量：牛、马属 200 g，猪 100 g，羊、犬 40 g，每份粪样需附上填好的送粪卡（畜主姓名、畜编号、来源、畜别、月龄等），于采粪当天送到检验室，一般采用粪便毛蚴孵化法进行病原学检测，一粪三检。

4．统计指标

$$家畜感染率 = \frac{病原学阳性头数}{病原学检查头数} \times 100\%。$$

（四）调查钉螺感染情况

1．调查时间

钉螺调查时间一般为上半年 3～5 月和下半年 9～11 月，而对钉螺扩散途径调查、可疑携带钉螺载体的监测可在每年的 4～10 月份涨水时期进行。

2．调查方法

（1）现有钉螺环境。采用系统抽样法调查，检获框内全部钉螺，并解剖观察，鉴别死活和感染情况。系统抽样调查法未查到钉螺时，对一些可疑钉螺孳生环境进行设框抽查。或在系统抽样过程中，对适宜钉螺栖息的场所（如坑洼地、牛脚印、小沟边和一些终年有水的小塘边等环境）和粪便污染严重的区域（如临时畜舍、停船港湾、家畜放牧必经之地等环境）进行设框抽查。

（2）其他环境。先采用环境抽查法调查，若检获活钉螺，再以系统抽样法进行调查。对所有查出钉螺的环境应采用 GPS 进行定位、面积测量，并收集、汇总有关数据。

3．实验室检测

采用压碎法、敲击法或爬行法等方法，鉴定捕获钉螺的死活。采用压碎镜检法、逸蚴法、LAMP 法等检测钉螺血吸虫感染情况。

4．统计指标

根据现场调查和实验室检测结果，计算钉螺面积、感染性钉螺面积、活螺密度、活螺框出现率、钉螺感染率、感染性钉螺密度、钉螺自然死亡率等指标。

（五）调查野粪污染情况

1．调查时间

一般 4～10 月在血吸虫病流行区有螺环境内开展调查。

2．器材准备

准备好相关器材，如长柄和短柄铁锹、弹簧秤（精确到 0.05 kg）、小号塑料袋（不漏水）、塑料整理箱（或大号塑料袋）、一次性塑胶手套、一次性口罩 、标签纸、记号笔、GPS 定位仪等。

3．现场调查

采用 20 m×20 m 系统抽样或结合环境抽样的方法，调查所有哺乳动物的新鲜野粪（人、牛、羊、狗、马、猪、兔、鼠等野粪），按滩按线分框记录野粪的种类、数量等。大牲畜的野粪，在采集前先对粪堆进行充分搅拌后采集 150 g 的样本，其他野粪采集全粪，装入塑料袋中，并进行编号待检。采集样本后剩余粪便统一进行掩埋，以免重复采样。对每个调查环境用 GPS 定位，确定野粪种类、质量。当天送至实验室检测。

4．实验室检测

野粪采集后带回实验室，采用粪便孵化法进行虫卵检测，利用尼龙袋集卵进行冲洗过滤，将收集的粪渣置于孵化瓶中，瓶中加入适量脱氯清水，置于一定的室温下进行孵化。

5．统计指标

（1）野粪平均密度 $= \dfrac{\text{收集野粪堆数}}{\text{调查面积}}$。

（2）野粪阳性率 $= \dfrac{\text{阳性野粪堆数}}{\text{收集野粪堆数}} \times 100\%$。

（3）野粪堆虫卵总数 $= \dfrac{\text{每堆野粪总质量} \times 3\text{ 次检测的毛蚴总数}}{3 \times 50}$。

（4）野粪感染度（EPG）$= \dfrac{\text{阳性野粪中虫卵数之和}}{\text{阳性野粪质量}}$。

（5）污染指数 $= 100 \text{ m}^2$ 调查面积内，野粪数量×野粪平均重量×野粪阳性率×EPG。

（六）调查水体感染情况

1．调查时间

一般在 4～10 月份。对于江洲湖滩等，须在水体上滩淹没有螺环境后开展调查。

2．方法

（1）哨鼠法。将小白鼠放入特制感染鼠笼内，每点放置 20 只体重大于 20 g 的小鼠，分成 2 笼，每笼间隔 10～20 m，自岸上放入预测定的自然水体中，使小白鼠的四肢、腹部和尾巴接触水面，在水中来回拖动鼠笼，每次上、下午各感染 2 小时，连续测定 3 天。小白鼠感染时，记录当时感染时间、水位、气温、水温、流速、风向。随后将小白鼠取回饲养，35 天后解剖观察感染血吸虫情况。

（2）仿生皮膜法。采用模拟动物皮膜的仿生膜技术及实时荧光聚合酶链反应（real-time PCR）技术诱捕、检测水体中的血吸虫尾蚴，适用于水体血吸虫尾蚴的快速监测和风险评估。现场调查时，每隔 20 m 放置一个仿生皮膜水面尾蚴采集装置。采集 4 小时后，取仿生皮膜进行血吸虫尾蚴 DNA 检测。

（3）网捞富集法。用 260 目的细卡普隆纱布，制成尖底漏斗形的捞网，剪去网尖端约 3～5 cm，再用绳扎起来。将网在检查的水面或水体中捞若干次。解去尖端的绳子，在 75% 酒精的容器内洗脱，取出较明显的漂浮物和杂质等。将洗脱液通过平底玻璃漏斗，抽气过滤。过滤结束后剪碎滤纸，采用 LAMP 法检测血吸虫核酸。

四、疫点处置

（一）疫点定义及启动调查条件

血吸虫病疫点是指发现血吸虫病原体的感染地点或存在血吸虫病传播风险的报告地点。出现以下情形之一时，应在 24 小时内启动疫点调查及处置：

（1）发现急性血吸虫病确诊病例。

（2）发现感染性钉螺。

（3）水体中监测到血吸虫尾蚴。

（4）发现含有血吸虫虫卵或者毛蚴的野粪。

（5）发现慢性血吸虫病确诊病例或病畜。

（二）核实与报告

发现或接到血吸虫病疫点的情况及报告后，应在 24 小时内组织开展疫情核实。疫情核实确认后，向辖区血防主管部门汇报。如核实为输入性病例、病畜等，报省级血防主管部门协调处置。如事件符合血吸虫病突发疫情标准，则按《血吸虫病突发疫情应急处理预案》进行上报并开展处置。

（三）疫点调查

对发现的急性（包括临床诊断病例）或慢性血吸虫病确诊病例逐一进行流行病学调查。同时对在与急性血吸虫病病例、慢性血吸虫病病例感染时间前后各 2 周、1 个月内，曾经在同一感染地点接触过疫水的其他人员进行追踪调查。对于发现的血吸虫病病畜，要对畜主开展问卷调查，了解家畜的来源、活动范围等信息，并对曾经在同一感染地点接触过疫水的其他家畜进行追踪调查。

根据流行病学调查线索或感染性钉螺、血吸虫尾蚴水体、阳性野粪发现地点，及传染源等确定疫点，进行钉螺和感染性钉螺调查，同时可以开展水体感染性测定。对疫点所涉及的居民区进行人群和家畜接触疫水情况调查，并开展人群和家畜查病工作。

（四）疫点处置

1. 病人治疗

对疫点调查发现的所有血吸虫病病例，应由县级及以上卫生行政主管部门组织医疗机构人员及时予以治疗。急性血吸虫病患者采用成人 120 mg/kg、儿童 140 mg/kg 六日疗法（体重以 60 kg 为限）。慢性血吸虫病患者采用成人 60 mg/kg、儿童 70 mg/kg 吡喹酮二日疗法（体重以 60 kg 为限）。

2. 预防性服药

根据早发现、早诊断、早治疗的原则，对同期有疫水接触史的人群，应在首次接触疫水 4

周后服用吡喹酮(40 mg/kg 体重)进行早期预防性服药,防止急性血吸虫病发生。

3. 病畜处置

对疫点调查发现的所有病畜,由动物防疫监督机构组织专业人员及时予以治疗或进行宰杀淘汰等处置。同批家畜应开展扩大治疗。治疗剂量黄牛按 30 mg/kg 体重、水牛按 25 mg/kg 体重、马属动物建议按 25 mg/kg 体重、羊按 20 mg/kg 体重、猪按 60 mg/kg 体重 1 次口服。黄牛以 300 kg、水牛以 400 kg 体重为限,马属动物体重建议以 250 kg 为限。

4. 环境处理

在血吸虫病疫点及其周围有钉螺的水域和钉螺孳生地,采用药物灭螺方法杀灭尾蚴和钉螺,使钉螺平均密度控制在 0.01 只/0.1 m² 以内,同时设置警示标志。有条件时,采用环境改造灭螺的方法彻底改造钉螺孳生地,消灭钉螺。

5. 健康教育

大力开展健康教育,利用各种宣传形式,迅速开展血吸虫病防治知识的宣传,提高群众的自我防护能力,并积极配合和参与所采取的控制措施。

6. 安全用水

对生产生活用水,疫点处置期间确定或提供安全水源。

7. 粪便管理

对病人、病畜的粪便进行灭卵等无害化处理。

(五)评估与终止

县级血防主管部门应在 7 天内完成疫点调查与处置工作,并将疫点处置报告报上级血防主管部门。上级血防主管部门接到报告后 1 周内对疫点处置情况进行评估,必要时可组织开展现场核查。根据评估结果确定是否终止疫点处置工作。

五、急性血吸虫病感染应急处置技术要点

(一)流行病学调查

1. 核实诊断

接到本辖区报告的急性血吸虫病病例后,应当立即与报告单位联系,对报告病例进行复核。24 小时内对疑似病例须进一步采集血样和粪样,进一步开展免疫学检测和病原学检测。根据疫水接触史、临床症状体征、免疫学检测以及病原学检测结果等,进一步核实诊断,并及时将复核检测结果反馈给报告单位。如事件符合血吸虫病突发疫情标准,则按《血吸虫病突发疫情应急处理预案》进行上报及开展处置。

2. 个案调查

对所有急性血吸虫病例逐一进行个案调查,内容主要包括病人一般情况、感染情况、发病表现、检查及治疗情况等。并对在患者感染时间前后各 2 周内在同一感染地点接触过疫水的人员进行追踪调查,并采集血样进行血吸虫病检测。调查人员应及时将"急性血吸虫

个案调查表"录入数据库,并通过血吸虫病信息专报系统上报。

(二)疫点调查

根据个案调查线索确定疫点及其范围,进行钉螺和感染性钉螺调查,有条件的可进行水体感染性测定。对疫点所涉及的居民区进行人群和家畜接触疫水情况调查,并开展人群和家畜查病、治病工作。

(三)现场处置

应在 24 小时内开展以下现场处置工作:

1. 病人救治

对发现的急性血吸虫病病人送定点医院,及时予以治疗。

2. 预防性早期治疗

根据早发现、早诊断、早治疗的原则,对同期有疫水接触史的人群,在首次接触疫水 4 周后进行吡喹酮早期预防性治疗,防止急性血吸虫病发生。

3. 人群查治病

对感染环境周边的村/居民、企事业单位员工等,采集血样进行血吸虫病免疫学筛查,阳性者予以化疗,并进一步采集粪便标本进行病原学检测。

4. 环境处理

对感染环境及其周围有钉螺的水域和钉螺孳生地,用 50% 杀螺胺乙醇胺盐可湿粉剂或其他灭螺药品杀灭尾蚴和钉螺。喷洒剂量为 2 g/m²,浸杀剂量为 2 mg/L;同时在易感区域设置警示标志。有条件时,采用环境改造灭螺的方法彻底改造钉螺孳生地,消灭钉螺。

5. 健康教育

大力开展健康教育,利用各种宣传形式,如刷写宣传标语、张贴宣传画、悬挂宣传横幅、发放宣传折页,利用广播、电视、报纸等传统媒体,以及网站、微信、微博、抖音等新媒体,迅速开展血吸虫病防治知识的宣传,提高群众的自我防护能力,并积极配合和参与所采取的控制措施。

6. 安全用水

要求居民在划定的安全生活区内取水,避免接触感染环境及其周边环境的水体。对饮用水源可能含有血吸虫尾蚴的,饮用前要进行卫生处理,方法为每 50 kg 水加漂白精 0.5 g或漂白粉 1 g,30 分钟后方可饮用。

(四)疫情监测

安排专人负责每天浏览网络直报信息系统,对网络直报报告的血吸虫病病例及时进行调查核实。各级医疗机构要加强对不明原因发热病人管理,对发热病人需要进一步询问患者疫水接触史,发现疑似病例要及时与当地疾控机构联系,防止出现误诊、漏诊。开展对各级医疗机构相关医务人员血防知识培训,提高血防意识和血吸虫病诊断水平。

（五）相关物资准备

（1）抗血吸虫药物：吡喹酮。

（2）灭螺、灭蚴药品：50%杀螺胺乙醇胺盐可湿性粉剂，或者26%四聚杀螺胺等；灭蚴缓释药包或者缓释瓶等。

（3）防护药品：防护油、漂白粉、漂白精等。

（4）检测血吸虫病试剂和器材：血清学诊断试剂和器材、病原学检查器材等。

（5）相关设备及器具：灭螺机、显微镜、解剖镜、GPS等。

（6）相关血吸虫病健康教育材料和器材等。

（汪为春编写，陈健、梁雅丽审核）

第三节　结核病预防控制技术

一、结核病概述

（一）流行概况

世界卫生组织《2022年全球结核病报告》指出结核病（tuberculosis，TB）是仅次于新型冠状病毒肺炎的第二大致死性传染病，位列全球死因第13位。同时，它也是艾滋病病毒感染者的"头号杀手"以及与抗生素耐药相关的主要致死性传染病。据估算，2021年全世界有新发TB患者1060万例，包括600万例成年男性，340万例成年女性以及120万例儿童。另外，HIV感染者占6.7%。2021年，全球160万例死于结核病，其中包括18.7万例艾滋病病毒感染者。由于发现和治疗的不足，耐多药结核病（multidrug-resistant tuberculosis，MDR-TB）仍然是一个公共卫生危机，只有36%需要治疗的患者得到了治疗。

据估算，20世纪初我国有千余万肺结核患者，每年因结核死亡120万左右。新中国成立之初，我国结核病患病率近2000/10万，病死率200/10万左右，在传染病中病死率排第一。70多年来，强化传染源发现、化学方案治疗患者等一系列措施的推进落实，我国结核病控制成效显著。据世界卫生组织估计，目前我国结核病年发患者数约为78万，仅次于印度和印度尼西亚，居世界第三。我国每年新发生的耐药结核病患者数仅次于印度，高耐药率是我国结核病难以控制的原因之一。2021年我国新发肺结核患者中MDR-TB比例为3.4%，而复治肺结核患者中MDR-TB比例高达19%。

（二）防治简史

结核病是世界上因单一致病菌致死最多的传染病。结核病是伴随人类历史最悠久的疾病之一,一直是无药可治的不治之症,直至 20 世纪 40 年代以后链霉素等抗结核药物陆续问世。结核病曾被称为"白色瘟疫",自 1882 年德国科学家柯霍发现结核杆菌,确定结核病的病原菌以来,据统计迄今已有 2 亿人因结核病死亡。人类与结核病的斗争是一个长期而复杂的过程,主要经历了以下几个阶段:

(1) 结核病病因不知,病原菌未被发现阶段。

(2) 1882 年,病原菌结核杆菌被发现。

(3) 1921—1924 年,卡介苗作为结核病疫苗被研发应用。

(4) 1944 年,首个抗结核药物链霉素(SM)问世,异烟肼(isoniazide,INH)(1952 年)、利福平(rifampicin,RFP)(1966 年)等多种药物相继出现,开启结核病化疗时代。

(5) 1995 年,全球倡导短程督导化疗 DOTS 策略,结核病控制走上新历程。

结核病历史久远,20 世纪初挖掘出土的原始人类骨头化石中被证实存在结核病变;在古埃及的木乃伊的脊柱中也考证出有结核病变;2000 多年前,人类才发现结核病可能具有传染性;17 世纪,欧洲工业革命兴起,工人工作强度高,加上恶劣的生活环境和卫生条件,结核病蔓延发病人数剧增,没有有效的治疗方法,死亡人数巨大。

随着科技的进步发展,人类在医学领域的不断求索,结核病防治工作也得到了实质性发展。1882 年,德国科学家发现了结核病是因为结核杆菌感染引起的,首次发现这种疾病的病原;1895 年,X 线的发现对结核病的诊断意义重大;1897 年,发现了结核病的传播与飞沫的关系;1908 年,结核菌素试验对结核感染的诊断意义重大;1930 年,结核菌培养技术的出现,病因学层面诊断技术由此发展;1931 年,纯蛋白衍化物(PPD)制成,进一步推进了结核感染诊断技术;1944 年后,链霉素、异烟肼、利福平等药物陆续出现,结核病治愈率逐渐提高;进入 21 世纪前,结核病得到了很好的控制,一度认为结核病可以消灭。过度乐观地估计,世界许多国家和地区对结核病防治体系和措施开始削弱,加上艾滋病的流行和耐药性菌株的出现,结核病疫情反而进一步加剧,成为严重的公共卫生问题,1993 年世卫组织提出了全球进入结核病紧急状态。

(三) 生物学特征

结核分枝杆菌喜有氧环境、生长缓慢、没有运动能力。因为不容易着色,着色后酸或酒精不能让其脱色,所以又称为抗酸杆菌。根据病灶内结核分枝杆菌生长速度的不同,又分为 A、B、C、D 四类菌群。A 群:在细胞外,生长快,传染性和致病力强,但也容易首先被治疗药物杀灭。B 群:在细胞内,在巨噬细胞中,酸性的细胞质对其有保护作用,但生长缓慢。C 群:在坏死灶内,这样的环境不利于生长,该类菌多处于休眠状态,偶尔生长繁殖,B、C 群的结核菌多较顽固,可休眠而持续存活达数年,这也是结核病复发的根源所在。D 群:该类菌一直处于休眠状态,少量地存在于病灶内,治疗药物对其完全无效,但没有致病力和传染性。结核杆菌在生长繁殖的过程中,少量结核菌基因可出现突变,从而可产生对治疗药物的耐药性,这也是一个重要的生物学特性。如果敏感菌被药物杀灭,耐药菌不断生存繁殖成为优势菌群,从而导致相应的抗结核治疗药物失效。结核杆菌在外界生存能力极强,在阴暗潮湿的地方可以存活几个月,但对酒精、加热较为敏感,最简便的灭菌方法是直接焚毁。

（四）流行病学特征

1. 传染源

结核病主要是人与人之间传播的传染病，传染源主要为向外界排出结核杆菌的结核患者（尤其是痰涂片阳性未经治疗者），患者在咳嗽、打喷嚏以及说话时，肺部病灶在与气道相通时，结核杆菌就会随着气流从嘴排出，悬浮于空气中，他人伴随着呼吸而吸入结核杆菌，从而发生感染产生原发病灶，可进一步发展为结核病，结核病的传播受多种因素影响。

（1）飞沫大小。患者排出的飞沫大小不一样，传播感染力也不一样。直径 $1\sim10~\mu m$ 的飞沫，悬浮于空气的能力强、持续时间久，可进入支气管末梢；直径大的飞沫，较重不易悬浮于空气，吸入风险较前者低。

（2）排菌多少。结核患者病灶情况不一样，排出的菌量也不一样。如空洞型的结核患者痰中的结核杆菌就非常多，痰中菌量越大，传播风险越高。痰液中含菌量越多，病人痰涂片检查阳性率越高，含菌量少时，痰涂片检查可呈阴性。涂片检查阳性的患者，传染性越大，与其密切接触的感染风险高于涂片检查阴性的患者。

（3）患者病情。病变严重、肺部损害广泛、病情进展快的患者，痰中结核杆菌含量大。据报道，一次咳嗽能排出 3000 多个飞沫，一次喷嚏排出量是咳嗽的几百倍；一般说话 5 分钟相当于咳嗽 1 次，飞沫形成的方式主要是通过咳嗽。

（4）接触程度。与病人接触程度越密切，被感染风险越大，偶尔接触病人的结核感染率相对较低。

（5）环境情况。环境的通风情况，是影响结核感染的一个重要因素，与病人同处一个密闭空间，被感染的风险加大。

2. 传播途径

肺结核的主要传染方式是呼吸道传播，其中以飞沫传播为最常见，其他如经消化道、母婴传播、皮肤伤口和呼吸道接种等传播方式极为少见。直径小于 $10~\mu m$ 的飞沫核可吸入肺泡，健康人群吸入结核患者排出的含菌飞沫可导致感染。经消化道传播是结核病感染的次要途径，牛乳中可能带有牛型结核分枝杆菌，饮用前未对其进行消毒会引起肠道感染。人体免疫防御体系对结核杆菌有一定的抵抗力，少量、毒力弱的结核杆菌一般会被杀灭。当结核杆菌毒力强、数量多，机体免疫系统不足以抵抗时，则会导致发病。

3. 易感人群

居住拥挤、营养不良、生活贫困等社会因素是经济欠发达地区人群结核病疫情较重的原因。进入人体后结核杆菌引起机体反应是一个复杂的过程，结核病好发于免疫状态不好的人群。

（1）人体防御。人体对结核杆菌的防御是一系列的理化和生物学反应。首先是上呼吸道的黏液吸附进入的含菌飞沫，分泌酶杀死结核菌，然后通过纤毛运动将残骸排出体外，或直接通过吞噬细胞将其吞噬消除。当上呼吸道的防御未能将结核杆菌消灭，则会进入下呼吸道，并导致进一步免疫防御反应。

（2）易感性。人群普遍易感，未被结核感染的人群都对结核病易感。结核杆菌进入人体后,在人体内生长繁殖缓慢,繁殖一代需要 15～20 小时,1 条菌繁殖 1 周才达 128 条,培养时需要 2～4 周,肉眼可见的菌落才能形成。体内结核杆菌达到一定数量时,才使人体患病,出现一系列的免疫与变态反应。

(3) 免疫保护和变态反应。人体对结核杆菌免疫分自然免疫和获得性免疫。自然免疫是先天免疫,具有非特异性。获得性免疫是后天免疫,具有特异性,人体感染结核杆菌后或接种卡介苗产生此类免疫,主要为细胞免疫,通过致敏的淋巴细胞和增强的吞噬细胞,包围、控制、消灭入侵的体内的结核杆菌。

人体对结核杆菌及其代谢产物的免疫反应是细胞免疫反应,属于迟发型变态反应。人体感染结核杆菌 1～2 个月后,才会出现这种迟发型变态反应,表现为局部炎性渗出,严重时出现干酪样坏死,同时伴有发热、乏力等全身症状,结核菌素皮肤试验,注射部位红晕较大,甚至出现水泡或坏死,呈强阳性反应。人体接种卡介苗后可出现免疫,此时结核菌素皮肤试验亦呈阳性。

人体对结核杆菌的免疫反应与变态反应是共存的,免疫反应起积极的保护作用,而变态反应则会导致组织破坏。人体感染结核杆菌后,病情的发展与转归,取决于进入体内结核菌的数量、毒力以及人体防御的免疫力和变态反应的情况,人体免疫力低下时,病情将会进展、恶化;反之,病情较轻,甚至不发病,也较容易治愈。

(4) 初感染和再感染。初感染常发生于儿童,初次感染结核杆菌后肺部出现原发灶,吞噬细胞吞噬细菌后转移至肺门淋巴结使其肿大,并可播散至全身出现隐性菌血症,在免疫力低下的情况下,可出现全身性结核病。成人时,因初次感染已具有一定的免疫力,再感染时,多是局部组织反应剧烈,多呈渗出性反应,严重时出现坏死或液化后吸收形成空洞,一般不易播散至全身,也不引起局部的淋巴结肿大。

(5) 原发性和继发性。肺结核分为原发性肺结核与继发性肺结核。人体初次感染结核杆菌后,在肺部形成原发性病灶,称为原发性肺结核,也称原发综合征,通常发生于儿童。继发性肺结核一般发生于成年人,人体已感染过结核杆菌并潜伏体内,对结核菌有一定的免疫力,潜伏感染的结核菌重新活跃发病。

二、结核病预防控制策略

(一)全球结核病预防控制策略

异烟肼具有高效的早期杀菌作用,利福平和吡嗪酰胺具有特殊灭菌作用,INH、RFP 和吡嗪酰胺(pyrazinamide,PZA)问世后,以 INH、RFP 和 PZA 为基本药物的短程化疗方案研究成功,即 2HRZ/4HR 方案(2 个月异烟肼、利福平、吡嗪酰胺 + 4 个月异烟肼、利福平),将疗程从原来的 18～24 个月缩短到 6 个月。短程疗法与长程疗法相比,复发率明显降低,优点显而易见。但由于短程疗法中含 INH 和 RFP,如果中断治疗或不规律用药容易产生对INH 和/或 RFP 的耐药性,其后果极为严重。因此,使用短程疗法强调采用直接面视下的短程化学疗法(directly observed treatment,short-course,DOTS)。1993 年,WHO 宣布全球结核病紧急状态,动员全球各国政府加大力度,强化各项结核病防控措施,遏制结核病流行。1994 年,WHO 将 DOTS 策略作为全球结核病控制策略,包含 5 项要素:

(1)政府承诺结核病防治规划,保障政治、财政和工作能力,落实结核病控制措施。

(2)加强传染源的发现,对所有肺结核疑似症状开展痰涂片检查。

(3)对病人实施免费治疗,采用标准的短程化疗方案,强化期或全疗程在医务人员直接面视下服药管理。

(4)提供抗结核药物,定期高质量供应。

(5)加强督导监测,建立结核病登记报告信息系统,统一执行标准,定期开展。

近年来,结核病防治工作不断深入发展,各项防治政策以及技术策略都有了很大进步提升。世界卫生组织于 2014 年将遏制结核病策略扩展为"终结结核病流行策略",并作为 2015 年后全球结核病控制规划的基础。该策略目标是在 2035 年"终结全球结核病流行"。2018 年联合国召开了首次防治结核病问题高级别会议,主题为"联合终结结核病:应对全球流行的紧急行动",以政治宣言的形式作出承诺加速全球终止结核病行动进展。

(二)中国结核病预防控制策略

我国政府历来高度重视结核病防治工作,自 2001 年以来国务院先后下发了三个《全国结核病防治规划》(简称《规划》),在《"健康中国 2030"规划纲要》《"健康中国"行动计划(2019—2030)》以及由国家卫健委、国家发改委、教育部、科技部、民政部、财政部、国务院扶贫办和国家医保局 8 部委联合印发的《遏制结核病行动计划(2019—2022 年)》中明确要求进一步加强结核病防治,这些政策性文件是我国结核病防控的纲领性文件。原卫生部和中国疾病预防控制中心先后制定下发了《中国结核病预防控制工作规范(2007 年版)》《中国结核病防治规划实施工作指南(2002 年版)》和《中国结核病防治规划实施工作指南(2008 年版)》这些规范和指南在指导全国结核病防治工作中发挥了重要作用。随着我国结核病控制策略不断发展和完善、新型结核病服务体系的建立和改进、结核病诊断和分类标准的更新、结核病诊断技术和方法的细化、结核病诊疗服务流程的规范、结核病管理信息系统的优化等,为了适应新形势下的需要,2020 年国家卫生健康委印发了《中国结核病预防控制工作技术规范(2020 年版)》。坚持以人民健康为中心,坚持预防为主、防治结合、依法防治、科学防治,坚持政府组织领导、部门各负其责、全社会协同,坚持突出重点、因地制宜、分类指导的原则开展结核病科学防治工作。

1. 服务体系

在各级卫生健康行政部门的领导下,强化疾病预防控制机构、医疗机构(结核病定点医疗机构和结核病非定点医疗机构)和基层医疗卫生机构等分工明确、协调配合的结核病防治服务体系;完善体系内各机构分工协作的工作机制,疾病预防控制机构牵头负责管理辖区内结核病防治工作,各机构相互配合、无缝衔接,为患者提供高质量的结核病防治服务。

2. 技术措施

(1)结核病预防。① 接种卡介苗。为新生儿、婴幼儿接种卡介苗。结核是慢性感染性疾病,化学治疗很难治愈而不复发,因此采用疫苗预防是最好的策略。但目前尚无理想的结核病疫苗。卡介苗虽广泛使用,但不能完成预防结核感染和发病,但儿童结核病发病显著减少,尤其能预防结核性脑膜炎、血行播散性粟粒性肺结核等严重结核病的发生。② 潜伏感染的预防性治疗。减少潜伏感染者的发病,逐步对艾滋病毒感染者/艾滋病患者、5 岁以下儿童、活动性结核患者密切接触者等结核潜伏感染的高危人群开展预防性治疗。③ 做好感染控制。做好肺结核患者的相对隔离和分区管理,医疗卫生机构落实预检分诊制度,人口聚集的高风险场所加强个人卫生宣传、佩戴口罩、保持良好的通风、环境消毒等。

(2) 控制传染源。以病人为中心,开展一系列诊疗、管理、关怀服务等工作,早发现、早治疗作为传染源的排菌患者,减少结核疫情的传播和蔓延。① 多途径发现。通过因症就诊、转诊推荐、主动筛查和健康体检等各种方式发现病人,积极推广更快速、更准确的分子生物学检测等新技术,对耐药高危人群、重点人群及时开展耐药筛查。② 规范治疗。以标准化治疗方案规范性开展治疗,根据病人药物反应、合并症、治疗史以及药敏试验结果等具体情况,合理、科学地调整治疗方案。③ 全方位管理和关怀。开展病人全疗程治疗管理服务,结合家庭医生签约服务制度,利用“互联网＋”技术,不断创新推进更高效、便捷的患者管理模式。

(3) 疫情监测。各级各类医疗卫生机构发现肺结核疑似病例或确诊病例,均须通过国家疾病预防控制信息系统进行疫情报告。结核病定点医疗机构对结核病病例的诊疗、检查、管理及转归等各类信息,均应进行登记管理。疾病预防控制机构对辖区结核病疫情进行监测和统计分析,对学校、监管场所、敬老院等场所结核疫情及时开展调查处置工作。

(4) 健康促进。动员社会相关部门、企事业单位、社会团体和有影响力的公众人物等参与到结核病防治工作中,形成政府主导、多部门合作、全社会参与的结核病防控良好氛围。采取多种途径和传播手段,对重点人群、重点场所、社会公众开展形式多样的健康宣教活动。

(5) 科学研究。加强结核病防治领域的科研工作,尤其是薄弱环节。基础研究和应用研究相结合,促进研究成果在结核病实际防控工作的应用,充分发挥科技的支撑作用,科学防治、循证施治、循证决策。

三、聚集性疫情应急处置技术要点

当学校、养老院、监狱、看守所等重点场所发生结核病疫情时,辖区内疾控机构监测发现,并联系相关部门对疫情及时进行处置。学校结核病聚集性疫情严格按照《学校结核病防治工作规范(2017 版)》及相关预案进行应急处置,其他场所疫情参考学校疫情处置,以下技术要点以学校为例。疫情处置过程中,遵循边调查、边控制、边完善的原则,市级疾控机构全程关注指导和提供技术支持,并组织专家审核病例诊断和密切接触者筛查结果。必要时,国家级、省级结核病防治机构组织专家指导处置。

(一) 现场调查前的准备

(1) 县(区)级疾病预防控制中心初步核实学校结核病聚集性疫情后,向县(区)卫生健康、教育行政部门和市疾病预防控制中心报告,成立疫情应急处置小组,明确参与现场调查的人员分工。同时,并及时向学校进行疫情通报,要求其做好各项准备工作,配合现场调查和应对处置。

(2)准备好现场调查处置所需的记录本、现场调查表(现场基本情况调查表、患者个案调查表和密切接触者调查表)、个人防护用品、宣传材料、照相机等。

(3)根据初步了解的情况制定现场调查方案,包括调查目的、调查对象、调查内容和方法,拟采取的控制措施、控制措施效果评价以及人、财、物方面的准备情况等。

(二)现场流行病学调查

1．召开座谈会

在教育和卫生健康行政部门领导和组织协调下,疫情应急处理小组抵达现场后,立即召集学校领导、校医、学生、教师代表等相关人员座谈会,听取疫情发生、发展、调查处置等工作。

2．调查前卫生宣教

宣传结核病的病原、传播途径、临床表现、检查方法、治疗方案、密切接触者筛查、预防措施以及国家的结核病免费政策等结核病防治核心信息。向学校师生如实提供有关疫情发生和控制的信息,使学生主动配合接受相关调查和检查。消除疫情发生所在学校师生的恐慌心理,维持学校正常的教学和生活秩序。

3．基本情况调查

调查发生事件学校的基本情况,包括学校的年级(班级)组成及人数,在校学生数、教职员工数、学生来源,教室和宿舍容量,学校校医的配置,学校晨(午)检、因病缺勤登记追踪、新生入学体检、宣传教育等常规工作开展情况。

4．现场卫生学调查

现场走访实地考察患者所在班级、宿舍、食堂、图书馆、计算机房等公共场所的环境卫生情况,调查患者班级座位位置、变换方式、相邻同学接触频次及日常防护情况,调查患者班级所在楼栋的楼层、楼道、班级、公用卫生间等分布情况及日常通风情况,调查患者所在宿舍楼栋的楼层、楼道、宿舍、公用卫生间等分布情况及日常通风情况,调查患者班级外及宿舍外日常活动较多的场所,调查近期宿舍来访人员情况等。

5．确诊患者的个案流行病学调查

主动开展病例搜索,逐例核实已发现病例的诊断。对所有确诊的肺结核患者要开展详细的个案流行病学调查。调查内容包括:患者的基本情况,发病、就诊和诊疗经过,发病后的主要活动,诊断治疗情况,目前的健康状况等。通过调查活动性肺结核患者尤其是传染性肺结核患者出现症状后的学习、生活经历,确定与其发生密切接触的人员范围及人员名单。

6．密切接触者调查

密切接触者是指与活动性肺结核患者,尤其是痰涂片阳性肺结核患者长时间在同一房间(教室或宿舍)或同一楼层学习(工作)、居住、生活的接触者,包括患者的同学(室友)、教师、家庭成员等,以及根据实际情况判断的其他密切接触者。

（三）现场控制和处置措施

1.强化健康教育工作

发生疫情的学校要在疾控机构的指导下,进一步加强全校师生及学生家长结核病防治知识的健康教育工作,及时消除其恐慌心理,稳定学校师生及家长情绪,维持学校正常的教学和生活秩序。

2.主动监测学生的健康状况

发生疫情的中小学校及托幼机构要加强每日晨检、因病缺课登记和追踪工作;高等院校则要建立健全宿舍、班、院（系）、学生处和校医院等学生健康状况信息收集报送渠道,及时发现潜在的疑似肺结核患者或肺结核可疑症状者。

3.确诊患者和疑似患者的处理

（1）确诊肺结核患者:对确诊的肺结核患者要及时转诊至属地定点医院进行治疗,建立患者的病案记录,对患者进行规范治疗和全程督导管理。凭定点医院出具的复学病情诊断证明,经学校同意后方可复学。

（2）疑似肺结核患者:疑似肺结核患者要密切进行医学观察,采取各种方法进一步明确诊断,疑似肺结核者一经确诊,要严格按照确诊肺结核患者进行治疗管理。

4.密切接触者筛查及处理

（1）筛查范围。根据《学校结核病防治工作规范（2017版）》有关规定和现场调查情况,确定筛查范围。

（2）筛查方法。① 肺结核可疑症状调查:询问是否有肺结核可疑症状。② 结核菌素试验:所有的密切接触者均开展结核菌素（PPD）检查,同时应询问卡介苗接种史,检查卡痕并记录有或无。③ 胸部 X 线检查:15 岁及以下学生 PPD 硬结平均直径≥15 mm 或有水疱等反应者,以及有肺结核可疑症状者均进行 X 线胸片检查;15 岁以上密切接触者均进行 X 线胸片检查。

（3）筛查后的处理。① 密切接触者筛查中发现的肺结核患者。对筛查发现的疑似肺结核患者转到属地的定点医院进一步确诊,并对确诊患者进行隔离治疗。② 单纯 PPD 反应直径≥15 mm 者或有水疱者,X 线胸片正常的密切接触者,在征求其知情同意和自愿的基础上开展预防性服药。③ 对于 PPD 反应直径<15 mm 非强阳性者,应当在 2～3 个月后再次进行结核菌素皮肤试验筛查,以便早期发现初次筛查时仍处于窗口期的新近感染者。④ 未进行预防性服药的其他密切接触者,应加强卫生宣教和随访医学观察,一旦出现肺结核的可疑症状,应及时到定点医院就诊检查。在首次筛查后 3 月末、6 月末、12 月末到结核病定点医院各进行一次胸部 X 光片检查。

5.环境卫生和消毒

学校要加强环境卫生管理,并在卫生部门的指导下做好相关场所的消毒工作。对患者学习、居住、生活的环境定期进行消毒,同时要加强公共场所,如教室、宿舍和图书馆等人群密集场所的开窗通风换气,保持空气流通。

6. 舆论引导和媒体沟通

学校结核病聚集性疫情发生后,可能会引起社会和媒体的关注,积极做好舆论引导和媒体沟通。

7. 突发公共卫生事件应对

一旦具有流行病学关联的病例在同一学期内发展到 10 例,县(区)卫生健康委要立即组织专家进行评估,确定是否构成突发公共卫生事件。若确定为突发公共卫生事件,由县(区)政府启动突发公共卫生事件Ⅳ级响应,成立由政府分管领导担任组长的学校结核病防控应急工作领导小组,宣传、卫健、教育、财政、公安等相关部门共同参与,各负其责,在落实前期各项防控措施的基础上,进一步强化疫情监测、密切接触者筛查、病例治疗管理、环境消毒、健康教育等防控措施。

(四) 风险评估

结合流行病学个案调查、现场卫生学调查和密切接触者调查结果,重点整理和描述与事件有关的关键信息后开展风险评估,包括:学校的硬件条件、通风管理和健康管理状况等基本信息;疫情的三间分布特征、严重程度、发生发展和潜在后果;疫情处置措施的安全性和有效性;疫情处置的相关风险要素评价等。

1. 分析疫情进一步传播的可能性

需要根据目前疫情情况患者和疑似患者的数量和波及范围、接触者感染水平及各项防控措施的落实情况等综合分析和判断是否存在学校内进一步传播的可能。

2. 分析疫情的严重性

需要从病例数量及病原学阳性病例数、危重病例数、耐药性结核病例数、病例涉及范围、接触者感染水平、所造成的经济损失、对社会稳定和政府公信力的影响、对公众的心理压力等方面进行分析。

3. 分析疫情处置措施的有效性

主要是找出疫情处置措施的不足和遗漏,提高疫情处置的效率。需要从接触者筛查范围确定合理性、筛查手段规范性、患者的治疗和休复学/休复课管理执行情况、预防性治疗覆盖情况等方面进行分析。

4. 脆弱性分析

需要从卫生应急体系建设、疫情处置能力、联防联控机制、保障措施以及公众心理承受能力等方面进行分析。尤其需要注意,舆情监控及疫情发布管理是疫情处置过程中需要重点关注的环节,非正常渠道散布不实疫情信息造成的舆情危机会影响疫情的正常处置;面临中考和高考的学生中发生结核病疫情,各种诉求、矛盾和焦点集中,处置风险和难度加大,需要谨慎处理;在疫情处置中用于患者诊疗筛查和预防性治疗等的经费是否充足也会对脆弱性产生影响。

根据对疫情进一步传播的可能性、严重性、处置措施的有效性和脆弱性等分析的结果,对事件的可控性和潜在扩散风险等进行综合研判,分析存在的问题和薄弱环节,确定风险控制策略,依据有效性、可行性和经济性等原则,从降低风险发生的可能性和减轻风险危害等方面,提出预警、风险沟通及控制措施的建议。

(五)调查报告与工作总结

1. 初次调查报告

初次调查基本完成后立即撰写调查报告,要求快,一般应在调查结束后当天完成。报告疫情发生学校的基本情况、疫情接报和核实情况、确诊病例基本信息、拟开展密切接触者筛查范围、已采取的防控措施、下一步工作计划和防控建议等。

2. 进程报告

疫情调查处置过程中,疫情应急处理小组根据疫情发生情况及密切接触者筛查结果,及时撰写进程报告,报告疫情的发展过程、势态评估、处置进程、控制措施、疫情发生原因等内容。

3. 总结报告

疫情终止以后,疫情应急处置小组应对疫情的发生和调查处理全过程进行全面总结,分析疫情发生的原因,并提出今后应对类似疫情的防范和处置建议。结案调查报告的主要内容包括疫情发生学校的基本情况、疫情接报和核实情况、疫情的发生经过、疾病的三间分布、现场调查处理过程、开展的防控工作及采取的措施、疫情发生原因、调查结论和改进提高工作建议等。

4. 报告要求

调查报告应及时上报本级卫生健康、教育行政部门和上级业务主管部门。

(章江编写,陈健、梁雅丽审核)

第四节　重点疫苗可预防疾病预防控制技术

一、脊髓灰质炎

目前,我国已实现无脊髓灰质炎(polio)(以下简称脊灰)的目标,但全球仍有部分国家存在本土脊灰野病毒(wild poliovirus,WPV)流行,其中包括与我国接壤的印度、巴基斯坦、阿富汗等国家;另外,在一些已经实现无脊灰目标的国家,由于疫苗接种率降低等原因,WPV重新输入,造成流行,如也门、印度尼西亚等国;我国依然存在WPV输入的风险。此外,脊灰疫苗衍生病毒(vaccine-derived poliovirus,VDPV)及其产生的脊灰疫苗衍生病毒循环(circulating vaccine-derived poliovirus,cVDPV)事件,也给维持我国无脊灰状态带来挑战。

(一)疾病概述

脊灰是一种由脊灰病毒引起的急性传染病。临床主要表现为发热、咽痛和肢体疼痛,部分病人可发生弛缓性不对称麻痹。流行时以隐匿感染为主,多为无瘫痪病例,儿童发病比成人为高,脊灰疫苗广泛使用前尤以婴幼儿患病为多,故又称小儿麻痹症。

脊灰的传染源为病人、隐性感染者和病毒携带者。隐性感染(inapparent infection)和轻症病人是本病的主要传染源,隐性感染者占99%以上。脊灰是人传人疾病,消化道传播是本病的主要传播途径,易感者通过接触被脊灰病毒污染的水、食物等感染、发病。在发病的早期,也可因消化道排毒经过粪—口途径传播,还可以通过咽部排毒经过口—口途径传播。在卫生条件较差的地区,粪—口途径传播占主导,而在卫生条件标准高的地区,口—口途径传播更常见。其潜伏期最短3天,最长35天,一般为5~14天。感染者粪便排出病毒可达数周至数月,潜伏期末至发病后3~4周都有传染性,传染性在麻痹症状出现前及出现后1~2周最强。人是唯一自然宿主,人群对脊灰病毒普遍易感,感染后可获得持久免疫力。脊灰病毒有3个血清型,型别间无交叉免疫。

在实施计划免疫之前,脊灰呈自然流行状态,一年四季均可发生,夏、秋季为流行高峰。1953年,我国将脊灰列入法定传染病报告,20世纪60年代初期,每年报告20000~43000例。随着疫苗推广使用,脊灰的发病急剧下降,70年代的发病数较60年代下降37%。进入20世纪80年代,全国实施计划免疫,脊灰的报告发病数进一步下降,1988年全国仅报告脊灰667例。但由于局部地区接种率较低,易感人群积累,1989年、1990年连续两年在全国发生了较大范围的流行,两年累计发病近万例。随着全国消灭脊灰规划的实施,自1994年10月以来未发现本土WPV病例,2000年中国实现了无脊灰的目标,并通过了世界卫生组织(WHO)认证。此后,我国在持续维持无脊灰状态的同时,持续面临境外WPV输入的压力,2011年在新疆发生了一次规模比较大的输入性WPV引起的本土传播疫情。

(二)预防控制措施

1. 疫苗免疫

(1) 疫苗种类。脊灰疫苗包括口服脊灰减毒活疫苗(OPV)和注射脊灰灭活疫苗(IPV)两种。OPV含有脊灰病毒减毒株,即含有弱化的脊灰活病毒。脊灰病毒有Ⅰ型、Ⅱ型、Ⅲ型3个血清型,制成的OPV疫苗有单价OPV、二价OPV和三价OPV。单价OPV(mOPV)含Ⅰ、Ⅱ、Ⅲ型病毒中的1种,二价OPV(bOPV)含Ⅰ、Ⅱ、Ⅲ型中任意2个型别的病毒,三价OPV(tOPV)则含全部Ⅰ、Ⅱ、Ⅲ型病毒。

IPV是3个型别脊灰病毒通过细胞培养、收获上清液、经纯化及甲醛灭活后,按比例混合制备而成。IPV还可以与一种或多种其他疫苗抗原制成的联合疫苗。对于前期未接种疫苗的个体而言,IPV诱导的肠道黏膜免疫力较OPV差。但IPV可减少粪便排出病毒的数量,缩短排毒时间,可能有助于减少病毒传播。

接种OPV与自然暴露于脊灰病毒类似,可引发体液免疫和黏膜免疫,产生持久保护。许多国家疫苗免疫经验显示,使用OPV后其脊灰病例急剧下降,这充分证实了OPV可以有效控制脊灰和消除WPV的循环。因此,使用OPV仍是全球大多数国家消灭脊灰行动的重要选项。但由于OPV是减毒活疫苗,加上儿童个体差异及免疫功能缺陷等原因,极少数受种者在服用OPV后可能发生疫苗相关麻痹型脊髓灰质炎(vaccine associated paralytic poliomyelitis，VAPP），临床表现与脊灰相同。此外，OPV 中的活病毒（Sabin 株）在缺乏肠道免疫力的个体或人群中持续复制，可重获传播能力和 WPV 神经毒性，可能导致 VDPV 的发生，甚至造成 cVDPV。

（2）免疫策略。我国于 1960 年自行研制成功 OPV，1965 年起在全国逐步推广使用，并于 1978 年将其纳入计划免疫。中国在总结国内外 OPV 强化免疫经验的基础上，自 1993 起，每年的 12 月 5 日和 1 月 5 日开展全国消灭脊灰的强化免疫日活动。1993 年 12 月 5～6 日和 1994 年 1 月 5～6 日，在全国范围开展了首次两轮强化免疫日活动，每轮有 7400 多万 0～3 岁儿童口服 OPV，开创了当时世界上强化免疫服苗人数之最。当前，通过全国维持高水平的常规免疫接种率，重点地区结合风险评估定期开展强化免疫或者查漏补种等免疫措施，结合高质量的 AFP 监测，我国持续处于无本土脊灰状态。

2015 年我国自主研发的 bOPV 和 sIPV 上市。按照 WHO 的建议，2016 年 5 月 1 日起，我国执行新的脊灰疫苗免疫程序，常规免疫中撤出了 tOPV 中的 II 型组分，使用 bOPV 开展接种，同时 2 月龄时用 IPV 替换 OPV。2019 年底，国家再次调整脊灰疫苗免疫程序，自 2020 年 1 月起我国儿童脊灰疫苗常规免疫程序调整为 2 剂 IPV 加 2 剂 bOPV。

（3）免疫程序。自 2020 年 1 月 1 日起，我国脊灰疫苗常规免疫共 4 剂次，采取 IPV 和 OPV 序贯接种的免疫程序，即 2 月龄和 3 月龄各接种 1 剂次 IPV，4 月龄和 4 周岁各接种 1 剂次 bOPV。

儿童家长还可自愿选择全程接种 IPV 或含 IPV 成分的联合疫苗，其免疫程序为 2 月龄、3 月龄、4 月龄和 18 月龄各接种 1 剂。该儿童 4 岁无须再接种 bOPV。原发性免疫缺陷、胸腺疾病、HIV 感染、正在接受化疗的恶性肿瘤、近期接受造血干细胞移植、正在使用具有免疫抑制或免疫调节作用的药物（如大剂量全身皮质类固醇激素）、目前或近期曾接受免疫细胞靶向放射治疗者，建议按照说明书全程使用 IPV。

2．其他防控措施

（1）隔离患者。自发病之日起至少隔离 40 天。第 1 周应同时强调呼吸道和肠道隔离，排泄物以 20% 漂白粉消毒，食具使用 0.1% 漂白粉澄清液浸泡或煮沸消毒，亦或置于日光下暴晒两天，地面可选用石灰水消毒，密切接触者手消毒和选用 0.1% 漂白粉或 0.1% 过氧乙酸。密切接触的易感者应隔离观察 20 天。

（2）做好日常卫生。培养良好的卫生习惯，保存环境卫生，消灭苍蝇等十分重要。本病流行期间，儿童应尽可能减少到人群众多场所，避免过分疲劳和受凉，推迟各种预防接种和非急需的手术等，以免促使顿挫型感染转变成瘫痪型。

（三）WPV 输入性疫情和 VDPV 相关事件应急处置技术要点

及早发现输入性 WPV 病例和 cVDPVs 病例，并迅速采取应急措施阻断病毒的传播和循环，直接关系到维持无脊灰工作的成败。

1．响应原则

（1）发现高变异株病例。收到省或国家脊灰实验室检测的高变异株病例后，省辖市疾控中心应立即将检测结果通报病例所在县区疾控中心，同时派人赴病例发生地，与县区疾控中心共同开展调查。

（2）发生单例 VDPV 病例。收到省或国家脊灰实验室检测的 VDPV 病例后，省辖市疾控中心应及时将检测结果上报市卫生健康行政部门同时通报病例所在县（区）疾控中心。立即对该病例进行分析，如未发现有关联的 AFP 病例，则将该病例暂时判定为单例 VDPV 病例。市疾控中心应立即派人赴病例发生地，与县（区）疾控机构共同开展调查。

（3）发现输入性 WPV 或 cVDPVs。我市发现输入性 WPV 或者 cVDPVs 病例后，应在 2 小时内向省疾病预防控制中心和市级卫生健康行政部门通报疫情，市、县两级立即开展调查处理并提请国家和省级给予技术支持。

2. 隔离与消毒

输入性 WPV 病例应及时进行隔离，停止排毒后 40 天方可解除隔离。病例分泌物、排泄物要用双倍的 20% 漂白粉乳液拌匀静置 2 小时后可倾倒；病例使用的便器用 3% 漂白粉澄清液浸泡 2 小时；被病例污染的食具、玩具及生活用品，可进行煮沸 15 分钟或采用 0.1% 漂白粉澄清液浸泡半小时。病例衣物、被褥可在日光下曝晒 2 天，室内地面、家具可用 1：200 消毒灵喷洒或擦拭，也可用 0.5% 的过氧乙酸。

3. 疫情应急处置

（1）高变异株病例的应急处置。疾控机构组成调查小组，赴现场开展病例核实、流行病学调查等工作；采集不少于 10 名接触病例健康儿童的标本，尽快运送至省级脊灰实验室进行检测；对发病乡和毗邻乡进行常规免疫接种率快速评估，调查年龄范围为 5 岁以下儿童；如发现当地脊灰疫苗接种率低于 90%，则要开展脊灰疫苗的查漏补种工作。

（2）单例 VDPV 病例的应急处置。卫生健康行政部门组织流行病学和临床专家组成立调查小组，赴现场开展病例核实、流行病学调查等工作。采集不少于 20 名接触病例健康儿童的标本，尽快运送至省级脊灰实验室进行检测。对发病县（区）和毗邻县（区）5 岁以下儿童进行常规免疫接种率快速评估。对发病县及毗邻县的各级各类医疗机构开展 AFP 病例的主动搜索，查阅过去 2 年相关科室的门诊日志、出入院记录和病案，并访谈医务人员，调查有无漏报情况，并记录主动搜索结果，同时开展入户病例搜索工作。市卫生健康行政部门根据接种率调查结果和 AFP 监测情况，确定是否开展脊灰疫苗加强免疫活动。如发现当地脊灰疫苗接种率低于 90%，则需开展加强免疫。接种范围和儿童年龄由卫生健康行政部门根据实际情况决定，建议加强免疫年龄范围为 5 岁以下儿童，也可根据实际情况扩大年龄组。至少以县（区）为单位，间隔为一个月开展两轮。做好加强免疫活动的督导和接种率的快速评估，未达到 95% 的地区应进行查漏补种。疾控机构持续开展监测，1 年内对病例所在县（区）及毗邻县（区）医院开展 2 次以上的 AFP 主动监测。

（3）输入性 WPV 病例或 cVDPVs 事件的处置。① 发生地县（区）人民政府应成立由各有关部门组成的疫情应急处理临时机构，在市应急处理领导小组和应急处理小组的统一指挥下开展工作。如果病例发生地的县（区）与其他省相邻，应立即逐级上报至国家疾病预防控制中心。② 市应急处理小组成员应迅速赶赴现场开展流行病学调查工作，核实病例，分析疫情发生的可能原因，组织力量尽快切断传播途径。③ 对发病地区及相邻地区 5 岁以下儿童开展常规免疫接种率快速评估，如有必要可扩大评估范围。④ 对发病县（区）和毗邻县

（区）所在市的各级各类医疗机构开展 AFP 病例的主动搜索,查阅过去 3 年相关科室的门诊日志、出入院记录和病案,并与医务人员交谈,调查有无漏报病例。⑤ 对发病县（区）和毗邻县（区）开展入户病例搜索工作。⑥ 根据省级卫生健康行政部门的要求,开展脊灰疫苗强化免疫,做好强化免疫活动的督导工作,工作结束后进行接种率的快速评估,对接种率未达到95% 的地区应进行查漏补种工作。⑦ 对病例的密切接触者,特别是有发热者应重点观察,对每一例脊灰或 cVDPVs 病例,应采集其周围接触者健康儿童标本至少 20 份粪便标本。⑧ 一旦发现 WPV,省级脊灰实验室应就地封存病例标本及分离物,后续检测工作必须严格按照生物安全规范要求进行。⑨ 通过媒体开展脊灰防治等知识的宣教活动,提高公众对预防接种的认知水平,激发其主动参与接种热情,培养其科学防病意识。同时还应向媒体和公众做好风险沟通工作。

二、麻疹

（一）疾病概述

麻疹（measles）是一种严重危害儿童健康的急性呼吸道传染病,由麻疹病毒引起,传染性极强,易引起暴发流行。人是麻疹病毒的唯一自然宿主,麻疹病人是该病的唯一传染源。麻疹病毒主要通过空气飞沫传播,也可因直接接触病例分泌物而感染。其潜伏期为 7～21天,通常为 10～14 天。一般从暴露到发热约为 10 天、到出疹约为 14 天。传染期一般是在皮疹出现前 4 天持续到皮疹发生后 4 天。人群对麻疹病毒普遍易感。未患过麻疹又未接种过麻疹疫苗者,暴露麻疹病毒后的显性感染率为 90% 以上。

我国 1991 年以前每年麻疹报告发病率均＞10/10 万,1993 年开始下降,1995 年降至5/10 万以下。1995—2005 年之间报告发病率在 5/10 万左右波动。2005 年麻疹疫情大幅回升,全年共报告发病数 123136 例,报告发病率 9.50/10 万。2006、2007 年发病有所降低,但仍处于较高水平。2008 年全国麻疹报告发病数继续上升,报告发病率 9.95/10 万,为近 15年来最高水平。2009 年麻疹报告发病率 3.95/10 万,较 2008 年大幅下降。2010 年、2011年、2012 年麻疹发病率保持持续下降趋势,报告发病率分别为 2.86/10 万、0.74/10 万、0.46/10 万。但从 2012 年底开始,全国麻疹开始反弹并持续回升,2014 年达最高峰,报告发病率 3.88/10 万,较 2013 年上升 90%。2015 年以来逐年、持续下降,2020 年报告麻疹 856例,较 2019 年下降了 71.36%,达到历史最低水平。

麻疹一年四季均可发生,2013—2016 年监测数据显示全国以 3～5 月为麻疹报告发病的高峰季节,但 2017 年以后季节性并不明显。我国麻疹报告病例主要集中在＜5 岁儿童,其中以＜1 岁婴儿发病率最高,发病率随着年龄增加而降低。

（二）预防控制措施

1. 疫苗免疫

（1）疫苗工艺和种类。目前麻疹疫苗只有减毒活疫苗一种。1963 年,麻疹疫苗首先在美国获准使用。1964年,我国自主研发麻疹疫苗成功上市。2002年麻疹-流行性腮腺炎-风疹联合减毒活疫苗(MMR)获批上市应用。现有麻疹单价减毒活疫苗、麻疹-风疹联合减毒活疫苗(MR)、麻疹-流行性腮腺炎联合减毒活疫苗(MM)、MMR、麻疹-流行性腮腺炎-风疹-水痘联合减毒活疫苗(MMRV,国内尚未上市)。这些联合疫苗均含有麻疹成分,统称为含麻疹成分疫苗(MCV)。接种含麻疹成分联合疫苗与接种麻疹单价疫苗产生的免疫效果是相似的。

(2)免疫策略。从1965年起,我国开始使用麻疹疫苗,1978年将麻疹疫苗纳入儿童计划免疫,8月龄开始接种1剂。1986年开始两剂次免疫程序,第二剂在7岁接种。1998年我国提出加速麻疹控制规划,2005年开始将第二剂免疫程序提前至18月龄。2006年开始实施消除麻疹行动计划,当时目标是2012年实现消除麻疹。2008年实施扩大免疫规划,由原来的麻疹单价疫苗改为使用含麻疹成分联合疫苗,8月龄接种1剂MR,18~24月龄接种1剂MMR。2004—2009年先后27个省开展麻疹疫苗补充免疫,2010年全国统一开展一次全国范围的麻疹疫苗补充免疫活动,覆盖到15岁以下人群。2020年6月起,全国范围使用MMR进行儿童常规免疫。

(3)免疫程序。MMR共接种2剂次,8月龄、18月龄各接种1剂次。

如需接种包括MMR在内多种疫苗,但无法同时完成接种时,应优先接种MMR疫苗。在麻疹疫情处置过程中,如需开展应急接种,可根据疫情特征考虑对6~7月龄儿童接种1剂MCV,但该剂次疫苗不计入常规免疫中。

自2020年6月1日起,2019年10月1日及以后出生儿童未按程序完成2剂MMR接种的,使用MMR补齐。2007年扩大国家免疫规划(扩免)后至2019年9月30日出生的儿童,应至少接种2剂MCV、1剂含风疹成分疫苗和1剂含腮腺炎成分疫苗,对不足上述剂次者,使用MMR补齐。2007年扩免前出生的小于18周岁人群,如未完成2剂MCV接种,使用MMR补齐。如需补种2剂MMR,接种间隔应不小于28天。

2. 其他防控措施

(1)保持良好的个人卫生习惯,维持室内空气流通;打喷嚏或咳嗽时遮掩口鼻,并妥善清理口鼻分泌物;保持双手清洁,双手被呼吸系统分泌物弄污后(如打喷嚏后)要立即洗手。

(2)如果出现发热、红色皮疹、咳嗽等症状时,尽快到医院诊治,就诊时应戴上口罩。

(3)患者应根据医嘱住院或居家隔离治疗或休息,避免将疾病传染给其他无免疫力的人群。

(4)发现麻疹疫情后,患者的密切接触者可在暴露后72小时内及时接种麻疹疫苗或免疫球蛋白进行暴露后预防。

(三)麻疹暴发疫情应急处置技术要点

现阶段麻疹暴发疫情定义为具有以下情况之一:以村、居委会、学校或其他集体机构为单位在10日内发生2例及以上麻疹病例;以乡(镇、社区、街道)为单位10日内发生5例及以上麻疹病例;以县为单位,一周内麻疹发病水平超过前5年同期平均发病水平1倍。

发生麻疹暴发疫情后,应做好疫情报告、调查、风险评估工作,采取控制措施,并通过麻疹监测信息报告管理系统报告调查处置信息。县（区）疾控机构应成立调查组，24 小时内启动现场调查工作，对暴发疫情涉及的每 1 例疑似病例均应进行流行病学个案调查、标本采集、实验室检测，开展风险评估，并采取适当控制措施。

1. 核实疫情

调查病例的发病与就诊经过，包括主要临床症状和并发症、医疗救治情况，进行病例诊断和分类，结合病例临床表现和流行病学调查结果，判断是否为麻疹暴发疫情。同时在暴发疫情早期至少采集疑似病例病原学标本 5 份（病例数小于 5 例全部采集），注意标本采集应在病例出疹后 5 天内完成。

2. 病例搜索

开展暴发疫情现场调查时，应对疫情所在地及周边地区近期所有的麻疹疑似病例开展回顾搜索调查。

（1）搜索的病例定义包括搜索时间段、地域范围和人群范围及病例症状体征等要素。为减少遗漏，搜索时间范围应从首报病例发病日期向前推 2～3 个最长潜伏期。当发现新的首发病例时，应相应地扩大搜索的时间范围，直至首发病例前 1 个最长潜伏期内无疑似病例。

（2）搜索范围及方式。① 医疗机构：查阅儿科、内科、皮肤科、传染病科等相关科室门诊日志、出入院登记，开展村医或个体医生访谈。② 学校（幼托机构）：调查学生或教师缺勤情况及原因，通过晨午检及早发现既往和续发病例。③ 村（社区）：入村访谈村医和群众搜索病例。④ 根据实际情况采取其他合适的搜索方式，如对机关、企业、厂矿等单位进行搜索。

3. 病例个案调查

对每例麻疹疑似病例的个案流行病学调查，要核实清楚 10 个关键变量，包括病例姓名、出生日期、性别、现住址、每剂麻疹/风疹疫苗接种日期、出诊日期、报告日期、调查日期、标本采集日期、感染来源等，尤其要获取准确的含麻疹成分疫苗免疫史，详细记录接种剂次和接种时间，15 岁以下病例接种信息须以接种证、接种卡、儿童预防接种信息系统数据为准。调查感染来源十分重要，对于输入病例还需补充调查病例国籍、外出史、入境时间、入境后活动范围及接触人群及接触者发病情况等流行病学信息。

4. 流行病学特征描述

完成病例搜索和个案调查基础上，迅速按照时间、地区、人群分布等流行病学特征对疫情进行描述，确定暴发的范围和严重程度、寻找可能的危险因素和暴发原因线索等。

时间分布主要描述暴发的时间范围、首例病例和末例病例发病时间分布、采取控制措施的时间以及疫情进展。地区分布主要描述病例在发病地区的分布，以识别疫情控制重点范围。人群分布主要描述病例年龄、性别、职业等人口学特征，还应总结描述其流动性、免疫史等特点，从而判断疫情控制的重点人群。

5. 传播风险评估

开展疫情现场调查时，应同步了解其周边区域人群免疫状态，以评估疫情向周边区域扩散的风险。

（1）了解基本信息。需获取暴发疫情发生地区的人口构成、地理环境特征、社会经济状况、卫生服务提供情况、MCV 接种情况、近 5~10 年麻疹流行情况、近期开展的大型活动等相关信息。

（2）接种率评估。单个病例疫情可调查病例所在的集体单位或居住的村（居委会）30 名 1~6 周岁儿童及密切接触者麻疹疫苗接种情况。若病例分布在不同的集体单位或村、居委会，可以病例较为集中的村（居委会）为中心，在其近、中、远距离各选取 1 个村（居委会），每个村（居委会）各随机入户调查 10 名（共 30 名）1~6 周岁儿童，以评价当地儿童麻疹疫苗接种情况。上述调查中，如发现 21 名及以上儿童未按照免疫程序完成含麻疹成分疫苗接种，提示应开展查漏补种或加强免疫。

当暴发疫情病例以成人为主时，除了要对暴发地小年龄组儿童麻疹疫苗接种率进行调查外，还要调查人群麻疹疫苗接种情况，以评估疫情在该人群扩散的风险。

（3）常规免疫接种率分析。当某地的易感人数累积到一定数量时，一旦有病例输入或发生，就容易在该人群中传播，发展为暴发疫情。根据历年麻疹疫苗常规免疫和加强免疫的情况，可分析易感人群积累情况。一般地，同一出生队列中易感者积累数 = 当地当年出生人口数×（1 - 常规免疫实际接种率×疫苗效力）。

（4）暴发疫情发展趋势评估。疫情发展趋势需综合暴发疫情流行病学特点、人群易感性评估结果、经济社会人口等因素判断，其结论将为及时采取有效处置措施提供依据。疫情发展趋势评估主要考虑以下因素：① 已采取的病例管控措施。② 当地人群特点，如人口数量、密度、流动性和疫情发生特点等。③ 发生月份和近期重大节日、大型集会或其他社会事件致使传播机会增加的可能。④ 麻疹监测系统敏感性及本次麻疹疫情报告的及时性。⑤ 其他如医院院内感染管理、营养状况等。

6．控制措施

麻疹疫情应在疫情初期尽早落实，不应等待所有危险因素完全调查清楚之后再采取。控制措施还应根据新的疫情调查结果不断调整完善。

（1）一般措施。

① 病例管理。对症治疗麻疹病人，并进行并发症防治。麻疹病例隔离时间应自前驱期出现卡他症状时开始直至出疹后 4 天，并发肺部感染的应隔离至出疹后 14 天。疑似病例未确诊之前，按确诊病例进行隔离。住院病例应实施呼吸道隔离措施，疑似麻疹病例应单独病房诊治，确诊的麻疹病例可同住一个病房。未住院病例建议暂时离开学习、工作的场所，居家休息隔离，尽量只与接种过麻疹疫苗或麻疹患病史的家庭成员接触，避免接触婴儿、无疫苗接种史的儿童或成人。

② 密切接触者管理。调查人员应收集密切接触者信息并详细记录，结合疫情发展趋势评估结果制定相应的管理措施。在医疗机构、托幼机构、学校、厂矿企业等集体单位及家庭内发生疫情时，密切接触者在接触传染期麻疹病例后应进行医学观察，观察期限到最后一次接触后 21 天，在此期间避免与其他易感者接触。告知密切接触者若出现发热、流鼻涕、咳嗽或结膜炎等症状应及时就医，并尽快对其开展应急接种。

③ 感染控制。对麻疹病例所在的一般场所和居家室内环境可开窗通风，但随时消毒并无必要。集体单位发生麻疹疫情后避免集体活动减少病毒的传播。与病例近距离接触须戴

口罩,接触后要及时洗手。负责现场流行病学调查、采样和医疗救治的工作人员要加强个人防护,易感者须及时接种麻疹疫苗。

收治麻疹患者的医疗机构必须具备隔离条件,在麻疹暴发期间要实施更严格的感染控制,按照《医疗机构传染病预检分诊管理办法》的有关要求,对具有发热、出疹等症状的患者进行预检分诊,防止在门诊输液室等区域造成交叉感染。

④ 加强监测。落实疫情报告、主动监测等制度,暴发地疾控机构与医疗机构加强沟通,使所有责任报告单位、责任报告人都知晓有麻疹暴发疫情发生,及时发现并报告疑似麻疹病例,提高监测系统的敏感性、及时性与特异性。做好暴发地区疑似麻疹病例的主动搜索,如对学校、托幼机构和集体用工单位开展晨检,必要时开展病例零报告制度。

⑤ 风险沟通。麻疹暴发疫情可能会引起公众和媒体广泛关注,暴发期间应做好舆情监测,在负面消息或虚假信息广泛传播之前,及时、主动与媒体沟通,向公众传递正确信息,避免恐慌和误解,积极采取正确的个人防护措施,配合疫情防控工作。开展麻疹疫苗群体性接种前,应做好社会动员,告知发生麻疹疫情的信息、疫苗接种的目标人群、接种时间及地点等信息,取得媒体及社会的理解,及时为目标人群接种疫苗。

(2)免疫措施。

① 常规免疫。发生麻疹暴发的地区应针对疫情所暴露出来的问题,加强常规免疫工作,在保证常规免疫接种率基础上,重点强调含麻疹成分疫苗及时接种率,使易感儿童及时、尽早得到保护,减少小年龄易感者数量。

② 应急接种。麻疹疫情发生后,结合疫情调查及疫情扩散风险评估结果,对重点人群开展麻疹疫苗应急接种,可短期内保护易感者,减少二代病例,提高人群免疫力,阻断病毒传播。

开展时间:应急接种应尽快开展,越早开展越能有效控制麻疹疫情。对密切接触者的接种尽量在暴露后 72 小时内完成。对社区内开展应急接种,应在尽可能短的时间(如一个最短潜伏期内)内完成(争取 3 天内接种率达到 95%以上)。

覆盖年龄组:目标人群的选择需要依据人群免疫状况评估、年龄别罹患率等资料综合分析确定。应特别关注常规免疫服务难以覆盖的人群、上次强化免疫未覆盖儿童、医院和其他卫生机构的工作人员等。当发生暴发的人群以成人为主时,建议可覆盖至 1978 年之后的出生队列。

开展区域范围:应急接种开展的区域范围可根据麻疹疫情规模和扩散风险评估结果综合确定。当在学校、托幼机构、建筑工地、厂矿等集体单位发生暴发疫情,应对该集体单位内所有人员的免疫状况进行评估,开展该单位全人群的应急免疫或查漏补种。当病例在自然村、居委会等人口较为分散的场所,应对病例接触者及病例周围易感人群开展应急接种,必要时可跨社区(村)、乡镇、县区开展,并重点关注常规免疫工作比较薄弱、有较多易感儿童的地区。

疫苗种类:为有针对性控制疫情,在未作出实验室诊断前开展应急接种的,建议采用含麻疹-风疹成分的联合疫苗。在暴发疫情经实验室确诊后,可使用相应单价疫苗或联合疫苗,在条件允许的情况下优先考虑使用联合疫苗。

应急接种形式:结合麻疹疫情扩散风险评估结果、目标人群既往接种率、免疫史记录质量、目标人群对重复接种的接受程度综合分析,确定选择查漏补种(需核实目标人群既往免疫史及患病史来确定接种对象)或应急接种(无论既往麻疹疫苗免疫史均接种)。一般地,病例接触者或周边社区人群麻疹疫苗全程接种率较高,且接种记录、登记较为完善时,可对目标人群开展查漏补种;而在流动人口聚集或常规免疫薄弱地区,多数接种对象免疫史不清,应开展应急接种。

(3) 特定场所防控措施。在特定场所发生的麻疹疫情,除实施一般控制措施和免疫预防措施之外,还需要针对特定场所的特点,因地制宜、科学有据地采取针对性的防控措施。

① 学校与托幼机构。麻疹在学校、托幼机构等集体单位暴发时,病例须暂时离开学校,住院或居家隔离治疗,出疹后4天内避免与易感者接触。

病例所在班级应立即开展应急接种,同时对校内所有儿童免疫史进行查验并开展查漏补种,校内工作人员如果无免疫史也应接种含麻疹成分疫苗。如病例数较多、传播风险较大时,对同一地区暂时未受暴发影响的学校与托幼机构的儿童也应考虑开展接种率评估和查漏补种。

在发生暴发疫情的学校及周边学校,应开展晨检和因病缺勤病因追查与登记,加强监测,做到早发现、早报告、早调查。教室等环境保持空气流通,开展预防麻疹的健康宣传教育,使师生养成良好卫生习惯,增强防病意识。

② 医疗机构。在麻疹流行的地区和麻疹高发季节,医疗机构可能成为助推麻疹病毒传播的特殊场所,这对小月龄儿童的影响尤为明显。应在以下方面加强医疗机构的麻疹防控工作。

防止医护人员感染麻疹并成为传染源造成医源性传播。所有可能暴露于麻疹病例的医务人员,如无两剂次麻疹疫苗免疫史、既往患病史或血清学免疫力证据,均应接种麻疹成分疫苗。对于已经暴露于麻疹病例的医护人员,无免疫史者应进行隔离并采取适当的暴露后预防措施(如接种麻疹疫苗)等。

防止医院成为助推麻疹病毒传播场所。做好就诊病例的预检分诊,尤其防止门诊治疗、集中输液等环节造成的交叉感染。做好住院病例的隔离,免疫功能低下的病例应隔离更长时间,禁止麻疹病例与易感者接触。

做好宣传教育。对于在医疗机构就诊并可能接触到麻疹病例的易感者,尽早接种含麻疹成分疫苗。未到免疫月龄婴儿,在医疗机构接受诊疗活动过程中,尽量避免与其他患者近距离接触。医生在诊治适龄儿童病例时,应常规询问疫苗接种情况,提醒及时接种免疫规划疫苗。

③ 流动人口聚集地。在流动人口聚集地的儿童可能错过接种麻疹疫苗,麻疹暴发可以暴露出常规免疫薄弱环节并予以改进的机会。发生暴发疫情后,在开展应急接种措施控制疫情的同时,结合发现的常规免疫薄弱原因,制定加强常规免疫工作的长期计划,及时分析流动人口聚集地的健康教育需求,广泛开展有针对性的宣传教育,提高常规免疫接种率,避免新的暴发疫情发生。

④ 成人集体单位。在厂矿、工地、企业等成人为主的集体单位发生麻疹暴发时,由于发病人群免疫史不清,应根据发病年龄特点、人群免疫力评估结果等因素确定目标人群,做好宣传动员,尽早开展应急接种。避免由于人员流动性大、依从性差使疫情控制措施流于形式。

⑤ 紧急情况。当发生突发自然灾害等紧急情况时,原有秩序被严重破坏,生活环境恶劣、拥挤,极易造成传染病暴发流行,尤其是麻疹这类传染性极强的疾病。在紧急情况发生初期,如果当地常规免疫疫苗接种率低于90%,群体性接种麻疹疫苗应是最优先考虑的免疫预防措施,无需等待有病例报告才开展。

（4）风险评估与预警。各级卫生健康行政部门、疾病预防控制机构应及时开展风险评估，分析利用历年麻疹疫情、疫苗接种率及人群麻疹抗体水平调查等信息，对本地区麻疹疫情发生发展趋势进行预测、预警。

（江良梁编写，陈健、梁雅丽审核）

第五节　常见传染病疫情调查处置技术

一、手足口病疫情调查处置技术要点

（一）疾病特征

（1）病原：手足口病（hand-foot-and-mouth disease，HFMD）由肠道病毒引起，主要致病血清型包括柯萨奇病毒（Cox）A 组 4～7、9、10、16 型和 B 组 1～3、5 型，埃可病毒的部分血清型和肠道病毒（EV）71 型等，其中以 Cox-A16 和 EV-A71 最为常见，重症及死亡病例多由 EV-A71 所致。近年部分地区 Cox-A6、Cox-A10 有增多趋势。病毒对外界环境的抵抗力较强，室温下可存活数日，污水和粪便中可存活数月；对紫外线及干燥敏感，能抵抗 70% 乙醇，对含氯消毒剂比较敏感，在 50 ℃ 可被迅速灭活。

（2）传染源：患者和隐性感染者。

（3）传播途径：主要经粪-口途径传播，其次是呼吸道飞沫传播和密切接触传播（口鼻分泌物、疱疹液及被污染的手及物品）。

（4）人群易感性：人群普遍易感，低年龄组儿童（5 岁以下儿童为主，3 岁以下发病率最高）最为易感，成人大部分为隐性感染。肠道病毒各型之间鲜有交叉免疫力。

（5）传染期：一般以发病 1 周内传染性最强；患儿粪便中病毒排毒时间为 4～8 周。

（6）流行季节：全年均可发生，一般 5～7 月为发病高峰，部分年份 9～12 月出现次高峰。

（7）主要临床表现：潜伏期多为 2～10 天，平均 3～5 天，病程一般为 7～10 天。急性起病，发热，口腔黏膜出现散在疱疹，手、足和臀部出现斑丘疹、疱疹，疱疹周围可有炎性红晕，疱内液体较少。可伴有咳嗽、流涕、食欲不振等症状。部分患者无发热，仅表现为皮疹或疱疹。一般预后良好；少数病例，特别是 EV71 感染患儿，可出现脑膜炎、脑炎、脑脊髓炎、神经源性肺水肿、循环障碍等，病情凶险，可致死亡或留有后遗症。

（二）病例定义

1. 临床诊断病例

在流行季节发病，常见于学龄前儿童，婴幼儿多见。

（1）普通病例：发热伴手、足、口、臀部皮疹，部分病例可无发热。

（2）重症病例：出现神经系统受累、呼吸及循环功能障碍等表现，实验室检查可有外周血白细胞增高、脑脊液异常、血糖增高，脑电图、脑脊髓磁共振、胸部 X 线、超声心动图检查可有异常。

2．实验室确诊病例

临床诊断病例符合下列条件之一者，即可诊断为实验室确诊病例：

（1）病例生物样本中分离到人肠道病毒。

（2）病例生物样本中检测到人肠道病毒特异性核酸。

（3）血清标本人肠道病毒型特异性中和抗体滴度≥1∶256，或急性期与恢复期血清肠道病毒特异性中和抗体有 4 倍及以上的升高。

（三）聚集性和暴发疫情判定标准

1．聚集性病例

指一周内同一托幼机构或学校等集体单位发生 5 例及以上手足口病病例；或同一班级（或宿舍）发生 2 例及以上手足口病病例；或同一个自然村/居委会发生 3 例及以上手足口病病例；或同一家庭发生 2 例及以上手足口病病例。

2．暴发疫情

指一周内同一托幼机构或学校等集体单位发生 10 例及以上手足口病病例；或同一个自然村/居委会发生 5 例及以上手足口病病例。

（四）流行病学调查

1．调查范围

发现手足口病聚集性病例、重症或死亡时，县区级及以上疾控机构要立即组织开展现场调查处置。

2．搜索病例及个案调查

在出现聚集性病例或暴发疫情时，可参考上述病例定义制定疫情调查的病例定义。

病例搜索的方法包括收集晨午检记录、因病缺勤记录和校医（厂医）记录，在辖区各级医疗机构查阅门诊日志、出入院登记等。对搜索到的病例采用一览表收集病例信息。

3．样本采集

所有重症和死亡病例均要采集标本，可以采集咽拭子、粪便或肛拭子、疱疹液、脑脊液、血清等，死亡病例还可采集脑、肺、肠淋巴结等组织标本。聚集性病例至少要采集 2 例病例标本开展病原学检测。

（五）防控措施建议

1．传染源管理

患儿应及时就医、治疗；居家患儿要密切关注病情变化。管理时限为自患儿被发现起至症状消失后 1 周。

2．消毒措施

辖区疾控机构应指导病家、托幼机构和小学开展消毒工作，对患儿使用过的玩具、用具、餐具等物品和活动场所的物体表面进行消毒。

3．托幼机构预防控制措施

（1）每日进行晨午检，发现可疑患儿时，要采取立即送诊、居家观察等措施。

（2）出现重症或死亡病例，或1周内同一班级出现2例及以上病例，建议病例所在班级停课10天；1周内累计出现10例及以上或3个班级分别出现2例及以上病例时，经风险评估后，可建议托幼机构停课10天。

（3）老师要保持良好的个人卫生状况；指导儿童养成正确洗手等良好的卫生习惯。

（4）教室和宿舍等场所要保持良好通风；定期对儿童用具、物品、公共设施等开展消毒。

二、流行性感冒疫情调查处置技术要点

（一）疾病特征

1．病原

流感（influenza）病毒，病毒易变异，分为甲、乙、丙、丁四型，目前感染人的主要是甲型流感病毒中的H1N1、H3N2亚型及乙型流感病毒中的Victoria和Yamagata系。流感病毒对乙醇、碘伏、碘酊等常用消毒剂敏感；对紫外线和热敏感，56℃条件下30分钟可灭活。

2．传染源

主要为流感患者，其次为隐性感染者。

3．传播途径

主要经飞沫传播，也可通过口腔、鼻腔、眼睛等处黏膜直接或间接接触传播，接触患者的呼吸道分泌物、体液和污染病毒的物品也可能引起感染。

4．人群易感性

人群普遍易感。接种流感疫苗可有效预防相应亚型的流感病毒感染。

5．传染期

病例症状出现前2天到症状出现后大约1周均可传播流感病毒，儿童达10天或更长时间。以病初2~3天的传染性最强。

6．流行季节

冬春季为流行高峰期，少数年份在夏季出现小高峰。

7．主要临床表现

潜伏期一般为1~7天，多为2~4日。病程通常为5~10天。主要以发热、头痛、肌痛和全身不适起病，体温可达39~40℃，可有畏寒、寒战，多伴全身肌肉关节酸痛、乏力、食欲减退等全身症状，常有咽喉痛、干咳，可有鼻塞、流涕、胸骨后不适等。颜面潮红，眼结膜充血。

（二）暴发疫情和突发公共卫生事件判定标准

1. 暴发疫情

1周内，在同一学校、幼托机构或其他集体单位出现10例及以上流感样病例[发热（体温≥38 ℃），伴咳嗽或咽痛之一者]。

2. 突发公共卫生事件

1周内，在同一学校、幼托机构或其他集体单位出现30例及以上流感样病例，或发生5例及以上因流感样疾病住院的病例（不包括门诊留观病例），或发生2例以上流感样病例死亡。

（三）疫情调查

1. 流行病学调查

（1）核实诊断：接到疫情报告后，医疗机构及疾控机构根据流感样病例的诊断标准，对报告的病例进行核实诊断，确定暴发的存在。

（2）疫情发生单位基本信息收集：发生学校教职工和各班级的学生分布情况、单位名称、地址、报告人、联系方式；涉疫人数、教学/生产活动形式（如学校全日制、夜校和寄宿等）；全校或部分单位的名册及单位的平面图、示意图（注明工作/住宿分班级、部门、楼层、区域）；地理地貌、居住条件等。

（3）病例定义：在某集体单位中，从报告或初步核实的首例病例发病日期往前追溯7天至调查时，符合流感样病例定义的人员。

（4）病例搜索：通过查阅晨午检记录、缺勤（缺课）记录、医务室或医疗机构就诊记录以逐个部门或班级调查等方式主动搜索流感样病例。

（5）个案调查：填写流感样病例调查一览表，除病例基本信息外，还应包括发病日期、临床症状、流感疫苗接种史等信息。

2. 样本采集

（1）采样种类：采集流感样病例的咽拭子、鼻拭子或鼻咽拭子，必要时，可同时采集急性期（发病后7天内）和恢复期（发病后2~4周）双份血清标本。

（2）采样要求：应采集发病3天内的呼吸道标本，优先采集新发病例的呼吸道标本；均衡选择采样对象，避免集中在同一部门或班级、宿舍。重症病例和死亡病例标本尽量全部采集。若符合流感样病例诊断标准的标本较少，为明确疫情性质，可采集体温为37.5 ℃以上伴咳嗽、头痛或肌肉酸痛等症状的新发病例。每起暴发应采集至少10份的呼吸道标本，现症病例不足10例，应全部采样。

（3）样本的保存和运送：样本采集后应在2~8 ℃的条件下，48小时内运送至实验室。如未能48小时内送至实验室，应置-70 ℃或以下保存，一周内送到实验室。标本应避免反复冻融。采样人员应完整填写采样登记送检表随标本一同运送。

（四）防控措施建议

1. 病例管理

患者及时就医,居家或住院治疗。休息期间避免参加集体活动和进入公共场所。患者所在单位做好病例随访。体温恢复正常、其他流感样症状消失 48 小时后或根据医生建议,患者可正常上课或上班。

2. 强化监测

疾控机构指导疫情发生单位强化每日晨午检制度、因病缺勤登记制度,疫情暴发期间每日按要求向辖区疾控机构报告流感样病例监测情况。

3. 环境和个人卫生

注意保持教室、宿舍、食堂等场所的空气流通,经常开窗通风,保持空气新鲜。集体单位和公共场所应定期打扫卫生,保持环境清洁。注意个人卫生,勤晾晒被褥,勤换衣,勤洗手,不共用毛巾手帕等。咳嗽和打喷嚏时用纸巾或袖子遮住口、鼻,出现流感样症状后或接触病人时要戴口罩。

4. 健康教育

疫情发生单位可采用宣传画、板报、折页和告知信等形式宣传卫生防病知识。

5. 药物治疗

对于流感重症病例或出现流感样症状的慢性病患者、老年人等流感高危人群,要进行抗病毒药物治疗,药物首选奥司他韦等神经氨酸酶抑制剂。

6. 学校停课措施

必要情况下可根据专家建议采取停课、放假等措施。原则上,停课的范围应根据疫情波及的范围和发展趋势,由小到大,由班级到年级再到全校。停复课标准建议如下:

（1）**班级停课**:达到以下标准之一者,经评估疫情存在进一步扩散可能,报经当地教育主管部门,该班可实施停课。停课期限一般为 4 天。① 该班级当天新发现流感样病例达 5 例及以上。② 该班级现症流感样病例达 30% 及以上。③ 一周内发生 2 例及以上实验室确诊流感住院或死亡病例(不包括门诊留观病例)。

复课标准:停课期限届满可复课。仍有流感样症状的学生,需体温恢复正常、其他流感样症状消失 48 小时后或根据医生建议方可恢复上课。

（2）**年级/学校停课**:疫情如持续发展影响学校正常教学活动时,教育部门应组织对疫情风险进行评估,可逐级实施停课措施。停课期限一般为 4 天。停课期限届满后,经评估来确定是否复课。

三、诺如病毒感染疫情调查处置技术要点

(一)疾病特征

1. 病原

诺如病毒归属于杯状病毒科,无包膜,目前还不能体外培养,无法进行血清型分型鉴定。根据基因特征,诺如病毒被分为 6 个基因群(GⅠ～GⅥ),GⅠ和 GⅡ是引起人类急性胃肠炎的两个主要基因群。诺如病毒在 0～60 ℃的温度范围内可存活,使用 10 mg/L 的高浓度氯离子(处理污水采用的氯离子浓度)可灭活病毒,酒精和免冲洗洗手液没有灭活效果。

2. 传染源

患者、隐性感染者和病毒携带者。

3. 传播途径

包括人传人、经食物和经水传播。人传人可通过粪口途径(包括摄入粪便或呕吐物产生的气溶胶)、或间接接触被排泄物污染的环境而传播。

4. 人群易感性

人群普遍易感。

5. 传染期

病人在潜伏期即可排出诺如病毒(主要通过粪便排出,也可通过呕吐物排出),排毒高峰在发病后 2～5 天,持续 2～3 周。

6. 流行季节

多发生在 10 月至次年 3 月。

7. 主要临床表现

潜伏期相对较短,通常为 12～48 小时。病程平均为 2～3 天。发病以轻症为主,最常见症状是腹泻和呕吐,其次为恶心、腹痛、头痛、发热、畏寒和肌肉酸痛等。成人中腹泻更常见,而儿童比成人更容易出现呕吐。少数病例会发展成重症,甚至死亡(通常发生于高龄老人和低龄儿童)。

(二)聚集性和暴发疫情判定标准

1. 聚集性疫情

3 天内,同一学校、托幼机构、医疗机构、养老院、工厂、建筑工地、游轮、社区/村庄等集体单位或场所,发生 5 例及以上有流行病学关联的诺如病毒感染病例,其中至少 2 例是实验室诊断病例。

2. 暴发疫情

7 天内,同一学校、托幼机构、医疗机构、养老院、工厂、建筑工地、游轮、社区/村庄等集体单位或场所,发生 20 例及以上有流行病学关联的诺如病毒感染病例,其中至少 2 例是实验室诊断病例。

如不具备诺如病毒实验室检测能力，或在疫情发现早期，若符合以下卡普兰标准（Kaplan criteria）的 4 项特征，可判定为疑似诺如病毒感染聚集性疫情或暴发：① 一半以上患者出现呕吐症状。② 平均潜伏期 24～48 小时。③ 平均病程 12～60 小时。④ 排除细菌、寄生虫及其他病原感染。卡普兰标准识别诺如病毒暴发的灵敏度为 68%，特异度为 99%。

（三）疫情调查

1. 基本情况调查

（1）疫情发生机构名称、类型（小学、中学等）、详细地址。

（2）人员分布情况，疫情波及人数。

（3）疫情发生机构内部平面图，重点关注如教学楼、宿舍、食堂、卫生间的地理位置和供水线路分布等。

（4）供餐和饮用水信息：集体餐饮供应模式（食堂、外卖、周围商业餐馆等）、生活用水和饮用水供应来源和消毒情况。

（5）其他相关信息：近期天气异常（如长期暴雨）或灾害（如内涝）情况，其他可能影响疫情的特殊情况（如群体性活动、水电故障）等。

2. 流行病学调查

（1）核实诊断。① 核实发病情况。了解病例主要临床特征、诊治情况，查阅病历记录和临床检验报告等，摘录和复制相关资料。② 开展病例和关键人物访谈。病例访谈对象首选首发病例、指示病例、重症病例、住院病例、发病的食品从业人员、护理人员和教职工等。访谈内容主要包括人口统计学信息、发病和就诊情况以及发病前的暴露史等。③ 采集病例标本。调查员到达现场后应尽快采集病例标本。

（2）制定病例定义。① 疑似病例：即急性胃肠炎病例，定义为 24 小时内出现排便≥3 次且有性状改变（呈稀水样便），和/或 24 小时内出现呕吐≥2 次者。② 临床诊断病例：在诺如病毒感染引起的聚集性或暴发疫情中，满足疑似病例定义，且与实验室诊断病例有流行病学关联的病例。③ 实验室诊断病例：疑似病例或临床诊断病例中，粪便、肛拭子或呕吐物标本经诺如病毒核酸检测阳性，或 ELISA 抗原检测阳性者。

（3）开展病例搜索。参考上述病例定义制定疫情调查的病例定义。可参考以下方法搜索病例（由于诺如病毒发病较轻、隐性感染较为多见，在病例搜索时可适当扩大搜索范围并注意无症状感染者和症状较轻者）：① 怀疑因聚餐引起的疫情，收集参加聚餐人员名单，通过电话调查或面对面调查等方式搜索全部病例。② 对发生在学校、托幼机构或其他集体单位的疫情，可通过收集缺勤记录、晨检和校医（厂医）记录等，搜索可能发病的人员。③ 涉及范围较小或病例居住地相对集中的疫情，或有死亡或重症病例发生时，可入户搜索。④ 涉及范围较大，或病例人数较多时，应建议卫生健康行政部门组织医疗机构查阅门诊日志、出入院登记等，搜索并报告符合病例定义者。

（4）个案调查。调查内容应包括人口统计学信息、发病和诊疗情况、暴露史、实验室检测结果等。暴露史信息主要关注发病前 3 天的暴露情况：① 饮食史：各餐次进食时间、地点、品种及进食量，正常餐次外的进食情况等。② 饮水史：饮水类型（市政供水、自备井水、桶装水、瓶装水等)、饮水习惯(生水、开水等)、饮用时间、地点和饮水量等。③ 与类似病例的接触史:接触时间、时长、接触地点和方式等。④ 其他暴露:参加的集体活动、医疗机构暴露史等。

调查方式可根据病例的文化水平及配合程度,选择面访、电话调查或自填式问卷调查等。

(5) 描述性分析。个案调查结束后,应快速建立数据库,及时录入收集的信息资料,按以下但不限于以下内容进行描述性流行病学分析:① 描述病例中出现各种症状和体征、住院、死亡等指标的人数和比例,分析病例的临床特征和疫情严重程度。② 绘制流行曲线,描述病例的时间分布和推断可能的暴露时间和方式。③ 利用上述收集的疫情发生机构平面图,可绘制标点地图或面积地图,描述病例的地区分布。④ 按性别、年龄(学校或托幼机构常用年级代替年龄)、职业等人群特征进行分组,以及考虑饮食饮水可能存在差异的相关特征(住校和走读、白班和夜班等)进行分组,分析各组人群的罹患率是否存在统计学差异,以推断高危人群,并比较有统计学差异的各组人群在暴露史方面的异同,以寻找病因线索。

(6) 提出病因假设。根据上述描述性分析和访谈结果,提出病因假设,常见假设为食源性传播、水源性传播或人传人,也可能同时存在多种传播途径。各种传播途径的疫情特点如下:① 食源性传播:污染食物一次性供应常出现点源暴发,持续供应时则呈现持续同源暴发模式。疫情早期大部分病例具有相同食物暴露史或共同进餐史,病例分布与污染食物的供应范围一致。停止污染食物供应后疫情即明显下降或停止。② 水源性传播:疫情早期病例空间分布与污染水源供应范围或水源管网分布一致,可出现点源暴发或持续同源暴发。病例出现前可能存在造成水污染的相关因素,如水管破损、维修,降雨量增加等。水源性因素解除后疫情明显下降或停止。③ 人与人传播:病例迁延不断,流行曲线呈增殖模式,可能出现班级聚集性、宿舍聚集性等。

(7) 分析性研究。为验证病因假设,进一步查明暴发疫情传播途径及危险因素,可根据实际情况开展分析性研究,通常采用病例对照或回顾性队列研究。在难以调查全部病例或暴露人群不确定时,适合开展病例对照研究;如暴露人群容易界定(电子就餐打卡记录等)且人群数量较少时,适合开展队列研究。

3. 卫生学调查

根据前期流行病学调查,获得具有一定指向性的危险因素后,及时开展卫生学调查,进一步调查食品或水的污染源、污染环节、导致疫情传播的危险因素,进一步验证现场流行病学调查结果,为采取预防控制措施提供依据。调查方法可包括访谈相关人员、查阅记录、现场勘察、采集样本检测等,调查内容因不同病因假设而异,具体如下:

(1) 食源性。① 疫情发生机构内供食堂和商业性餐馆日常运作管理模式、食堂数量和布局、供应餐次和食谱、供应范围、食品从业人员岗位、资质和数量等。② 外卖供餐单位的供应链条及其他用餐单位病例出现情况。③ 供餐环境卫生和餐具消毒情况。④ 高风险食品的备餐流程,包括原材料、配方、加工用水、加工过程、保存条件、运输和销售等,高风险食品主要包括贝类(蛤、牡蛎、贻贝等)、沙拉、凉菜、面包/糕点等。⑤ 加工过程是否可能存在交叉污染。⑥ 食品从业人员近一个月来是否有急性胃肠炎史和备餐中的个人卫生情况。

⑦ 根据疫情需要和前期调查结果,尽早采集相关食品、环境样品及食品从业人员的标本进行诺如病毒核酸检测。

(2)水源性。① 调查生活饮用水的来源(包括市政自来水、小型集中供水、河水、井水、桶装水(品牌名)、直饮水等)、供应范围和频次等,如有二次供水,调查二次供水的方法、频次等。② 水生产工艺和制水流程、消毒过程、水质监测结果。③ 病例分布与供水分布的关系等。④ 水厂工作人员健康情况和人员更换情况。⑤ 近期水管网破损、维修情况。⑥ 同一来源水源供水的其他单位病例发病情况。⑦ 根据疫情需要和前期调查结果,采集可疑污染水样本进行诺如病毒核酸检测。

(3)人传人。① 场所被病例粪便、呕吐物污染情况,直接接触排泄物的人员、或在排泄物附近活动人员的发病情况。② 教室、宿舍、食堂、厕所等场所及周边环境通风和清洁卫生现况,洗手液或肥皂、洗手设施等配备及使用情况。③ 近期是否有大型集体活动,病例在班级、车间、宿舍等场所的活动情况。④ 污染场所清洁消毒情况(包括清洁消毒范围、频次,污染物处理方式,是否专人进行及其培训情况)等。⑤ 病例的手卫生习惯。⑥ 病例发病后隔离治疗情况。⑦ 个人防护:重点调查清洁人员在处理排泄物过程中是否有防护(戴口罩、手套等),清洁用品是否经常进行消毒;护理人员(养老院、孤儿院、医院等)在护理过程中是否使用基本防护用品(如口罩、手套等),及非即弃型防护用品的清洁消毒情况等。

4. 样本采集

(1)粪便标本(首选)。每份标本 5 g 或 5 mL 以上,直接放置于清洁、无菌、干燥的密闭容器内。容器内不可加入任何保护剂、培养基、去污剂或金属离子,不可稀释。

(2)肛拭子。可采集出现症状人员及重点岗位从业人员肛拭子,肛拭子标本不能长期保存,且检出率低于粪便标本。采集时需注意肛拭子上应有可见的粪便,放入无菌带盖密闭病毒采样管。

(3)呕吐物。呕吐物每份标本采集 5 g 或 5 mL 以上,直接放置于清洁、无菌、干燥的密闭容器内。容器内不可加入任何保护剂、培养基、去污剂或金属离子,不可稀释。

(4)水。目前没有水样品采集量的权威规定。怀疑水源性暴发时,建议尽量采集 1 L 以上的水样品。桶装水、瓶装水等直接采集原包装,自来水需要以无菌容器采集。

(5)食品。推荐海产品、草莓、蓝莓等参考方法,包括需采集牡蛎、海虹至少 10 个,三文鱼 200 g,扇贝、毛蚶、文蛤等 250 g,草莓、蓝莓 250 g,生菜和芽苗菜等 500 g。食品样品置于无菌容器中,立即 4 ℃冷藏,当天运至实验室进行检验。

(6)环境涂抹样。厨房、厕所、门把手、玩具等环境涂抹样品及重点岗位人员手、围裙等涂抹样。

(四)防控措施建议

目前,针对诺如病毒尚无特异的抗病毒药和疫苗,其预防控制主要采用非药物性预防措施,包括病例管理、手卫生、环境消毒、食品和水安全管理、风险评估和健康教育。这些措施既适用于聚集性和暴发疫情的处置,也适用于散发病例的预防控制。

1．病例管理

鉴于诺如病毒的高度传染性,对诺如病毒感染人员进行规范管理是阻断传播和减少环境污染的有效控制手段。原则如下:

(1)病例:在其急性期至症状完全消失后 72 小时应进行隔离。轻症患者可居家或在疫情发生机构就地隔离;症状重者需送医疗机构按肠道传染病进行隔离治疗,医疗机构应做好感染控制,防止院内传播。

(2)隐性感染者:建议自诺如病毒核酸检测阳性后 72 小时内进行居家隔离。

(3)从事食品操作岗位的病例及隐性感染者:诺如病毒排毒时间较长,尽管病例症状消失 72 小时后,或隐性感染者自核酸检测阳性算起 72 小时后的病毒排出载量明显下降,但仍可能存在传播的风险。为慎重起见,建议对食品从业人员采取更为严格的病例管理策略,需连续 2 天粪便或肛拭子诺如病毒核酸检测阴性后方可上岗。

2．手卫生

保持良好的手卫生是预防诺如病毒感染和控制传播最重要、最有效的措施。应按照 6 步洗手法正确洗手,采用肥皂和流动水至少洗 20 秒。要求相关人员勤洗手。此外,还需注意不要徒手直接接触即食食品。

3．环境消毒(总体原则)

(1)学校、托幼机构、养老机构等集体单位和医疗机构应建立日常环境清洁消毒制度。

(2)化学消毒剂是阻断诺如病毒通过被污染的环境或物品表面进行传播的主要方法之一,最常用的是含氯消毒剂,现用现配。

(3)重点对患者呕吐物、排泄物等污染物污染的环境物体表面、生活用品、食品加工工具、生活饮用水等进行消毒。

(4)患者尽量使用专用厕所或者专用便器。患者呕吐物含有大量病毒,如不及时处理或处理不当很容易造成传播,当病人在教室、病房或集体宿舍等人群密集场所发生呕吐,应立即向相对清洁的方向疏散人员,并对呕吐物进行规范消毒处理。

(5)实施消毒和清洁前,需先疏散无关人员。在消毒和清洁过程应尽量避免产生气溶胶或扬尘。环境清洁消毒人员应按标准预防措施佩戴个人防护用品,注意手卫生,同时根据化学消毒剂的性质做好化学品的有关防护。

4．食品安全管理

加强对食品从业人员的健康管理,急性胃肠炎患者或隐性感染者须向本单位食品安全管理人员报告,应暂时调离岗位并隔离;对食堂餐用具、设施设备、生产加工场所环境进行彻底清洁消毒;对高风险食品(如贝类)应深度加工,保证彻底煮熟;备餐各个环节应避免交叉污染。

5．水安全管理

暂停使用被污染的水源或二次供水设施,通过适当增加投氯量等方式进行消毒;暂停使用出现污染的桶装水、直饮水,并立即对桶装水机、直饮水机进行消毒处理;经卫生学评价合格后方可启用相关饮用水。集体单位须加强二次供水监管和卫生学监测,禁止私自使用未经严格消毒的井水、河水等作为生活用水,购买商品化饮用水须查验供水厂家的资质和产品合格证书。农村地区应加强人畜粪便、病例排泄物管理，避免污染水源。

四、水痘疫情调查处置技术要点

（一）疾病特征

1. 病原

水痘-带状疱疹病毒，仅有一个血清型。病毒对外界抵抗力弱，不耐热和酸，不能在痂皮中存活，能被乙醚等消毒剂灭活。

2. 传染源

水痘患者是唯一传染源。

3. 传播途径

主要通过呼吸道飞沫和直接接触传播，亦可通过接触被污染的用具间接传播。

4. 人群易感性

人群普遍易感，病后可获得持久免疫。

5. 传染期

病毒存在于上呼吸道黏膜和疱疹液中，病例发病前 1～2 天至皮疹完全结痂为止均有传染性。

6. 流行季节

水痘一年四季均可发生，以冬春季为高峰。

7. 主要临床表现

潜伏期为 10～21 天，以 14～16 天为多见。病程一般 10 天左右。水痘起病较急，年长儿童和成人在皮疹出现前可有发热、头痛、全身无力、恶心、呕吐、腹痛等前驱症状，小儿则皮疹和全身症状同时出现。皮疹呈现由粉红色小斑疹，米粒至豌豆大圆形水疱，结痂，脱痂的演变过程。

（二）暴发疫情判定标准

1 周内，在同一学校、幼托机构等集体单位中，发生 10 例及以上水痘病例。

（三）流行病学调查

1. 核实疫情

结合病例临床表现、病例诊断和流行病学调查结果，建立各病例之间的流行病学关联，核实水痘暴发疫情。

2. 疑似病例定义

从报告的首例病例发病日期再往前追溯一个疾病最长潜伏期（21 天），在发生疫情的集体单位中出现斑疹、丘疹、疱疹和痂疹，位置表浅，疱壁薄易破，周围有红晕；可伴有发热、头痛或咽痛等全身症状者。

3．病例搜索

按照病例定义，疾控机构等单位相关专业人员通过查阅学校晨（午）检记录、缺勤（缺课）记录，单位考勤记录，医务室或医疗机构就诊记录以逐个部门或班级调查等方式主动搜索。

4．个案调查

一般采用一览表收集病例信息，记录病例基本信息，年级、班级或部门，发病日期，病例分类、临床诊断病例的诊断医疗机构等信息。

（四）样本采集

根据调查需要，可采集早期水痘病例的临床标本（血标本或疱疹液标本等）。水痘的实验室诊断应首选皮损标本，免疫检测可首选血清标本。

1．疱疹液

应挑开新的充满疱疹液的水疱，用无菌的尼龙植绒拭子按压皮损吸取疱疹液，一根拭子可采集多个疱疹，采集完毕后置于空的 15 mL 灭菌管（不添加标本保存液）内密封保存。或者采用无菌注射器吸取多个新鲜饱满疱疹的疱疹液，注入灭菌管内，密封保存。

2．血标本

出疹后 5 天内采集（越早越好）急性期血标本 2～3 mL，加入无菌试管中，24 小时内于 1500 r/min 20 分钟离心机分离血清，保存于无菌外螺旋口血清管内，血清量不少于 0.5 mL，血清标本运送前应在 -20 ℃以下保存，避免反复冻融。2～8 ℃条件下运送。此外，尽量采集恢复期（出疹 10～14 天后）血清标本（与第一份血标本间隔至少 2 周以上）以便进一步明确诊断。

3．咽拭子

尽量在出疹前或当日采集，用无菌棉拭子适度用力在咽喉部擦拭，获得上皮细胞，把拭子放入有外螺旋盖并装有 2 mL 病毒运输液的冻存管中。采集后应立即置于 2～8 ℃带冰运输保存。如暂时无法运送，标本应冷冻置于 -70 ℃以下环境中。

（五）防控措施建议

1．病例管理

水痘病例一经发现需立即隔离至全部水痘疱疹结痂、痂皮干燥后。若为已接种过水痘疫苗的突破病例，其病症可能较为轻微，仅有斑疹和丘疹，此时只需隔离至 24 小时内无新发皮疹即可。同时，水痘病例还需积极治疗，防止并发症。

2．强化监测

疾控机构应指导辖区内的医疗机构做好病例监测报告；发生疫情的学校及托幼机构强化每日晨午检制度、因病缺勤追因登记制度，疫情期间每日按要求向辖区疾控机构报告病例监测情况。

3．疫苗接种

接种水痘疫苗是预防和控制水痘的主要措施之一。建议各级各类学校在新生入学时规范开展疫苗查漏补种工作。疫情发生后，根据研判，适时分类开展水痘疫苗应急接种。

4. 通风消毒

对水痘病例所在的一般场所和居家室内环境可开窗通风。病人的衣物、玩具、日用品、被褥可通过阳光下暴晒或消毒液消毒。与病例近距离接触需戴口罩,接触后要及时洗手。

5. 健康教育

在疫情发生单位可采用宣传画、板报、折页和告知信等形式宣传卫生防病知识。

6. 疫情评估

最后一例水痘病例出疹后1个最长潜伏期(21天)内无新发水痘病例出现即可判断暴发结束。疾控机构可根据调查资料开展数据分析及风险评估,分析本次暴发疫情的三间分布及流行曲线,绘制传播链,甚至开展病例对照研究探索暴发的危险因素,提出相关工作建议。

（查兵编写,杨锟、梁雅丽审核）

第五章　实用个人技术

第一节　常见个人防护装备和适用情形

2020年以来,为有效应对新冠肺炎疫情,国务院应对新型冠状病毒肺炎疫情联防联控机制综合组/国家卫生健康委先后印发多个版本的新冠肺炎诊疗方案、防控方案和技术指南,各版方案均明确要求医务人员要按照标准防护和加强防护的原则,根据新冠病毒的传播特点对直接接触新冠病毒感染者的医务人员提出了最高级别的防护要求。个人防护装备(personal protective equipment,PPE)是保护医务人员避免接触感染性因子的各种屏障用品,正确使用个人防护用品是卫生专业人员的必备能力。

一、口罩

口罩具有阻断飞沫传播、空气传播的作用,同时还可以防止血液、体液、排泄物等喷溅导致的疾病传播。

(1) 一次性使用医用口罩:适用于医务人员一般防护;不要求对血液具有阻隔作用,也无佩戴密合性要求,仅用于普通医疗环境,不涉及有飞沫传播和体液喷溅的诊疗操作。

(2) 医用外科口罩:无佩戴密合性要求,主要用于手术室、口腔诊疗和内镜中心等涉及飞沫传播、体液喷溅的场所。

(3) 医用防护口罩:能过滤空气中的颗粒物(直径$<5\ \mu m$),阻隔飞沫、体液和分泌物等。对于传染性高、致病力强的病原微生物的防护,应选用医用防护口罩。

二、护目镜、防护面罩/面屏

(1) 护目镜:具有防止体液(血液、组织液等)、分泌物等溅入人体眼部的功能。防护面罩/面屏具有防止体液(血液、组织液等)、分泌物等溅到人体面部的功能。

(2) 防护面罩/面屏:防护面罩/面屏的外形应符合《个人用眼护具技术要求》(GB 14866—2006)中的头戴式全面罩。

(3) 正压防护面罩:我国在传染性非典型肺炎(严重急性呼吸综合征,SARS)疫情防控期间研发了带供氧装置的正压防护面罩,用于患者气管切开、气管护理等气溶胶诊疗操作。

适用情形:诊疗、护理操作过程中可能发生患者体液、分泌物等喷溅,近距离接触经飞沫传播的传染病患者,清洗可重复使用的医疗器械、器具和用品时,应佩戴防护面罩/面屏。为呼吸道传染病患者进行气管切开、气管插管等近距离操作,可能发生患者血液、体液、分泌物喷溅或气溶胶时,应佩戴正压防护面罩或电动送风过滤式呼吸器。医院清洗污染区的工作人员、口腔诊疗活动的医务人员应佩戴医用防护面罩/面屏。

三、医用防护服

医用防护服为医务人员在接触具有潜在感染性患者的血液、体液、分泌物和空气中颗粒物等提供阻隔与防护作用。

防护服一般由帽、上衣、裤三部分连体组成,也有包括鞋套在内的四部分连体组成。防护服常见的多为一次性连体式,其他种类防护服包括分体式、重复使用防护服等。防护服设计在满足对颗粒物有隔离效用的基础上,还应符合透水性、透湿性、抗静电性及阻燃性等方面的要求。

现场使用的防护服应符合国家卫生行业标准《医用一次性防护服技术要求》(GB 19082—2009)。

适用情形:对甲类、按甲类传染病管理、不明原因的传染病患者进行面对面现场流行病学调查、标本采集、诊疗活动;接触经空气、飞沫传播的高致病性及强传染性的患者;可能受到患者血液、体液、分泌物、排泄物喷溅;进入传染病污染的环境中进行样本采集、清洁、消毒等活动。

四、手套

手套可以防止患者身上的微生物传染给医务人员,同时防止医务人员手上的菌群转移给患者。

根据使用要求不同,手套分为一次性清洁手套和一次性无菌手套。一次性无菌手套应符合《一次性使用医用橡胶检查手套》(GB 10213—2006)要求。医务人员进行手术、换药等无菌操作以及接触患者破损皮肤、黏膜时应戴无菌手套。传染病疫情现场处置过程中常用一次性乳胶手套或橡胶手套,根据风险大小,有时需要佩戴双层手套。

五、鞋/靴套

鞋/靴套可以防止工作鞋、袜受到患者体液等物质污染,避免医务人员的足部、腿部直接接触潜在感染性污染物。医务人员在室内接触体液、分泌物、排泄物和呕吐物等具有潜在感染性污染物时应穿一次性鞋套或靴套。传染病疫情现场处置中,进入污染的环境时,防疫人员应穿一次性鞋套或靴套。

第二节　常见传染病调查处置时的个人防护

一、分级防护(classified protection)

(一) 一级防护

包括穿工作服、戴一次性使用帽子、戴一次性使用外科口罩、穿一次性使用隔离衣、戴一次性使用手套。

适用人群:① 标本运送送检人员。② 密切接触者医学观察人员。③ 预检分诊与发热门诊医务人员。

(二) 二级防护

在一级防护的基础上,戴医用防护口罩、护目镜或防护面罩、外罩一件医用防护服、穿一次性使用鞋套。

适用人群:① 对出现症状的密切接触者流调人员、观察或确诊病例流调人员。② 对疑似或确诊病例家庭或可能污染的场所消毒人员。③ 对出现症状的密切接触者、观察或确诊病人进行转运的医务人员和司机。④ 进入隔离留观室、隔离病房或隔离病区进行诊疗、清洁消毒人员。

(三) 三级防护

在二级防护的基础上,加戴正压防护面罩,或将医用防护口罩、护目镜或防护面罩换为全面具或带电动送风过滤式呼吸器。

适用人群:为疑似病例、确诊病例进行可能产生喷溅或气溶胶操作的情况。① 对出现症状的密切接触者、观察或确诊病例进行样本采集人员。② 对疑似病例或确诊病例进行近距离治疗操作医务人员。③ 处理患者血液、分泌物、排泄物和死亡患者尸体的工作人员。

二、穿脱防护用品流程

(一) 穿戴顺序

步骤1:戴一次性帽子。

步骤2:戴口罩。

步骤3:穿防护服。

步骤 4：戴护目镜。

步骤 5：穿鞋套/靴套。

步骤 6：戴手套。

步骤 7：戴防护面罩/面屏。

（二）脱除顺序

步骤 1：摘防护面罩/面屏/护目镜。

步骤 2：解开防护服拉链。

步骤 3：摘除手套。

步骤 4：脱防护服/鞋套/靴套。

步骤 5：摘口罩。

步骤 6：摘一次性帽子。

三、防护用品穿脱方法及注意事项

（一）医用防护口罩

1．佩戴方法

步骤 1：一手托住防护口罩，有鼻夹的一面背向外。

步骤 2：将防护口罩罩住鼻、口及下巴，鼻夹部位向上紧贴面部。

步骤 3：用另一只手将下方系带拉过头顶，放在颈后双耳下。

步骤 4：再将上方系带拉至头顶中部。

步骤 5：将双手指尖放在金属鼻夹上，从中间位置开始，用手指向内按鼻夹，并分别向两侧移动和按压，根据鼻梁的形状塑造鼻夹。

2．摘除方法

步骤 1：不要接触口罩前面（污染面）。

步骤 2：先解开下面的系带，再解开上面的系带。

步骤 3：用手仅捏住口罩的系带丢至医疗废物容器内。

3．注意事项

（1）不应一只手捏鼻夹。

（2）医用外科口罩只能一次性使用。

（3）口罩潮湿后、受到患者血液、体液污染后，应及时更换。

（4）每次佩戴医用防护口罩进入工作区域之前，应进行密合性检查。检查方法将双手完全盖住防护口罩，快速地呼气，若鼻夹附近有漏气应调整鼻夹，若漏气位于四周，应调整到不漏气为止。

（二）手套

1. 佩戴方法

步骤1：打开手套包，一手掀起口袋的开口处。

步骤2：另一手捏住手套翻折部分（手套内面）取出手套，对准五指戴上。

步骤3：掀起另一只袋口，以戴着无菌手套的手指插入另一只手套的翻边内面，将手套戴好。

步骤4：将手套的翻转处套在工作衣袖外面。

2. 摘除方法

步骤1：用戴着手套的手捏住另一只手套污染面的边缘将手套脱下。

步骤2：戴着手套的手握住脱下的手套，用脱下手套的手捏住另一只手套清洁面（内面）的边缘，将手套脱下。

步骤3：用手捏住手套的里面丢至医疗废物容器内。

3. 注意事项

（1）诊疗护理不同的患者之间应更换手套。

（2）操作完成后脱去手套，应按规定程序与方法洗手，戴手套不能替代洗手，必要时进行手消毒。

（3）操作时发现手套破损时，应及时更换。

（4）戴无菌手套时，应防止手套污染。

（三）防护服

1. 穿防护服

联体或分体防护服，应遵循先穿下衣，再穿上衣，然后戴好帽子，最后拉上拉锁的顺序。

2. 脱防护服

步骤1：脱联体防护服时，先将拉链拉到底。

步骤2：向上提拉帽子，使帽子脱离头部。

步骤3：脱袖子，由上向下边脱边卷，污染面向里直至全部脱下后放入医疗废物袋内。

3. 注意事项

（1）穿前应检查防护服有无破损。

（2）勿使衣袖触及面部及衣领。

（3）脱防护服时应注意避免污染。

四、各类型传染病防护要求

（一）接触传播类型

对于可通过直接接触传播的传染病，接触患者的血液、体液、分泌物、排泄物等物质时，应戴手套,手上有伤口时应戴双层手套;穿一次性隔离衣,穿鞋套或靴套。

(二)飞沫传播类型

对于可通过飞沫传播的传染病,与患者近距离(1 m 以内)接触,应戴帽子、医用防护口罩;进行可能产生喷溅的诊疗操作时,应戴护目镜或防护面罩,穿防护服;当接触患者及其血液、体液、分泌物、排泄物等物质时应戴手套。

(三)空气传播类型

接触可以经空气传播的肺结核、新冠肺炎、布鲁氏菌病、流行性出血热等传染病病例时,在标准预防的基础上,还应采用空气传播的隔离与预防。进入确诊或可疑传染病患者房间时,应戴帽子、医用防护口罩;进行可能产生喷溅的诊疗操作时,应戴防护目镜或防护面罩,穿防护服,当接触患者及其血液、体液、分泌物、排泄物等物质时应戴手套。

第三节　流行病学调查和智能样本采集信息管理系统应用

一、流行病学调查信息管理系统

现场流行病学是用于调查解决现场实际发生的各种公共卫生问题的方法学,是流行病学方法和其他学科方法的组合。现场流行病学调查工作就是要迅速对暴发疫情和突发公共事件做出反应,一方面快速开展流行病学调查,另一方面采取有力措施尽快控制疾病的暴发、阻断疾病流行。暴发疫情和突发公共卫生事件调查处置离不开准确、及时的流行病学调查相关信息的采集、整理和分析,现场流行病学调查工作中迟滞的流行病学调查相关信息情报和落后原始的手工流行病学调查与信息收集手段往往是制约调查处置效率的瓶颈。

既往的现场流行病学调查普遍采用人工方式,其流程一般为预先制作相关表格、现场调查及填表、调查数据事后录入、数据的统计分析等。这种传统的调查方式存在效率低、数据传输及时性差、不能采集图像信息等缺点,后方指挥和数据处理人员也无法快速获取和分析现场调查的相关资料和信息。

随着信息技术的快速发展以及各种终端产品的广泛应用,开发全新的流行病学调查信息管理系统,实现调查数据前方实时录入、后方实时汇总分析,后方系统分析的数据再反馈至前方,以指导现场流行病学调查人员开展应急处置,已成为提高现场调查效率和质量最迫切的需要。

马鞍山市疾病预防控制中心于 2020 年建成卫生应急作业信息管理系统,系统建有日常应急管理系统、监测与风险评估、应急值守、知识库管理、突发事件应急响应、辅助决策、培训与演练和基础支撑平台 8 个模块,其中突发事件应急响应模块主要承载了流行病学调查信息管理系统功能。系统界面见图5.1。

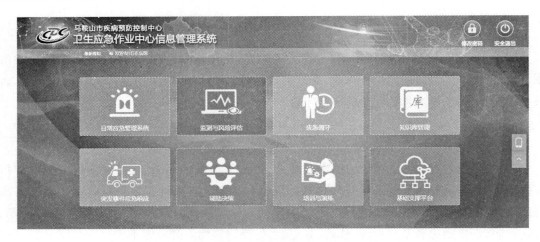

图 5.1　系统登录后首页界面

（一）日常应急管理模块

　　该模块含有应急人员管理、应急物资管理、车辆信息管理三个子模块，分别对卫生应急人员和队伍、应急储备物资信息、应急车辆信息进行维护和管理。

（二）监测与风险评估模块

　　该模块建有信息监测、监测预警和风险评估三个子模块，见图5.2。

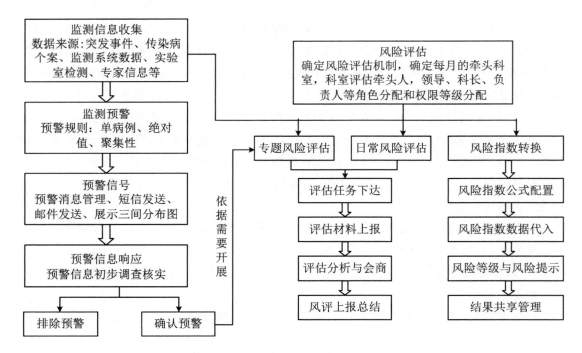

图 5.2　监测与风险评估模块运行流程

1．信息监测子模块

该模块主要功能是收集传染病报告和突发公共卫生事件报告信息。

2．监测预警子模块

该模块根据收集的传染病报告数据，可通过预设的各种传染病预警阈值进行自动预警（如单病例预警、时空绝对值预警），预警信息通过短信的形式发至系统管理员手机。

3．风险评估子模块

该子模块分为专题风险评估、日常风险评估和风险指数转换三项内容，可以对信息监测子模块收集的相关数据进行整理、汇总和分析，最终通过风险评估报告、传染病风险等级等形式输出评估结果，供决策者参考，并为向社会发布健康提示提供参考依据。

（三）应急值守模块

该模块主要实现卫生应急队员日常值守排班、预警或异常信息记录与处理等功能，同时与日常应急管理模块实现人员信息互通共享。

（四）知识库管理模块

该模块可上传并载入卫生应急相关法律法规、预案和方案、标准和规范、重要文献和综述、实践案例等文件。卫生应急队员在现场流行病学调查的全流程中都可以随时调阅和学习该模块文件内容。

（五）突发事件应急响应模块（流行病学调查信息管理系统）

该模块根据暴发疫情或突发公共卫生事件实际处置流程进行设计，设有预警事件管理、指令下达、人员派遣、任务分派、现场处置、指导意见书下达、流行病学调查报告管理、采样及协查管理等流程和子模块。该模块还可同步通过移动终端设备（掌上电脑、音视频回传仪）实现现场流行病学调查数据和音视频实时回传，提高卫生应急指挥调度、现场调查处置和数据分析展示工作效率和质量。

该模块中的流行病学调查报告管理子模块，可实现突发公共卫生事件或暴发疫情流行病学调查信息的自动汇总、分析，并可通过图和表的形式展示事件或疫情所涉及病例的临床症状、发病时间、地区分布、人群特征等信息；还可实现事件或疫情流行病学调查报告核心内容的自动生成，提高报告撰写质量和效率。

该模块中的指导意见书下达子模块，可预设嵌入各类指导意见书模板，现场流行病学调查人员可根据各类事件或疫情现场实际情况，将相关指导意见书模板内容修改后，即可快速生成指导意见书，提高工作效率。

（六）辅助决策模块

该模块可根据监测与风险评估模块中信息监测子模块收集的传染病报告信息，通过图和表的形式有效展示各种传染病三间（时间、空间和人群）分布和发病流行趋势，为领导决策和疫情形势研判提供参考。

(七) 培训与演练模块

该模块包含培训和演练两个子模块,其中培训子模块具备培训资料管理和卫生应急人员线上理论考试两项功能;演练子模块包括桌面推演、功能性演练和实战演练三部分内容,可通过系统在线上完成各类演练流程和演练评估,见图5.3。

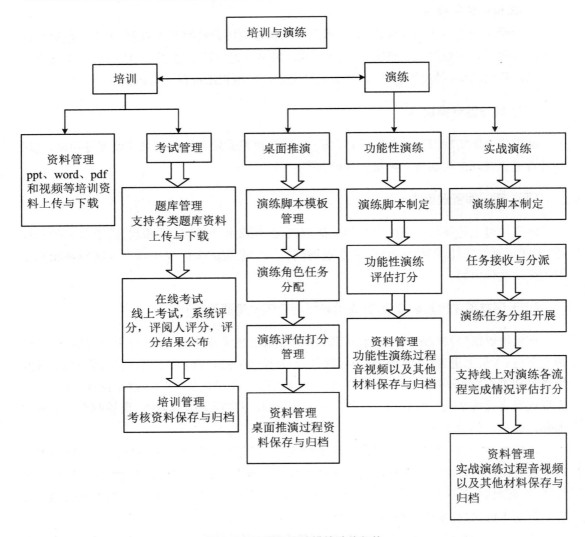

图 5.3　培训和演练模块功能架构

(八) 基础支撑平台模块

该模块主要实现系统权限、编码、日志的管理。其中,权限管理是对系统中角色、用户的管理;编码管理是对系统中用到的编码进行管理,如地区编码、处置类型、实验室常规检测能力和实验室应急检测能力等的管理;日志管理是对登录系统的用户信息和操作记录进行管理。

二、智能样本采集信息管理系统

在传染病疫情防控过程中,现场样本采集和实验室检测结果及时准确报告是非常重要的工作。在信息管理系统应用前,现场样本采集信息往往使用纸质登记表进行登记,这就可能会造成样本信息登记缺漏、不准确、不一致的情况,在样本检测结果报出后因样本信息出错而出现结果误判的情况。同时,一旦接到大样本量的采集任务,手工登记样本信息会造成工作效率低、被采人员因在采样场所停留时间长而增加感染风险等问题。

2021 年,马鞍山市疾病预防控制中心改造建成"智能样本采集信息管理系统",系统具备人员呼吸道、血液、粪便(肛拭子)等生物学样本、食品和环境样本的智能采集登记功能。在采样现场,采样人员通过移动终端设备(PDA)上的本系统 APP 程序进行现场采样登记,管理人员可通过系统平台查看所有采样信息(图5.4);系统还可与实验室样本收集和检测流程进行对接,实现样本信息采、送、检全流程信息化管理。

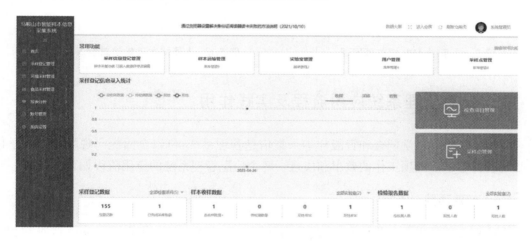

图 5.4　系统平台入口首页界面

(一)现场样本信息登记

采样人员将提前打印的条码贴在样本保存管/袋表面,打开"智能样本采集信息管理系统"APP 后(图5.5),用 PDA 自带的条码扫描功能读取条码,选择样本类别(人员、环境、食品),再通过输入或导入(PDA 可直接读取身份证并导入人员信息)相关样本信息后便可完成样本信息与条码的一对一绑定,确保样本条码唯一性。其中,人员样本信息包括姓名、身份证号和手机号等(图5.6),环境样本信息包括采样点位、具体信息描述等,食品样本信息包括食品名称、批号、生产日期等。

(二)样本接收和实验室检测

现场采集的样本送至实验室后,检测人员可通过扫码枪将条码中的样本信息读取到系统平台中,在全部实验室检测工作完成后,可一一对应地反馈各样本检测结果。

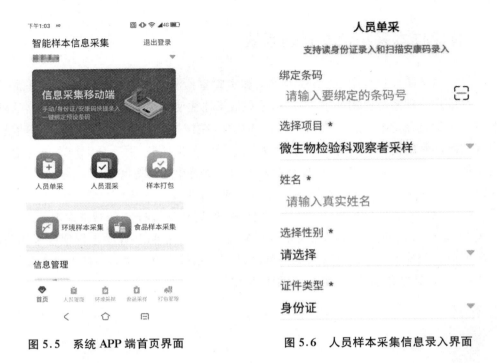

图 5.5　系统 APP 端首页界面　　图 5.6　人员样本采集信息录入界面

三、信息管理系统应用流程及实践作用

应用上述流行病学调查和智能样本采集信息管理系统，可以全面提高现场流行病学调查和现场样本采集两项工作的效率和质量。两个信息管理系统的应用流程如下：

（一）新建项目

在接到疫情报告并初步核实后，流行病学调查和采样人员分别在流行病学调查和智能样本采集信息管理系统平台中新建本次调查的"项目名称"。

（二）录入数据

现场流行病学调查和采样人员通过携带的 PDA，分别在两个信息管理系统延伸的 APP 内的新建项目中录入/导入各类现场流行病学调查和采样信息。

（三）汇总数据

流行病学调查和样本采集工作管理人员可分别登录流行病学调查和智能样本采集系统平台，以项目为单位实时查看、汇总、导出现场流行病学调查和样本采集信息。同时，在流行病学调查信息管理系统平台中，还可查看自动生成的突发公共卫生事件或疫情三间分布图表、流行病学调查报告、指导意见书等信息。

（四）反馈结果

实验室工作人员通过每个样本唯一的条码识别样本信息，并通过智能样本采集信息管理系统反馈每个样本检测结果。

流行病学调查和智能样本采集信息管理系统均兼有系统平台和 PDA 装载 APP 两种使用方式，通过账户分配和权限管理供各级卫生应急队员使用。通过持续升级完善，两个系统上线后在新冠肺炎疫情流行病学调查及溯源调查工作的数据收集、汇总分析、资源调度、风险研判等环节发挥了显著作用，为快速控制疫情提供了有效支撑。

第四节　现场调查中的标本采集与保存

现场调查过程中，流行病学调查或标本采集专业技术人员根据疫情特点有针对性地采集一定种类和数量的标本，经实验室或现场快速检测所得结果，对于判断疫情性质和有效处置疫情起着非常重要的作用。

一、标本采集

（一）呼吸道标本

常见呼吸道标本包括口咽拭子、鼻咽拭子、深咳痰液等。

1. 口咽拭子

被采集人员头部微仰，嘴张大，露出两侧扁桃体，采样人员将拭子越过舌根，在被采集者两侧扁桃体稍微用力来回擦拭至少 3 次，然后再在咽后壁上下擦拭至少 3 次，将拭子头浸入含标本保存液的管中，弃去尾部，旋紧管盖。对于鼻出血、鼻中隔扭曲者、不能自主配合的危重患者，优先考虑采集口咽拭子。

2. 鼻咽拭子

采样人员一手轻扶被采集人员的头部，一手执拭子，拭子贴鼻孔进入，沿下鼻道的底部向后缓缓深入，由于鼻道呈弧形，不可用力过猛，以免发生外伤出血。待拭子顶端到达鼻咽腔后壁时，轻轻旋转一周（如遇反射性咳嗽，应停留片刻），然后缓缓取出拭子，将拭子头浸入含标本保存液的管中，弃去尾部，旋紧管盖。

3. 深咳痰液

要求被采集人员深咳后，将咳出的痰液收集于含采样液的采样管中。如果痰液未收集于采样液中，可在检测前加入 2～3 mL 采样液，或加入痰液等体积的痰液消化液。如果被采集人员无痰或咳痰困难，可以先进行生理盐水雾化，再咳出痰液。

（二）肠道标本

常见的肠道标本包括粪便、肛拭子等。

1. 粪便标本

应尽量采集患者发病早期、未服用抗菌药物的粪便。水样便留取 1～3 mL，放入无菌带螺旋盖的试管中，拧紧管盖；成型便挑取黄豆粒大小的粪便装入无菌小瓶中，盖好瓶盖。

2. 肛拭子

对于不能自然排出粪便的患者，可以采集肛拭子。用生理盐水浸润的肛拭子轻轻插入肛门 3～5 cm，再轻轻旋转拔出，立即放入含有保存液的外螺旋盖采样管中，弃去尾部，旋紧管盖。

（三）血液标本

严格无菌采集静脉血，成人 5～8 mL，儿童 3～5 mL。用于抗体检测的标本，需使用普通非抗凝采血管或专门用于分离血清的非抗凝采血管采集，室温静置 1 小时以上，尽快分离血清，避免溶血。

（四）皮肤病变标本

对于猴痘、水痘等出疹性疾病，可以采集皮肤病变标本用于病原检测。

1. 病变皮疹、痘疱表面和/或渗出物的拭子采集

使用无菌拭子用力涂抹病变部位，将拭子头浸入含标本保存液的管中，弃去尾部，旋紧管盖。

2. 痘疱液

用酒精棉球对皮损处进行消毒，并自然干燥。用无菌针头和注射器吸取液体，放置于 1.5～2 mL 的无菌带 O 型橡胶圈的螺旋盖塑料管中。

3. 皮疹或痘疱表皮、皮疹内液体拭子采集

用酒精棉球对皮损处进行消毒，并自然干燥。用一次性手术刀（或无菌 26 号针头）打开并移除小泡或脓疱的顶部皮肤，将小泡顶部皮肤放置于 1.5～2 mL 的无菌带 O 型橡胶圈的螺旋盖塑料管中。用无菌拭子擦拭皮损底部，将拭子放置于无菌收集管中。

4. 痘痂或硬皮

用酒精棉球对皮损处进行消毒，并自然干燥。用无菌 26 号针头或剪刀取至少 4 块痂皮，每块痂皮要来自不同的身体部位。将痂皮放置于 1.5～2 mL 的无菌带 O 型橡胶圈的螺旋盖塑料管中。

（五）物体表面标本

采样拭子充分浸润标本保存液后，在物体表面重复涂抹，将拭子放回采样管浸润，取出后再次涂抹采样，重复 3 次以上，对表面较大的物体进行多点分布式采样。采样后将拭子头浸入含标本保存液的管中，弃去尾部，旋紧管盖。

二、标本保存与送检

一般情况下,标本采集后室温(25℃)放置不宜超过 4 小时。用于核酸检测和病毒分离的标本应当尽快进行检测,可在 24 小时内检测的标本置于 4℃(2~8℃)保存;24 小时内无法检测的标本应置于 -70℃ 或以下保存(如无 -70℃ 保存条件,则于 -20℃ 冰箱暂存)。用于细菌培养的标本应当尽快进行检测,可在 24 小时内检测的标本置于 4℃(2~8℃)保存,如因特殊原因不能及时检测,标本置于 4℃(2~8℃)时间不能超过一周;一些细菌如脑膜炎双球菌标本,采集应将标本置于 20~36℃ 保存。血清标本可在 4℃ 存放 3 天,-20℃ 以下可长期保存。

用于检测病毒核酸的标本,选用含抗生素的病毒保存液进行保存,其中,用于病毒分离的标本,则选用含抗生素的非灭活病毒保存液进行保存。在没有病毒保存液的情况下,标本还可以保存于含 3~5 mL 生理盐水的无菌带螺旋盖的塑料管中。

用于检测细菌的标本,可将标本放置于含细菌保存液或无菌生理盐水 3~5 mL 的无菌带螺旋盖的塑料管中。病毒保存液因含有抗生素不能用于检测细菌标本的保存。

血液、痰液、粪便标本无须置于保存液中保存。

第五节　现场调查处置过程防范交叉感染要点

从事现场调查处置工作(流行病学调查、标本采集等)的专业技术人员,在各类疫情现场首要是做好自身防护,防范交叉感染(cross infection)。对有关重点环节的风险防范要点简述如下。

一、现场调查处置各环节共性风险防范

(1)穿戴防护用品前需保持手卫生;脱防护用品时,每步骤完成后均需进行手消毒。

(2)脱防护用品时,人员相互之间保持 1 m 以上距离,节奏尽量保持同步。

(3)医疗废物垃圾袋扎口时要轻、慢,避免人员通过吸入含病原体的气溶胶感染,第一层垃圾袋外口扎紧后对垃圾袋外表面进行消毒后,再放入第二层垃圾袋带回,扎第二层袋口时仍要轻、慢。

(4)在感染来源、疫情规模不明确的疫情现场,调查处置人员应避免与现场(场所、机构、单位等)配合调查人员及工作人员密切接触,始终注意个人防护。

(5)在离开一个疫情现场并前往下一个现场时,及时更换口罩。

二、病例个案流行病学调查环节风险防范

在病例家庭或医疗机构对病例开展个案流行病学调查时，交叉感染风险防范要点：

（1）调查前将携带的流行病学调查电子设备装进大小合适的自封袋，用触屏笔操作设备。调查结束后，将设备移至清洁备用的自封袋内带回。

（2）与病例及其家属保持 1 m 以上距离；要求病例及其家属（陪护人员）佩戴医用防护口罩。

（3）调查时将家庭或病房房间开窗通风，尽量站在病例及其家属（陪护人员）的上风口进行调查询问。

（4）尽量避免接触病例家庭或病房内的物体表面。

（5）尽量缩短在病例家庭或病房内的停留时间。

（6）采集标本时务必做好个人防护，尤其要正确佩戴 N95 口罩；每完成一份标本采集后均需进行手消毒。

（7）样本转运箱不得带入污染区域。

（吴铭编写，赵志荣、王俊审核）

第六章 实践案例研讨

案例一 一起发热伴血小板减少综合征聚集性疫情的调查处置

【概述】

发热伴血小板减少综合征(severe fever with thrombocytopenia syndrome,SFTS)是在中国首次被报道的一种新发出血热,由新型布尼亚病毒感染而引起的一种新的急性传染性疾病。其潜伏期尚不十分明确,可能为1周~2周。该病急性起病,主要临床表现为发热,体温多在38℃以上,重者持续高热,可达40℃以上,部分病例热程可长达10天以上。伴乏力、明显纳差、恶心、呕吐等,部分病例有头痛、肌肉酸痛、腹泻等。查体常有颈部及腹股沟等浅表淋巴结肿大伴压痛、上腹部压痛及相对缓脉。

少数病例病情危重,出现意识障碍、皮肤瘀斑、消化道出血、肺出血等,可因休克、呼吸衰竭、弥散性血管内凝血等多脏器功能衰竭死亡。绝大多数患者预后良好,既往有基础疾病、老年患者、出现精神神经症状、出血倾向明显、低钠血症等提示病重,预后较差。

主要经携带病毒的蜱叮咬传播,人与人之间可通过接触患者或因本病死亡患者血液、血性分泌物、排泄物及其污染物等而传播。特定条件下,血液或血性分泌物、排泄物及其污染物可因喷溅、溢洒或干燥后搅动等原因形成气溶胶,通过口鼻腔粘膜或沾染皮肤破损处而传播。人群普遍易感,疾病流行地区丘陵、山区和森林等地区从事生产、生活或劳动的居民或赴流行地区旅游的人感染风险比较高。

实验室检查:① 血常规检查。外周血白细胞计数减少,多为$(1.0\sim3.0)\times10^9/L$,重症可降至$1.0\times10^9/L$以下,嗜中性粒细胞比例、淋巴细胞比例多正常;血小板降低,多为$(30\sim60)\times10^9/L$,重症者可低于$30\times10^9/L$。② 尿常规检查。半数以上病例出现蛋白尿(＋～＋＋＋),少数病例出现尿潜血或血尿。③ 生化检查。可出现不同程度LDH、CK及AST、ALT等升高,尤以AST、CK-MB升高为主,常有低钠血症,个别病例BUN升高。④ 病原学检查。血清新型布尼亚病毒(SFTSV)核酸检测阳性或血清中分离到新型布尼亚病毒。⑤ 血清学检查。检测新型布尼亚病毒免疫球蛋白G(immunoglobulin G,IgG)抗体阳转或恢复期滴度较急性期4倍以上增高。

患者治疗:本病尚无特异性治疗手段,主要为对症支持治疗。患者应当卧床休息,流食或半流食,多饮水。密切监测生命体征及尿量等。不能进食或病情较重的患者,应当及时补充热量,保证水、电解质和酸碱平衡,尤其注意对低钠血症患者补充。高热者物理降温,必要时使用药物退热。有明显出血或血小板明显降低(如低于 $30×10^9/L$)者,可输血浆、血小板。中性粒细胞严重低下患者(低于 $1×10^9/L$),建议使用粒细胞集落刺激因子。体外实验结果提示利巴韦林对该病毒有抑制作用,临床上可以试用。继发细菌、真菌感染者,应当选敏感抗生素治疗。同时注意基础疾病的治疗。目前尚无证据证明糖皮质激素的治疗效果,应当慎重使用。

隔离及防护:一般情况下无须对病人实施隔离。医护人员和看护人接触病人时应当采取通用防护措施。对病人的血液、分泌物、排泄物及被其污染的环境和物品,可采取高温、高压、含氯消毒剂等方式进行消毒处理。在抢救或护理危重病人时,尤其是病人有咯血、呕血等出血现象时,医务人员及陪护人员应当加强个人防护,避免与病人血液直接接触。

【病例发现与报告】

2020 年 4 月 11 日 21 时许,M 市疾控中心 12320 值班电话接群众报告:HS 县 HF 镇 MS 村一名村民于 4 月 1 日因病死亡,具体原因不明,曾与其接触的数名亲属随后陆续出现发热、血小板及白细胞计数降低等临床表现。县疾控中心立即进行核实,并及时上报至县卫健委。4 月 12 日上午,市、县疾控中心成立联合调查组,赶赴现场开展调查处置。

调查组到达现场后,从当地卫生健康行政部门了解到,目前已摸排到 6 例有流行病学关联的发热病例,其中 MS 村村民 Q 最先发病,并于 4 月 1 日死亡,其他 5 例病例均参加了病例 Q 的陪护或葬礼,MS 村的周边村村民中没有参加葬礼的其他人员未发病。因此调查组重点围绕首发病例 Q 的密切接触者、参加葬礼的人员及 MS 村村民展开调查。

问题1:该事件是否为暴发? 传染病散发、流行、暴发和聚集性是如何定义的?

问题2:暴发疫情调查的步骤有哪些?

问题3:假如你是市疾控中心工作人员,被抽调入该调查组赴现场开展调查处置,出发前你认为应做哪些准备工作?

【调查核实】

为全面了解发热病例的发病情况,联合调查组对 HF 镇卫生院及周边所有医疗机构就诊记录进行了回顾性调查。同时,重点对 MS 村参加病例 Q 葬礼的村民、病例 Q 家属及其密切接触者进行了访视和调查,收集各名发热病例的病历、发病过程、临床诊断和实验室检测结果等信息。调查发现:

HF 镇位于 M 市 HS 县,属于丘陵地区,主要地形为山地,森林覆盖率 21%,气候湿润,居民多从事水稻、茶叶等种植。全镇辖 8 个社区、21 个行政村,总人口 12.3 万人。MS 村为该镇 21 个行政村之一,辖 27 个自然村,892 户,总面积 11.2 km²,人口 3575 人。

6 例病例主要临床表现为发热、乏力、头痛、畏寒、全身酸痛、咳嗽和食欲减退等(见表6.1)。血常规化验结果显示,4 例病例血小板和白细胞数均减少。死亡病例 Q 住院期间其血液标本经核酸和血清学检测,结果为新型布尼亚病毒核酸阳性、新型布尼亚病毒免疫球蛋白 M(immunoglobulin M,IgM)抗体阳性。

表 6.1　HS 县一起发热伴血小板减少综合征聚集疫情病例临床表现及重点指标检测结果

临床特征	例数($n=6$)	比例(%)
发热(体温≥38 ℃)	6	100.0
血小板减少	5	83.3
白细胞计数减少	4	66.7
乏力	4	66.7
头痛	3	50.0
畏寒	2	33.3
腹泻	1	16.7
呕吐	1	16.7

问题 4:在开展暴发疫情调查前应该进行核实诊断,为什么要进行核实诊断? 应如何开展核实诊断工作?

【现场调查】

调查组经深入调查发现:首发病例 Q,男,51 岁,农民,与其配偶长期生活在 HS 县 HF 镇 MS 村,是一名泥瓦匠,主要在附近建筑工地上班。病例既往有酒精肝病史,有饮酒和抽烟史。据病例 Q 妻子口述,病例 Q 发病前无外出史,居住地附近卫生条件尚可,其居家南面有一片树林。该病例 3 月 16 日起在 HF 镇某小学工地上班,工地周围为水泥地。发病前未从事除草、采茶等农作活动,无明确蜱虫叮咬史。

病例 Q 于 2020 年 3 月 26 日出现腹胀、呕吐的症状,未发热;27 日上午自行前往 HS 县中医院内科就诊,血常规结果显示其白细胞计数 $2.57×10^9$/L(下降),血小板计数 $79×10^9$/L(下降),当日返家;3 月 28 日上午其再次到 HS 县中医院住院,期间白细胞计数和血小板计数进一步减少,体温正常,诊断为慢性胃炎、肝功能不全、脾胃虚寒;3 月 30 日仍未见好转,出现咯血,恶心等症状,医嘱转上级医院接诊,遂于 3 月 30 日 9 时从县中医院出院(在院期间医护人员均采取有效防护);3 月 30 日 15 时 13 分由家人陪同至 H 市 CH 医院就诊,先后就诊于消化内科、心内科、急诊科,诊断为浅表性胃炎、胸痛、心悸,并于 3 月 30 日 17 时 40 分,从该院门诊自行前往 H 市 AY 一附院就诊。血常规:白细胞 $2.74×10^9$/L(下降),中性粒细胞计数 $1.67×10^9$/L(下降),血小板 $50×10^9$/L(下降),平均血小板体积升高,血小板压积下降。就诊期间医护人员均采取有效防护。

病例 Q 于 3 月 31 日凌晨 1 时 18 分前往 AY 一附院急诊科门诊就诊,当晚因急诊科没有床位且门诊医生根据入院前检测报告情况建议转感染科就诊。3 月 31 日上午就诊于感染科门诊,并于当日 10 时 15 分收入感染科三病区治疗,血常规:白细胞计数 $3.34×10^9$/L,血小板计数 35×10⁹/L。采集病例血液标本经第三方检测机构进行核酸 PCR 和血清学检测，反馈为新型布尼亚病毒核酸阳性、IgM 阳性，诊断为发热伴血小板减少综合征。入院后予以丙球冲击、利巴韦林抗病毒、抑酸护胃、预防感染、TPO 升血小板、营养支持等治疗。4 月 1 日早晨患者癫痫发作，后出现意识不清，咯血、血氧饱和度进行性下降，病情危重，医生与家属沟通后于 4 月 1 日 11 时转 ICU 进一步治疗。入住 ICU 后，患者血常规：白细胞计数 4.22×10⁹/L，血小板计数 38×10⁹/L，中性粒细胞计数 2.09×10⁹/L，淋巴细胞计数 1.37×10⁹/L；且仍有活动性出血(呼吸道、眼)，合并 MODS(循环、呼吸、止凝血、肝、肾)，病情危重，与病例家属详细沟通病情后，家属放弃治疗，于当日 16 时出院。出院时患者处昏迷状态，GCS 评分 6 分，双侧瞳孔等大等圆，直径约 3 mm，光反应灵敏，带入气管插管在位，口腔、鼻可见血性液体渗出；左侧腋窝多发淋巴肿大，余查体不能配合。病情评估：一般生命体征极不平稳，随时可能出现生命危险。4 月 1 日 19 时许，病例 Q 在家中死亡。

问题 5：什么是病例定义、类别和作用？如何制定病例定义？

问题 6：如果你是调查组人员，请问针对本次疫情，如何制定病例定义？

问题 7：为什么要开展病例搜索？如果你是调查组人员，如何开展病例搜索？

调查发现，病例 Q 死亡后，共有 5 名亲属在家中为其换衣、擦洗并准备葬礼，期间发现死者口中有血迹，整个换衣和擦洗过程约 20 分钟，家属接触死者血液后均洗手。19 时 40 分左右，有邻居和亲戚等帮忙为死者穿寿衣，并收殓入棺，整个过程约 30 分钟。在穿寿衣和收殓入棺过程中，多人曾明确接触过死者尸体，但并未明确是否接触到死者血液或分泌物，随后均在同一盆中洗手。4 月 3 日 7 时，病例送至当地火葬场火化。

经病例搜索，自 2020 年 3 月 12 日至 4 月 12 日，在 HS 县 HF 镇 MS 村共收集到符合病例定义的病例 13 例，其中疑似病例 1 例；确诊病例 6 例，其中确诊病例中 1 例病人症状不典型，但实验室检测结果呈阳性。6 例确诊病例发病、暴露和诊疗过程基本情况如下：

病例 Q　首发病例，男，51 岁，泥瓦工，3 月 26 日发病，4 月 1 日因治疗无效死亡。与其配偶长期生活在 HS 县 HF 镇，主要在建筑工地从事装潢工作。据其妻子口述，病例发病前无明确蜱虫叮咬史。根据病例资料中检测结果，结合流行病学史、临床表现，可判定为 SFTS 确诊病例。

病例 1　死亡病例 Q 的大女婿，男，35 岁，家住外市，在当地一保温材料厂工作。4 月 8 日起先后出现发热、乏力、呕吐、腹泻等症状，9 日到 H 市 CH 医院就诊(血常规检查结果正常)。10 日晚到 N 市 GL 医院就诊，当日检测汉坦病毒抗体阴性，布尼亚病毒核酸阴性。12 日上午，血常规检查结果显示白细胞和血小板计数偏低。12 日 22 时就诊于 H 市 AY 一附院感染科，初步诊断"发热？(发热伴血小板减少综合征)"。

病例 2　死亡病例 Q 的小女婿，男，27 岁，M 市 H 县 GQ 镇人，平时做小吃生意。4 月 9 日出现发热、畏寒症状，当日到 HS 县人民医院就诊(血常规检查结果正常)。10 日晚到 N 市 GL 医院门诊就诊，当日检测汉坦病毒抗体阴性，布尼亚病毒核酸阴性。12 日上午，血常规检查结果显示白细胞和血小板计数偏低。12 日上午已在 GL 医院感染科住院治疗。

病例 3　死亡病例 Q 的弟弟,男,49 岁,HS 县 HF 镇 MS 村人,当地某公司操作工。4 月 12 日出现低热症状,当日上午到 N 市 GL 医院就诊,血常规检查结果显示白细胞和血小板计数偏低。12 日 22 时就诊于 H 市 AY 一附院感染科,初步诊断"发热?"(发热伴血小板减少综合征)。

病例 4　死亡病例 Q 的妹夫,男,50 岁,HS 县 HF 镇其他村人,木工。4 月 11 日出现发热症状,12 日上午到 N 市 GL 医院就诊,血常规检查结果显示白细胞和血小板计数正常。12 日 22 时就诊于 H 市 AY 一附院感染科,初步诊断"发热?"(发热伴血小板减少综合征)。

病例 5　死亡病例 Q 的堂侄,男,28 岁,HS 县 HF 镇 MS 村人,自述 4 月 11 日晚至 12 日上午因食用冰冷食物腹泻 4~5 次,于 HS 县人民医院就诊,12 日中午恢复,12 日晚出现发热,体温 37.7 ℃,由于其 SFTSV 核酸检测弱阳性被收治感染科隔离治疗,13 日上午体温 38 ℃,白细胞计数 $9.51×10^9$/L,血小板计数 $235×10^9$/L。

> 问题 8:通过病例搜索后,在开展描述流行病学分析前,一般应制定病例信息一览表并进行病例调查,以便收集更多的信息。一览表有哪些作用?
> 问题 9:如果让您设计病例一览表,应包括收集哪些信息? 请你按照上面信息,列出一览表。
> 问题 10:描述流行病学主要包括哪些? 具体如何开展描述流行病学分析?
> 问题 11:流行曲线有哪些作用及作图要点有哪些? 根据上述资料,绘制 6 例病例的流行曲线图。

调查组将流行病学调查结果总结如下:按照病例定义,共搜索到 SFTS 病例 6 例,其中 5 例确诊病例,1 例疑似病例。首发病例 Q,发病时间为 3 月 26 日,由于临床症状和并发症较重,于 4 月 1 日死亡。6 人发病前均无明确的蜱虫叮咬史。

6 例病例中 4 例为 M 市 HS 县 HF 镇村民,另 2 例病例分别长期居住于 M 市 H 县和 H 市;除死亡病例 Q 外,另 5 例病例均参加病例 Q 的陪护和葬礼。6 例病例均为男性;年龄最小 27 岁,最大 51 岁,中位年龄 42 岁。按照暴露日期推测,6 例病例潜伏期最短 7 天,最长 11 天,中位数 9.5 天。

5 例续发病例中,4 例病例参与病例 Q 丧葬穿寿衣过程,并无保护措施直接接触过死者尸体;3 例病例发病前曾在护理病例 Q 过程中直接接触过其血液或分泌物,5 例病例经规范治疗均陆续痊愈出院。

> 问题 12:根据案例材料,判断本次暴发的性质及依据。
> 问题 13:根据案例材料,简述本次暴发主要危险因素及依据?
> 问题 14:如何设计调查验证你的假设?

【感染来源分析】
为明确死亡病例感染来源,调查组对首发病例 Q 暴露情况开展深入调查。通过访谈其妻子获悉,3月17日,首发病例Q妻子目击1只犬在家门口村路上被汽车撞死,当即捡回后由病例Q剥皮处置,病例Q小女婿(病例2)配合。首发病例Q发病前14天无外出旅居史,无明确蜱叮咬史,发病前9天曾剥皮处置死犬,且未采取有效防护措施,结合国内外已报道的多起动物传人疫情的案例,分析首发病例Q可能因在处置死犬过程中直接暴露于含有SFTSV的犬血而感染。

2020年4月1日晨,首发病例Q在AY一附院住院期间身体多处出血并出现抽搐症状,尤其是口腔大量出血(因抽搐牙齿咬破舌),5名续发病例当日上午均到病房陪护照料,为防止病例Q呛血窒息,病例1、病例2、病例3负责按住病例Q头部并清理其头部卫生,病例4、病例5及另两名亲属负责控制其四肢抽动。结合5名续发病例仅在4月1日上午有共同暴露史(与病例Q密切接触),且发病时间距4月1日(暴露时间)均在SFTS的一个最长潜伏期内,分析续发病例中,3人(病例1、病例2、病例3)因直接接触病例Q急性期血液而感染,病例4、病例5未明确直接接触病例Q血液,可能因暴露于病例Q病房中含有SFTSV的气溶胶而感染。本起SFTS疫情时间序列和流行曲线图见图6.1。

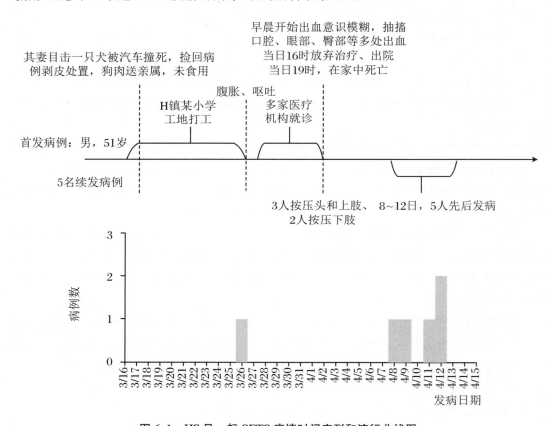

图6.1　HS县一起SFTS疫情时间序列和流行曲线图

调查组还开展了现场卫生学和环境学调查,调查发现MS村地处HF镇西南,山林环绕,树木茂盛。多数村民在山上有自家茶园,清明节前后为采茶高峰期。访谈居民口述,采茶时可见游离蜱,被蜱虫叮咬经常发生。调查人员观察发现部分村民家中饲养的狗、羊和牛等家畜有寄生蜱。该村卫生条件一般,首发病例家院子周围有部分杂草,卫生条件较差。所有续发病例除参加病例 Q 葬礼外，在发病前无集体活动，且目前处于采茶淡季，无集体采茶等农业活动。调查人员查阅中国疾病监测信息报告管理系统发现，2011—2019 年，HS 县每年均有病例报告，其中 HS 县 HF 镇在 2014—2016 年连续报告 SFTS 病例 10 例，在可能还存在漏诊漏报的情况下，提示 HS 县和 HF 镇部分地区可能已形成 SFTS 疫源地。此外，搜索文献发现，国内已出现多起 SFTS 人传人案例，但多为直接接触死者血液和分泌物。

问题 15：根据案例材料，结合上述调查结果，请对假设做初步判断。

问题 16：简述评价因果关系或关联性的指标有哪些？

【控制措施与评价】

联合调查组认为 SFTS 是新发传染病，虽然其病死率较高，但传播机制不太容易实现。本次暴发疫情在调查组介入时，疫情高峰已过，且超过最长潜伏期，无新发病例发生，初步判断疫情已自发终止。控制措施的实施主要包括现场控制措施和预防今后类似事件发生应采取的行动和措施。

问题 17：一般处置暴发疫情时，实施控制措施的注意事项和目的是什么？

问题 18：本次暴发疫情可采取的控制措施有哪些？

问题 19：请针对本次暴发疫情特点及整个事件中出现的问题，提出一些在今后工作中的合理化建议。

4 月 20 日，整个疫情调查处置工作结束。疫情调查处置期间，省、市卫生健康行政部门和 HS 县委县政府高度重视，十分关切疫情调查进展情况。HS 县委县政府和当地政府多次召开专题会议，通报相关情况，并要求各单位密切配合调查组工作，及时落实相关防控措施。调查期间，联合调查组也先后向上级卫生行政部门呈报《关于 HS 县一起发热伴血小板减少综合征暴发的初步调查报告》《关于 HS 县一起发热伴血小板减少综合征暴发调查进程报告》等行政报告。疫情结束后，调查组全面整理调查结果，撰写了业务报告《关于 HS 县一起发热伴血小板减少综合征暴发疫情调查报告》。

问题 20：请简述行政调查报告和业务调查报告的区别。

问题 21：请尝试列出业务调查报告应包括的主要内容。

问题 22：如果你是调查组组长，你认为何时暴发调查可视为完成？

【讨论】

本起暴发疫情中，5 例续发病例在处理首发病例尸体过程中均曾在无有效防护情况下直接接触其血液，以往研究也报告了多起因丧葬活动而引起的 SFTS 人传人聚集性疫情，提示病例临终前后的出血期可能排出大量病毒，病例的衣物等物品也可能被严重污染，因此接触出血性病例的尸体、血液或者衣物等均有可能导致感染。因此，建议医疗机构对有出血症状的 SFTS 死亡病例均采取传染病防护措施,进行卫生处理后就近火化,并告知病例家属做好防护和消毒工作。

调查中发现 SFTS 为新发传染病,部分临床医生对其缺乏认知,容易误诊和漏诊。本次疫情中,首发病例曾辗转就诊多次,直至死亡仍未被确诊;续发病例也有多人在基层被诊断为感冒等疾病,可见基层医务人员对 SFTS 疾病及聚集性病例的识别均不够敏感。在病例 Q 死亡后,至少 5 例相似症状的病例在当地卫生院就诊,但基层医务人员并没有询问出共同的暴露史,导致疫情发现不及时。

本次调查提示,针对 SFTS 预防工作建议采取以下综合措施:第一,在农忙季节和夏季时,加强健康教育工作,增强群众的预防意识;第二,在重点县区的基层医疗机构开展 SFTS 诊疗及防控知识培训,提高基层医务人员的诊疗水平和报告意识;第三,进一步开展研究,掌握 SFTS 传播途径及人群感染状况。

(江良梁编写,金岳龙、王俊审核)

案例二　一起小龙虾相关横纹肌溶解综合征病例的调查处置

【概述】

一、小龙虾相关横纹肌溶解综合征及哈夫病的流行情况

小龙虾相关横纹肌溶解综合征是一类病因不明的横纹肌溶解综合征,在食用小龙虾后 24 h 内突发肌肉损伤、肌细胞内容物进入血液,肌酸激酶(creatine kinase,CK)通常显著升高,肌肉酸痛出现肌红蛋白尿,尿液颜色呈红棕色。小龙虾相关 RM 是哈夫病的一种,哈夫病是一类由于进食煮熟的淡水、海水水产品后 24 小时内突然发生不明原因肌肉疼痛、血清肌酸激酶升高的横纹肌溶解综合征,因 1924 年夏秋季于波罗的海沿岸 Konigsberger Haff 港附近暴发而得名,在瑞典、巴西、日本、中国等多个国家均有报告。美国 CDC 制定的哈夫病病例定义:24 小时内进食熟水产品;血清 CK 水平升高至正常水平 5 倍以上或更高;CK-MB/CK<5%。

哈夫病与淡水海水产品密切相关,病例发生的时间多为进食水产品的季节。文献报道国外病例多分布在湖泊沿岸因食用了湖泊中捕捞的鱼而发病,1942 年 2 月至 1943 年 4 月瑞典的 Ymsen 湖附近有 11 名渔民及其家属发病,其中有 4 例病例多次发病,每次发病前都食用了湖里的鱼。1984—2014 年美国共发生 18 例进食大口胭脂鱼的哈夫病病例,病例多发生于春夏季,鱼肉来源于当地市场或捕捞于当地河流。2008 年 6~9 月巴西亚马逊地区食用河鱼导致多例病例发生。

我国哈夫病病例主要因进食小龙虾发病。小龙虾,学名克氏原螯虾,因肉质鲜美成为受大众喜爱的食物。小龙虾的主要产地和消费地区均为长江中下游地区,2018 年产量最高的

五个省为湖北、湖南、安徽、江苏、江西,共占到全国产量的 94.25%,华东地区的江苏、浙江、安徽三省小龙虾商户的数量占到了全国的 51%。我国小龙虾相关 RM 的发生与小龙虾消费的时间一致,发病时间多为 6～9 月,病例分布在江苏、安徽、湖北等省份的大中城市。2010 年 7 月,江苏省南京市发生了因进食小龙虾引起的 RM,引起了媒体及社会的广泛关注,2012 年至 2015 年的 7 月和 8 月在长流域的上海市、江苏省南京市、扬州市、盐城市、淮安市及安徽省芜湖市均有散在病例发生。2016 年 6～10 月,江苏省南京市、安徽省及广东省均报道了多例小龙虾相关的 RM 病例,病例数为历年来最高,其中广东省销售的小龙虾产自长江中下游地区。我国因其他食物导致的 RM 病例较少,2000 年 8 月北京发生了 6 例因进食蝲蛄而导致发病的病例,是我国第一次出现哈夫病的文献报道;2009 年 10 月我国广东省发生一起因食用淡水鲳鱼导致不明原因 RM 事件,共涉及 54 例病例,病例进食的鱼均于同一天购于当地的同一家养殖场。

小龙虾相关 RM 病例的潜伏期为 6～8 小时,男女发病无显著性差异,发病年龄多集中在 21～45 岁。

RM 是由遗传性或获得性因素引起的肌细胞病理改变,横纹肌细胞损伤或细胞膜通道病变,细胞膜完整性发生改变,肌红蛋白(myoglobin,MYO)、CK 等酶类以及离子等细胞内容物进入血液,可能会导致代谢紊乱和急性肾损伤(acute kidney injury,AKI),严重者有生命危险。哈夫病作为不明原因导致的 RM,与其他常见的 RM 类似,典型临床表现为肌肉疼痛,可能会出现肌红蛋白尿,尿色呈茶色、酱油色,几乎所有病例都发生肌肉疼痛,并且为首发症状,颈部、肩部、腰部、背部等近端肌群及小腿肌肉疼痛通常最为明显,其他肌肉症状包括麻痹和僵硬。病例还可发生恶心、呕吐、腹痛、腹泻等消化道症状及胸闷、头痛、眩晕等精神症状。

哈夫病的标志性特征是 CK 和其他血清肌酶包括天门冬氨酸氨基转移酶、谷氨酸丙酮酸转氨酶升高。血清 CK 值自肌肉损伤开始后数小时内即升高,在损伤后 24～72 小时内达到峰值,是肌细胞损伤的敏感指标,损伤停止后,可自行代偿,3～5 天内恢复正常。天门冬氨酸氨基转移酶(aspartate aminotransferase,AST)、丙氨酸氨基转移酶(alanine aminotransferase,ALT)升高,应注意和肝功能损害鉴别,通常 AST 普遍升高,而 ALT 可能不升高。乳酸脱氢酶通常也高于正常值。尿液出现颜色改变是因为肌红蛋白因肌肉损伤释放入血后随尿液排出,血清水平可在肌肉损伤发生后 6～8 小时内恢复。肌电图显示肌源性损害,肌肉疼痛部位病理显示横纹肌溶解。

哈夫病病例预后较好,病例在进行补液促进尿液排出、碱化尿液等支持治疗后,症状均消失,肌酶恢复正常,个别重症病例及合并基础疾病的病例以及误诊病例可因病情发展迅速、治疗不及时发展为急性肾损伤导致肾衰竭、器官衰竭。

二、哈夫病的病因学研究

目前已知的横纹肌溶解病因可以分为获得性和遗传性两类(表 6.2)。非创伤性获得性病因中,药物是最常见的病因,涉及的常见药物有降低低密度脂蛋白的他汀类药物,与吉非罗齐合用时,发病率增加 10 倍。哈夫病病因尚不明确。

表 6.2　横纹肌溶解综合征病因

（引自裴佩,2020）

分　类		因　素	举　例
获得性因素	非创伤性	药物	酒精,阿片类药物,他汀类药物,大环内酯类抗生素,环孢素,贝特类药物
		毒素	一氧化碳,蛇毒,昆虫毒液
		感染	甲型和乙型流感病毒,柯萨奇病毒,EB 病毒,单纯疱疹病毒,副流感病毒,腺病毒,埃可病毒,HIV 和巨细胞病毒
		电解质紊乱	低钾血症,低磷血症,低钙血症,低钠血症
		内分泌疾病	糖尿病,甲状腺功能减退、亢进
		特发性炎症性肌病	皮肌炎,多发性肌炎
		极度炎热和体温调节障碍	恶性高热,神经阻滞剂恶性综合征
		强体力活动	马拉松
		病理性运动机能亢进	癫痫大发作,震颤性谵妄,精神病性激越
	创伤性	多发性创伤	车祸,地震
		急性创伤	急性下肢骨筋膜室综合征
		高压电击伤	闪电击中,接触高压电源
		三度烧烫伤	
		血管骨科手术	使用止血带,血管闭塞
		制动	髋关节骨折的年龄较大患者
遗传性因素		代谢性肌病	糖原分解、糖酵解、脂质代谢遗传性疾病

自 1924 年发现以来,哈夫病病因一直是研究的难点问题。2000 年美国研究者对 1997 年的 6 例病例进行流行病学调查和动物实验,采集到与致病的大口胭脂鱼批次相同的剩余鱼肉样品和未加工的鱼肉样品,进行水溶性、非极性脂溶性、极性脂溶性提取,将提取物对小鼠进行经口毒性实验和腹腔注射染毒,发现小鼠产生与肌肉损伤一样的行为学改变,膀胱中出现红棕色尿液,并据此提出了哈夫病的病因假设,煮熟的淡海水产品中存在一种耐高温的未知致病因子,可溶于非极性脂溶性溶剂。

在既往研究中,研究者采集了与病例相关的食物样本、环境样本及病例的血液、尿液等生物样本,对样本中的毒素、重金属等因素进行化学检测,以寻找其中可能导致 RM 的因素。目前,相关研究共有 6 项,其中,2010 年南京小龙虾事件中调查组采集了南京市场的小龙虾及患者的血液、尿液样品,对其中的化学物质共 903 项进行了排查,结果均为阴性,也未发现样本中存在可导致横纹肌溶解的物质。已开展的检测具体来源、检测项目、检测方法见表 6.3,检测的食物样本、环境样本多来源于病例购买所进食的水产品的农贸市场或流行病学调查进一步溯源到的养殖场、水产品捕捞地,其中 2 项研究中的食物样本随机购置于当地市场,并不具有流行病学指向性。但所有的样本中均未检测到已知可导致 RM 的致病因子。

表 6.3　已开展的食物样本、环境样本、病例生物样本检测情况(结果阴性)

(引自裴佩,2020)

	致病因子	样　　本	样本来源	检测方法
毒素	微囊藻毒素(LR,YR,RR,LF)	淡水鲴鱼、水、底泥	养殖场	LC-MS,IC,GC-MS,ICP-MS,AFS
	麻痹性贝类毒素	大口胭脂鱼	农贸市场	—
	雪卡鱼毒素	大口胭脂鱼	农贸市场	—
	岩沙海葵毒素	小龙虾	农贸市场(与病例无关)	细胞毒性分析
离子金属	F^-,Cl^-,NO_3^-,NO_2^-,SO_4^{2-}	淡水鲴鱼、水、底泥	养殖场	LC-MS,IC,GC-MS,ICP- MS,AFS
	Se	水草、底泥、水、江鳕肝脏	野外捕捞地	—
		尿液	病例	—
化学物	Be,Na,Mg,Al,K,Ca,V,Cr,Mn,Fe,Co,Ni,Cu,Zn,As,Se,Mo,Ag,Cd,Sn,Sb,Ba,Tl,Pb,Th,U	淡水鲴鱼、水、底泥	养殖场	LC-MS,IC,GC-MS,ICP-MS,AFS
	苯胺	小龙虾	农贸市场(与病例无关)	GC/MS
	对硝基苯胺			GC/MS
	间硝基苯胺	血样、尿样	病例	GC/MS
	莱克多巴胺	淡水鲴鱼、水、底泥	养殖场	LC-MS,IC,GC-MS,ICP- MS,AFS
药物	有机磷农药	小龙虾	农贸市场(与病例无关)	GC
		血样、尿样	病例	GC
	大环内酯类	小龙虾	农贸市场(与病例无关)	LC-MS/MS
	磺胺类			LC-MS/MS
	聚醚抗生素	血样、尿样	病例	LC-MS/MS

　　总的来说,目前研究发现,在部分煮熟的淡水海水产品中,可能存在一种耐高温的未知致病因子,该毒素耐高温,无神经毒性,而人群中某些个体可能存在触发横纹肌溶解综合征的致病机制,因此共同导致了哈夫病的发生。

【病例发现与报告】

2016 年 7 月,M 市疾病预防控制中心食源性疾病监测报告系统发现 RM 病例出现异常增多,相关科室遂报告中心领导。

> 问题1:良好的疾病监测系统如何发挥监测的敏感性?

【调查核实】

经流行病学调查,首发病例发生于6月28日,随后2周病例散在发生,7月13日起病例明显增加,发病时间集中于7月15日至8月5日,并出现持续高峰平台。截至8月5日,累计报告152例,并上报至上级疾控中心。在上级疾控中心的指导下,M市疾控中心会同中国现场流行病学培训项目(CFETP)学员共同开展了现场调查工作。

> 问题2:本起事件是否属于病例异常增加? 如何进行核实?

【现场调查及溯源分析】

一、调查目的

(1) 掌握小龙虾相关横纹肌溶解综合征病例的流行特征。

(2) 调查病例增多的原因及发病相关危险因素。

(3) 调查小龙虾的致病原因及污染来源。

(4) 为预防和控制小龙虾相关横纹肌溶解综合征提供科学依据。

> 问题3:病例定义一般包含哪些要素? 对于该疾病,如何制定病例定义?
>
> 问题4:如何开展病例搜索?

二、病例定义

(1) 疑似病例:出现全身性或局部肌肉疼痛等横纹肌溶解综合征症状,且症状出现前24小时内有小龙虾食用史。

(2) 可能病例:疑似病例,且血清肌酸激酶(CK)高于正常值上限的3倍及以上。

(3) 临床确诊病例:疑似病例,且CK值高于正常值上限的5倍及以上。

> 问题5:如果让你设计一份个案调查表,应该包括哪些内容?

三、调查方法

(1) 设计个案调查表:主要包括基本信息、临床特征、发病前相关暴露情况等。

（2）开展病例搜索：通过搜索食源性疾病监测报告系统以及查阅 M 市二级及以上主要医院门、急诊和住院登记等方式收集 RM 病例并开展个案调查。

（3）描述疾病的流行病学及临床特征。

（4）开展卫生学调查及可疑食品溯源。

（5）开展病例对照研究：根据病例组的个案调查信息选择未出现任何肌痛、乏力等异常症状的同餐者为对照组开展非匹配病例对照研究，调查可疑的危险因素。

四、调查结果

通过对食源性疾病监测报告系统和病例主要就诊的 M 市 3 家三级甲等医院开展回顾性调查，共搜索到病例 226 例。其中符合疑似病例的 83 例，占 36.7%；可能病例 11 例，占 4.9%；确诊病例 132 例，占 58.4%。搜索 2015 年 1 月 1 日至 12 月 31 日 M 市 3 家三级甲等医院门急诊及住院登记系统，仅搜索到 RM 病例 1 例。

（一）疾病的临床特征

1. 临床症状和体征

226 例横纹肌溶解综合征病例均有肌肉酸痛症状，疼痛部位以全身和背部为主，分别占 54.4% 和 51.3%。乏力、胸闷、呼吸困难、胃肠炎症状和关节疼痛的比例分别占 51.8%、33.2%、23.9%、19.9% 和 17.3%，有 9.7% 的病例出现茶色尿，详见表 6.4。

表 6.4 M 市横纹肌溶解综合征病例临床症状/体征情况

临床症状/体征	病例数（$n = 226$）	比例（%）
肌肉酸痛	226	100.00
全身	123	54.4
背部	116	51.3
颈部	74	32.7
肩部	73	32.3
腰部	71	31.4
上肢	51	22.6
下肢	43	19.0
胸部	2	0.9
乏力	117	51.8
胸闷	75	33.2
呼吸困难	54	23.9
胃肠炎症状	45	19.9
关节疼痛	39	17.3

续表

临床症状/体征	病例数($n=226$)	比例(%)
头晕	23	10.2
酱油/茶色尿	22	9.7
头痛	15	6.6

2. 疾病潜伏期

221 例病例有明确的进食和发病时间,发病最短潜伏期为 0.5 小时,最长为 22 小时,中位数为 6 小时。

3. 疾病的病程

M 市报告的 226 例横纹肌溶解综合征病例中,90 例病例接受过住院治疗,住院率为 39.8%,其中最短住院时间为 1 天,最长为 16 天,中位数为 7 天。

4. 实验室检测

226 例小龙虾相关横纹肌溶解综合征病例中,仅有 70.8% 的病例检测了 CK 值(160/226),最高值范围为 100～10000 U/L,中位数 4058.5 U/L。89.4% 的病例 CK 值 3 倍升高(143/160),81.9% 的病例 CK 值 5 倍升高(131/160)。在留有尿蛋白信息的 20 例患者中,9 例出现异常,异常率为 45.0%;在留有尿隐血信息的 22 例患者中,10 例出现异常,异常率为 45.4%,见表 6.5。

表 6.5　M 市横纹肌溶解综合征病例实验室指标检测情况

检测情况	病例数	比例(%)
CK 值 3 倍升高比例	143	89.4
CK 值 5 倍升高比例	131	81.9
尿蛋白异常比例	9	45.0
尿隐血比例	10	45.4

(二)病例流行特征分析

1. 时间分布

首发病例发生于 6 月 28 日,随后 2 周病例散在发生。7 月 13 日起病例明显增加,发病时间集中于 7 月 15 日至 8 月 6 日,并出现持续高峰平台,8 月 17 日后无病例报告。M 市在 6 月 30 日至 7 月 4 日左右出现一次强降雨过程,最高降雨量近 160 mm。具体发病流行曲线见图 6.2。

问题 6:从流行曲线看,疾病暴露模式分哪几种,分别有什么特点?

问题 7:本次流行曲线能提示什么信息?

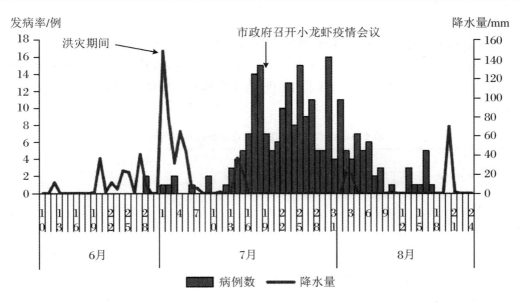

图 6.2 2016 年 6～8 月 M 市横纹肌溶解综合征病例发病流行曲线及降雨情况

2. 地区分布

226 例横纹肌溶解综合征病例分布于 M 市的 5 个县（区），主要集中在 H 区和 Y 区，两区共报告病例 175 例，占总病例数的 77.4%。其中各县区病例所占比例分别为 H 区 53.1%（120/226）、D 区 24.3%（55/226）、D 县 17.7%（40/226）、H 县占 4.4%（10/226）、HS 县 0.4%（1/226），B 区未报告病例。H 区、Y 区、D 县、H 县和 HS 县的发病率分别为 27.7/10 万、17.7/10 万、8.7/10 万、2.1/10 万和 0.3/10 万。具体见图 6.3。

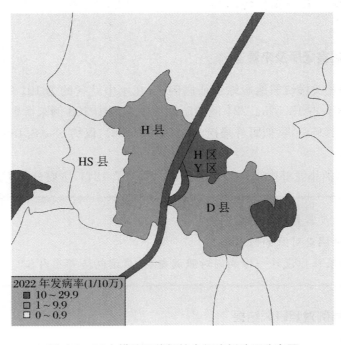

图 6.3 M 市横纹肌溶解综合征病例地区分布图

3．人群分布

226 例横纹肌溶解综合征病例中,男性占 36.4%(86/226),女性占 63.6%(140/226),男女性别比为 1:1.6,男女发病率分别为 8.0/10 万和 13.8/10 万,其中 30～40 岁组的发病率最高。年龄最小 11 岁,最大 91 岁,年龄中位数为 40 岁,85.0% 的病例集中在 20～50 岁年龄段,见表 6.6。

表 6.6　M 市横纹肌溶解综合征病例年龄分布

年龄组(岁)	病例数($n=226$)			发病率(1/10 万)		
	男	女	合计	男	女	合计
10～	5	9	14	4.0	8.6	6.1
20～	16	23	39	10.2	14.5	12.3
30～	20	36	56	14.5	24.9	19.9
40～	32	39	71	23.2	13.4	12.3
50～	5	21	26	1.7	17.9	11.1
60～	7	10	17	5.9	9.0	7.7
70～	1	2	3	0.9	2.3	1.8
合计	86	140	226	8.0	13.8	11.1

(三)相关因素暴露史调查

226 例病例在发病前 24 小时均有小龙虾进食史。其他可能相关的危险因素中有饮酒史的为 26.1%(59 例),有基础性疾病和服药史的为 12.8%(29 例),有剧烈体育活动的为 5.3%(12 例)。

(四)小龙虾进食场所及来源追溯

226 例小龙虾相关横纹肌溶解综合征病例中,在家中就餐的为 191 例,约占 84.5%,在餐馆就餐的为 35 例,占 15.5%。224 例溯源调查的病例中 158 例来源明确,其中明确野外捕捞占 78.5%(124/158),疑似野外捕捞 16.5%(26/158),仅约 5%(8/158)来自养殖场。见图 6.4。

明确野外捕捞的小龙虾中来自江边的占 78.2%(97/124),主要分布于沿江区域。

> 问题 8:下一步需要开展哪些调查?
>
> 问题 9:本次调查对照如何选择?
>
> 问题 10:如果让你设计一份病例对照调查表,应该包括哪些内容?

(五)同餐者病例对照研究结果

选择新报告的可能病例与临床确诊病例作为病例组。根据病例组的个案调查信息,选

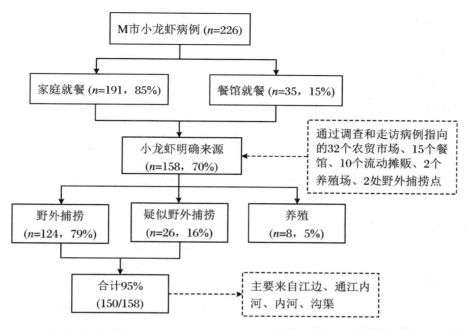

图 6.4　2016 年 6—8 月 M 市小龙虾相关横纹肌溶解综合征小龙虾溯源

择所有未出现任何肌痛、乏力等异常症状的同餐者作为对照组。

最终入选病例组和对照组分别为 43 人和 55 人。结果显示，两组人群小龙虾进食量有统计学差异，食用小龙虾≥10 只的人群，发病风险增加四倍（OR＝5.0,95%CI＝2.1～12.0），是否食用虾黄、是否饮酒和是否有基础性疾病的差异无统计学意义。详见表 6.7。

表 6.7　M 市横纹肌溶解综合征病例对照分析表

指　　标		病例数	对照数	χ^2 值	P 值
食用数量（只）	≥10	29	16	14.293	<0.05
	<10	14	39		
是否食用虾黄	是	40	45	2.633	>0.05
	否	3	10		
是否饮酒	是	13	15	0.104	>0.05
	否	30	40		
是否有基础性疾病	是	11	6	3.623	>0.05
	否	32	49		

问题 11：病例对照研究结果如上表，如何解读结果？

问题 12：溯源调查如何开展？

问题 13：现场卫生学调查如何展开？

（六）现场卫生学调查

调查组先后赴小龙虾养殖基地、重点农贸市场、重点区域、重点乡镇、环境科学研究所和环境监测站等地开展了现场卫生学调查。

（七）标本采集和监测

累计采集 60 份样本，其中病例血液样本 12 人份、尿液样本 11 人份；病例食用小龙虾指向的野外捕捞地点、农贸市场摊位、就餐场所、养殖基地等地小龙虾样本 30 份、老卤样本 1 份、鳖样本 1 份、水体样本 4 份和养殖饲料样本 1 份。所有样本均冷冻保存，待有明确病因指向时进行验证检测。

【控制措施与评价】

（1）本次报告的横纹肌溶解综合征病例异常增加，主要是与食用小龙虾相关横纹肌溶解综合征病例报告明显增加有关，未发现药物、剧烈运动、饮酒等其他因素所致横纹肌溶解综合征病例的增加。

（2）发病和食用小龙虾存在因果关联（causal association）。主要支持证据如下：① 时间关联的顺序。所有病例均在食用小龙虾后 24 小时内发病。② 剂量反应关系。基于目前同餐病例对照结果显示，食用小龙虾的数量越多，发病的风险明显增加，具有明显的剂量反应关系。③ 关联的一致性。M 市报告病例的临床表现和发病的潜伏期等特征与文献报告及周边城市报告的病例较为相似，均以肌肉酸痛、伴肌肉无力、CK 值异常升高等横纹肌溶解症为主。④ 关联的特异性。除食用小龙虾外，病例之间未食用其他相同食品，且仅少数病例有服药、剧烈运动等暴露史。⑤ 终止效应。随着野外捕捞和市场售卖小龙虾数量的减少，报告病例数量也同时逐渐降低。

（3）采取的措施。① M 市高度重视，成立多个小组开展流行病学调查、采样检测及数据分析等工作，发布风险提示，积极关注舆情，解答百姓关注的问题。同时，继续收集并完善病例信息，追溯小龙虾来源。② 医疗机构积极救治病人，增强食源性疾病监测和报告意识，及时发现横纹肌溶解综合征病例，及早明确诊断，及时报告，积极救治。③ 宣传部门利用广播电视等公众传播平台，开展健康教育知识宣传，维护社会稳定。④ 收集长江段重点企业排污情况及本地区受灾范围、灾区水体流经区域及小龙虾养殖地受灾情况。

【讨论】

本次事件的病因假设如下：

（1）本次事件可能与长江流域发生的严重洪灾有关，导致沿江局部地区的小龙虾受到某种"致病因子"污染，并沿长江主干道或支流扩散至中下游及其周边水系的部分地区。

（2）严重洪灾可能导致少数养殖场的小龙虾受到污染，并通过销售渠道流向批发、农贸市场、进入餐馆，从而导致食用者发病。

（3）"致病因子"目前主要考虑化学品污染、生物毒素、小龙虾种属变异等，具体病因仍需进一步深入研究。

（查兵编写，王俊、汤海燕审核）

案例三 一起诺如病毒急性胃肠炎暴发疫情的调查处置

【病例发现与报告】

2020年11月19日,A省疾控中心接省卫健委通报:H市Y县发生一起聚集性胃肠炎疫情。接到报告后,省疾控中心领导高度重视,连夜派出专业技术人员赶赴现场开展调查处置。到达现场后调查组连夜召集市县卫健委、疾控中心人员召开疫情会商会,听取当地疫情汇报并部署调查工作。11月20~21日,省疾控中心,H市、Y县和X县疾控中心组成联合调查组分别赴病例所在地、就餐场所等开展流行病学调查并采集标本开展实验室检测。

11月12日13时,某职业技术学院艺术类378名大一学生、11名老师乘坐省际大巴车包车抵达Y县开展写生活动,其中205名学生入住A镇PS旅社,5名带教老师入住A镇YX客栈;173名学生入住B镇WN酒店,6名带教老师入住B镇XC民宿。两地师生就餐分别在PS旅社和WN酒店。11月17日9时,老师组织全体学生前往X县风景区采风写生,17日中午于当地YQ酒家就餐后返回驻地,随即交换居住地。基本情况见图6.5。

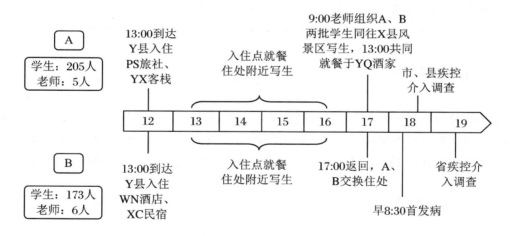

图6.5 基本情况时序图

> 问题1:对于一次疾病异常信息,用什么标准来决定是否要进行现场调查?
> 问题2:出发至现场调查前,应做好哪些准备?
> 问题3:现场调查的主要工作步骤有哪些?

【调查核实】

疫情会商会上,H市疾控中心报告:首发病例于11月18日8:30出现恶心、腹泻等症状,自诉无发热,无呕吐,腹泻3次,稀水样便。19日0:30就诊于Y县人民医院,对症治疗后病情好转。截至11月19日上午,共发现符合疑似病例定义的师生患者107名,经访视病例(面对面访谈)、调取医院就诊病历,收集病例的临床症状和体征、查阅实验室检测结果,病例主要症状为恶心、呕吐及腹泻,部分有腹痛,少数有发热症状。单纯随机抽样采集 13 名学生呕吐物、粪便等标本进行肠道致病原检测,11 份标本呈诺如病毒核酸阳性。

> 问题 4:核实诊断的目的是什么? 方法有哪些?
> 问题 5:以上证据是否能证实诺如病毒暴发的存在? 简述判定依据。

【现场调查】

一、病例定义

(1) 疑似病例:2020 年 11 月 16 日以来,入住 Y 县 A 镇 PS 旅社、B 镇 WN 酒店的师生和酒店员工中,24 小时内出现呕吐或排便≥1 次且有性状改变(呈稀水样便)的人员。

(2) 确诊病例:疑似病例中,粪便、肛拭子或呕吐物标本经诺如病毒核酸检测阳性者。

> 问题 6:病例定义的目的是什么?
> 问题 7:病例定义的原则有哪些? 基本框架是什么?

二、搜索病例

采用面对面询问方式调查游学团师生及住宿、就餐地的工作人员的健康状况;采用现场走访方式对属地医疗机构和药店等开展病例搜索。截至 11 月 21 日,共计搜索到符合疑似病例定义的师生共计 135 名,其中学生 128 人。同时对搜索到的疑似病例进行个案调查。

三、临床表现

135 例疑似病例中,115 例前往医疗机构就诊,经积极治疗后好转,无住院、重症和死亡病例。135 例疑似病例的临床症状中,85.9%出现恶心,77.0%出现呕吐、75.6%出现腹泻、63.0%出现腹痛、25.2%出现发热,见表 6.8 及表 6.9。

表 6.8　135 例诺如病毒感染疑似病例的临床特征分布

临床症状	病例数($n = 135$)	比例(%)
发热	34	25.2
恶心	116	85.9
呕吐	104	77.0
腹泻	102	75.6
腹痛	85	63.0

表 6.9 腹泻及呕吐次数分布

症状（次/24 小时）	1	2	3	>3
呕吐	31	29	21	21
腹泻	30	17	22	35

问题 8：进行病例临床症状描述的意义？腹泻次数分布可以认识到什么问题？

四、病例三间分布

问题 9：何为三间分布？流行病学调查中，描述三间分布的意义是什么？

（一）时间分布

135 例诺如病毒感染疑似病例中，首发病例发病时间为 11 月 18 日上午 8:30 时，病例发病主要集中于 18 日 14 时至 19 日 7 时，占 80.7%；发病高峰为 11 月 18 日 20:00 至 19 日 01:00，共计发病 50 人，占 37.0%；末例病例发病时间为 11 月 20 日 8 时。流行曲线见图 6.6。

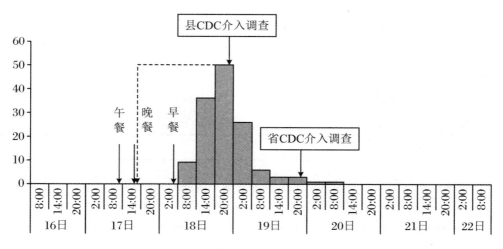

图 6.6 135 例诺如病毒感染疑似病例流行曲线

问题 10：描述时间分布常用的方法？其绘制要点是什么？

问题 11：从上述时间分布中，可以解读哪些内容？

（二）空间分布

135 例疑似病例分布 4 个住宿点,首例病例是入住 WN 酒店的学生,各点罹患率见表 6.10。

表 6.10　某游学团 135 例诺如病毒感染病例居住地分布

乡镇	居住地	师生人数(N)	病例数(n)	罹患率(%)	χ^2 值	P 值
A 镇	PS 旅社	173	61	35.5		
	YX 客栈	6	5	83.3	4.274	0.233
B 镇	WN 酒店	205	67	32.7		
	XC 民宿	5	2	40.0		

对 A 镇 PS 旅社不同楼栋间罹患率分布、B 镇 WN 酒店不同楼层间罹患率分布进行统计学分析,发现不同楼栋间罹患率、不同楼层间罹患率分布无统计学差异。

（三）人群分布

135 例诺如病毒感染疑似病例中,128 名为学生,平均年龄为 18.2±0.8 岁;7 名为老师,平均年龄为 37.6±5.7 岁。性别分布中,男性 48 人,女性 87 人,男女性别比为 0.6∶1。见表 6.11。

表 6.11　某游学团 135 例诺如病毒感染性腹泻病例人口学特征

变量	师生数(N)	病例数(n)	罹患率(%)	χ^2 值	P 值
性别					
男	138	48	34.8		
女	250	87	34.8	0.000	0.997
职业					
学生	377	128	34.0		
老师	11	7	63.6	3.899	0.048

问题 12:从人群分布及空间分布分析结果可以得出什么结论?

问题 13:该事件是否可以判定为突发公共卫生事件?应如何报告?

五、现场卫生学调查

（一）食品卫生学调查

游学团 389 名师生分别居住于 A 镇、B 镇,分别在各自酒店/旅社/民宿/客栈中就餐,师生分桌用餐,但食用的食物基本相同。11 月 17 日,该游学团 389 名师生曾共同前往邻县某写生基地集中写生,中午在 YQ 酒家聚餐,后各自返回居住地。经现场调查,部分学生偶尔曾前往居住地附近小卖部购买零食,主要为方便面、薯片、火腿肠等包装食品。师生自述不喝生水,多饮用瓶装水,居住地及就餐地均有热水供应,基本可排除因食用零食、喝生水导致疫情的发生。

(二) 环境卫生学调查

1. WN 酒店

该酒店共四层,一楼为大堂、超市、餐厅、厨房;二楼、三楼、四楼均为客房,客房共有客房 34 间,其中二楼 12 间,三楼 13 间,四楼 9 间;酒店聘有长期厨师 1 人、长期服务员 6 人。酒店厨房食品加工分粗加工区(清洗、去皮),进一步加工区。清洗池区分素菜、荤菜、海产品,调查时厨房已全部重新清洗消毒,用品摆放整齐有序,卫生状况尚可。餐厅内放有 2 台消毒柜,最多能容纳 15 桌(10 人/桌)人就餐。客房均为多人间,房间通风条件较差。有长期服务员每日打扫,公共区域卫生专人负责。自述平常均进行清洁、消毒室内环境。酒店使用水源为 Y 县自来水厂供水,仅一楼走廊配有一台电热水器,24 小时供水,住客自取饮用。

2. PS 旅社

该旅社共四栋楼房,A 栋一楼和二楼为客房;B 栋一楼、二楼为客房,三楼为客房和会议室,C 栋一楼和二楼均为客房,共有客房 34 间,其中一楼 16 间,二楼 15 间,三楼 3 间;餐厅为另外单独一幢一层;酒店聘有长期厨师 1 人、长期服务员 5 人。厨房食品加工分粗加工区(清洗、去皮),进一步加工区。清洗池分拖把池、荤菜池、蔬菜池、洗碗池、水产池,调查时厨房已全部重新清洗消毒,用品摆放整齐有序,卫生状况尚可。餐厅最多能容纳 18 桌(11~12 人/桌)。该旅社使用自来水供水,4 栋楼均有一台自动电开水机,24 小时供水,住客自取饮用。客房为上下铺,房间通风条件较差。有长期服务员每日打扫,公共区域卫生专人负责。自述平常均进行清洁、消毒室内环境。

3. YQ 酒家

该酒家共 3 栋楼,位于街道两侧,AB 栋(南侧)为两层,一楼就餐,二楼住宿,C 栋(北侧)为两层,餐厅、厨房均在一楼,二楼为业主自住房屋;酒店固定服务人员 1 人(持有健康证且在有效期内),17 日当天业主公婆帮厨,另聘请临时帮工 4 人。厨房面积约 7 m²,通风良好,卫生状况较好,设有盥洗池 2 个、砧板一台、配菜刀 6 把,调查时厨房已全部重新清洗消毒,用品摆放整齐有序,卫生状况尚可。该酒店使用自来水供水,自述平常均进行清洁、消毒室内环境,但 84 消毒液配比随意性大。卫生间位于 C 栋,卫生情况一般,洗手池、便池有污垢,其他环境尚可,未配备手消液。厨房位于 B 栋一楼,厨房内环境尚可,但刀具未分开存放,未见生熟分区,自述对游客不提供凉菜及卤菜,均为自家加工菜品,部分调味品及腌菜存放不规范,并自述碗筷每天消毒 2 次,近期未接待超 30 人的酒席。实地调查发现该酒店只配有一台消毒柜,大约能容纳 20 人就餐,但 17 日就餐达 300 余人,餐具消毒量不满足同餐次 300 余人份。

> 问题14：从上述卫生学调查结果可以初步判定本起疫情的危险因素是什么？现场调查过程中应注意哪些问题？

六、提出假设

根据病例临床表现、三间分布的特征、首发病例的访谈及食品环境卫生学调查，提出本次疫情的假设：2020年11月某县诺如病毒暴发的原因可能是由于某游学团17日在YQ酒家食用被污染食物所致。

> 问题15：完整的假设一般包括哪几个要素？

七、实验室检测

截至11月21日，调查组共计采集各类样本184份，其中师生生物样本19份、酒店工作人员生物样本24份、食品样28份、饮水样本5份、环境样品108份。共计检出诺如病毒阳性样本27份，详见表6.12。

表6.12　184份样本实验室检测结果

地　　点	患病师生样本数	工作人员样本数	食品样本数	饮水样本数	环境样本数	阳性样本数
W驻地	12	10	0	0	20	12
P驻地	7	7	24	2	23	7
YQ酒家（聚餐点）	0	7	4	3	65	8
合计	19	24	28	5	108	27

注：阳性样本说明：① W驻地12阳性样本均为患病学生生物样本。② P驻地有5份学生生物样本阳性，2份环境样本阳性（1份冰箱内壁涂抹样，1份为调味包涂抹样）。③ YQ酒家有3份酒店工作人员生物样品阳性（老板娘、老板母亲、临时工各1份），3份饮水样本阳性（2露天井水，1排污沟水），2份环境样本阳性（清洗盆1份，菜地小青菜1份）。

【感染来源分析】

一、危险因素判定

危险因素判定说明见图6.7。

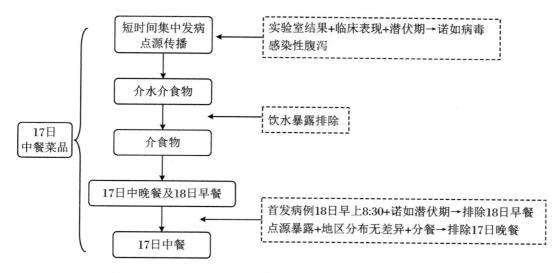

图 6.7 危险因素判定说明

二、提出假设

2020 年 11 月 Y 县诺如病毒暴发的原因可能是由于某游学团 17 日在 YQ 酒家食用污染食物所致。

> 问题 16：简述诺如病毒的生物学特性及流行病学特征。

三、验证假设

（一）可疑餐次菜品调查

通过食用者回忆、酒店菜单存单、学生朋友圈等调查方式，获取当日共同就餐菜品，为炖鸡汤、红烧鱼块、鲜鸭煮萝卜、梅干菜烧肉、木耳炒蛋、芹菜炒香干、酸辣土豆丝、凉拌腐竹、红烧豆腐、香菜拌香干、凉拌粉皮/粉条。

（二）污染食品推断

本案例分析性研究方法选用病例对照研究，将搜索到的符合《诺如病毒感染暴发调查和预防控制技术指南》中病例定义的诺如病毒感染者作为病例组，游学团内未出现临床症状的师生作为对照组，采用问卷星在线软件调查可能的危险因素。

1. 单因素分析结果

根据该起疫情首发病例和共同暴露可疑因素的调查，共计收集到合格调查问卷 329 份，其中病例组 106 份、对照组 223 份。单因素分析结果显示：炖鸡汤（OR＝2.781，95%CI＝1.653～4.678）、芹菜炒香干（OR＝1.769，95%CI＝1.005～3.115）、凉拌腐竹（OR＝2.233，95%CI＝1.200～4.156）、香菜拌香干（OR＝1.629，95%CI＝1.017～2.608）及凉拌粉皮粉条（OR＝1.793，95%CI＝1.124～2.862）为发病的危险因素，其余菜品和饮水与发病之间无统计学关联。见表 6.13。

表 6.13　某游学团诺如病毒感染性腹泻疫情单因素分析

变　量	对照组		病例组		χ^2 值	P 值	OR 值(95% CI)
	吃	未吃	吃	未吃			
炖鸡汤	120	103	81	25	15.444	＜0.001	2.781(1.653～4.678)
红烧鱼块	121	102	64	42	1.092	0.296	1.285(0.803～2.055)
鲜鸭煮萝卜	129	94	73	33	3.682	0.055	1.612(0.988～2.630)
梅干菜烧肉	158	65	85	21	3.224	0.072	1.665(0.953～2.910)
木耳炒蛋	167	56	87	19	2.109	0.146	1.535(0.859～2.746)
芹菜炒香干	158	65	86	20	3.963	0.047	1.769(1.005～3.115)
凉拌腐竹	163	60	91	15	6.641	0.010	2.233(1.200～4.156)
红烧豆腐	126	97	72	34	3.912	0.048	1.630(1.002～2.651)
香菜拌香干	110	113	65	41	4.151	0.042	1.629(1.017～2.608)
凉拌粉皮/粉条	96	127	61	45	6.053	0.014	1.793(1.124～2.862)
酸辣土豆丝	139	84	77	29	3.387	0.066	1.605(0.968～2.661)

2. 多因素 logistic 回归分析

多因素分析结果显示，炖鸡汤、凉拌腐竹为发病的危险因素。其中，炖鸡汤菜品 OR 值为 1.972，即吃炖鸡汤感染诺如病毒的风险是未吃过炖鸡汤的 1.972 倍；凉拌腐竹的 OR 值为 1.903，即吃过凉拌腐竹感染诺如病毒的风险是未吃过凉拌腐竹的 1.903 倍。见表 6.14。

表 6.14　某游学团诺如病毒感染性腹泻疫情多因素 Logistic 回归分析

变　量	β 值	SE	Wald χ^2 值	P 值	OR 值(95% CI)
炖鸡汤					
未吃					1.000
吃	0.679	0.229	8.777	0.003	1.972(1.258～3.090)
凉拌腐竹					
未吃					1.000
吃	0.643	0.281	5.241	0.022	1.903(1.097～3.302)

问题17：根据上述单因素分析及多因素分析结果，判定原有假设是否正确？简述判定依据。

四、提出新假设

根据危险菜品中出现热菜，且诺如病毒不耐高温的特性，提出本次疫情的新假设：本次疫情是一起诺如病毒感染性腹泻暴发疫情，感染原因为共同就餐点餐具及菜品受污染，菜品用自来水简单冲洗后制作，餐具未充分消毒便使用导致该次暴发疫情的发生。

五、验证新假设

（一）完善现场调查

赴共同就餐点，与工作人员面对面访谈，了解师生呕吐地点及呕吐物处理情况，厕所及周边环境现况，就餐点餐具消毒情况，公共场所清洁消毒情况，就餐点水源分布及卫生情况等。

（二）环境卫生学调查

YQ酒家日常使用的水源为露天井水，水井右侧有一条排污沟，沟内污水明显，自来水管转接口暴露于污水中，污水沟上行是酒家厕所。采集YQ酒家工作人员及环境样本65份，其中8份诺如病毒核酸阳性，分别为酒店工作人员3份、水样阳性（2露天井水，1排污沟水）3份、清洗盆和菜地小青菜涂抹样各1份，平面图见图6.8。

（三）因果推断

问题18：因果推断依据是什么？包含哪些内容？

本起事件为诺如病毒感染性腹泻暴发疫情，17日午餐聚餐是共同饮食暴露，判定依据：

（1）时间顺序：暴露在前，发病在后，11月17日暴露，11月18日、19日发病。

（2）暴露到发病的潜伏期在合理范围内：12～48小时。

（3）关联强度：共同聚餐点菜品OR值>1。

（4）暴露和发病存在剂量反应关系：危险菜品趋势检验$P<0.05$。

（5）特异性：135例病例均参加17日共同就餐，其他餐次分别在入住点就餐，无共同聚餐史。

（6）一致性：病例的临床表现及潜伏期表现与诺如病毒感染特征一致。

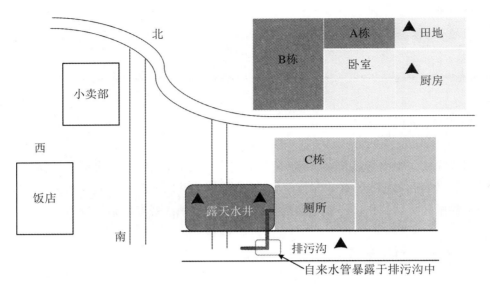

图 6.8　YQ 酒家平面图及环境阳性检出位点

三角形为环境样本检测阳性点。

（7）合理性：病例的临床表现及潜伏期符合诺如感染特征，且共同就餐点 3 名从业人员的生物样本诺如病毒均阳性。

（8）终止效应：回到入住点、采取针对性的控制措施后，经过疾病的一个最长潜伏期后发病降至基线水平。

【控制措施与评价】

一、疫情性质判定

本次诺如病毒感染暴发疫情的流行曲线为共同暴露，根据流行曲线结合诺如病毒感染平均潜伏期推断，可疑餐次为 11 月 17 日中餐、晚餐和 18 日早餐，结合暴露史和卫生学调查结果，11 月 17 日在 YQ 酒家聚餐导致暴发的可能性较大。主要依据：

（1）师生自述基本无喝生水习惯，且居住点均提供热水服务，排除经水导致疫情暴发的可能。

（2）两驻地的师生发病时间基本一致，因此可排除在 P 驻地感染。

（3）游学团师生仅有一次共同的聚餐史，即 17 日在 YQ 酒家，就餐后首发病例的发病时间为 18 日上午 8:30，发病高峰为 18 日 20:00 至 19 日 2:00，符合诺如病毒潜伏期（12～48 小时）特征。

（4）在 YQ 酒家采集的 65 份标本中检出 3 份人员样本诺如病毒阳性，分别为酒家老板娘、老板母亲和帮厨人员；3 份水样诺如病毒阳性；2 份环境涂抹样诺如病毒阳性，显示聚餐点已出现广泛污染。17 日游学团在 YQ 酒家未出现相关症状，广泛污染由游学团师生造成的可能性较小，综合推测病毒来源于 YQ 酒家，其中 3 名隐性感染者可能是该起疫情的传染源。

二、控制措施

（一）高度重视

11月18日晚，接写生基地学生发生感染性腹泻情况报告后，Y县县委、县政府主要负责同志高度重视，及时赴事发写生基地现场组织各项调查处置工作，第一时间传达省、市领导批示精神。安排市场监管、卫健、公安等部门赶赴县人民医院和相关写生基地，第一时间对写生基地厨房和食品留样进行封存，责令停止餐饮服务活动。成立由卫健、市场监管、公安、属地乡镇等相关部门组成的调查组，开展联合调查，全力调查原因。省市专家组到达Y县后，县委县政府主要负责同志及时对接、全程陪同，全力配合做好调查处置工作。

（二）全力救治

11月18日晚，Y县立即组织县人民医院骨干力量对患病师生进行救治，派出专门医护人员到写生基地驻守，密切关注师生后续身体健康状况。会同省、市救治专家组，深入了解两处写生基地师生身体状况，指导师生做好饮食、个人防护、心理疏导等工作。积极与校方工作组对接，联合做好师生情绪安抚，稳定师生情绪。

（三）开展流行病学调查、控制疫情蔓延

组成省、市、县联合流调队，分别开展流调，并全面进行疫情分析、研判及溯源，查找传染源及传播途径，开展环境消杀指导，组织检验人员进行诺如核酸检测。

（四）及时开展实验室检测

11月20日晚，市疾控中心对送检的169份学生和服务人员肛拭子、食品饮水样本、环境样本开展诺如病毒核酸检测，共计检出阳性标本22份；11月21日，Y县再次对该县YQ酒家采集食品、环境等标本，检出阳性5份。

（五）做好师生跟踪服务

对小部分仍有恶心、腹部不适的学生进行跟踪观察、随时处置发生症状的学生。全面开展健康教育和科普宣传，做好师生情绪安抚和引导工作。实时关注网络舆情，随时做好正面回应和舆论引导。

（六）开展环境消杀

指导酒店进行全面彻底的消毒，消毒的重点场所包括食堂、宿舍、厕所、餐厅等地，重点的消毒物品包括餐具、生活用具等。

（七）强化宣传教育

通过Y县疾控微信公众号等官方平台发布诺如病毒感染性腹泻高发季健康防控提示；

启动对全县写生基地、宾馆及民宿业主病毒预防知识宣传,提前落实各项预防措施,避免传播风险;对全县在校师生、来 Y 县写生学生开展诺如病毒预防知识宣传,指导做好个人卫生管理。

【讨论】

(1) 本次调查病例定义将有腹泻者均纳入,并未严格限制腹泻次数≥3 次的原因。所有腹泻病例中仅腹泻一次的占 30.2%,病例搜索结果显示大部分病例症状较轻。根据相关文献报道,诺如病毒感染发病以轻症为主,最常见症状是腹泻和呕吐,其次为恶心、腹痛、头痛、发热等。诺如病毒感染暴发时,制定病例定义应该考虑极轻症状病例大量存在的情况,故本次调查病例定义将有腹泻者均纳入,并未严格限制腹泻次数≥3 次。另外,即使仅腹泻一次的病例,其粪便同样大量排毒,也需要按病例进行治疗、管理和隔离。

(2) 本案例调查的局限性:① 由于调查时间滞后,许多学生对除 17 日午餐外其他餐次食用食物情况回忆不清,给溯源工作带来一定难度。② 本次调查中,由于采样时间滞后,共同就餐的酒家为民宿,未对可疑餐次菜品进行留样,故未采到可疑餐次菜品的样本,使此次疫情溯源结果的判定缺乏有力证据。③ 对于 WN 酒店采集到的 2 份环境标本检测结果为阳性(1 份冰箱内壁涂抹样,1 份为调味包涂抹样),无法定性,该店服务人员自述为处理学生呕吐物未及时洗手就收拾厨房,导致的污染。

(3) 本案例溯源结果指向共同就餐点 YQ 酒家,但对于 YQ 酒家的病毒来源仍未溯清,此类疫情进行下一步处置的思路。在追踪到游学团感染性腹泻疫情源头后,虽然未溯清 YQ 酒家诺如病毒来源,但工作组及时采取了控制措施,并对疫点进行了消毒,同时对共同聚餐点进行了发病监测,经过一个最长潜伏期未再发生病例,达到了控制疫情的目的。

(甘俊英编写,王俊、朱丽君审核)

案例四　一起企业不明原因聚集性发热事件的调查处置

【病例发现与报告】

2020 年 3 月 22 日,M 市接到 D 县疾控中心电话报告:辖区内的 Y 新能源科技有限公司(以下简称"Y 公司")出现数例发热、畏寒、乏力、肌肉酸痛、胸痛等症状病例,原因不明。新冠肺炎疫情防控期间,病例监测敏感度较高,为核实疫情并找出传染源、传播途径及相关危险因素,M 市疾控中心立即派出专业技术人员与 D 县疾控中心组成联合调查组共同开展现场调查工作。

Y 公司主营太阳能电池组件及太阳能光伏产品生产,厂房占地面积约 7200 m²,企业在册职工 110 余人,其中男职工 80 余人,女职工 30 余人。2020 年 3 月 21 日企业组织开展新冠肺炎疫情复工生产前设备调试,当日在岗员工 56 人,岗位不固定,基本为层叠工、串焊工、设备工,其中串焊工分布整个厂区,设备工在整个厂区内走动调试机器。

【调查核实】

调查组电话联系 Y 公司负责人,了解到该公司 3 月 22 日确有 10 余人请假未到岗,部分人员在 D 县人民医院住院治疗。调查组立即联系 D 县人民医院,经核实,确有 10 余名 Y 公司员工在院治疗,病例均具有发热、肌肉酸痛、头疼等症状,目前病因不明。调查组分为两组分别赴 D 县人民医院和 Y 公司开展现场调查。

> 问题 1:疫情核实后,M 市疾控中心应做哪些工作?
>
> 问题 2:根据接报情况,初步考虑此次事件的原因有哪些?
>
> 问题 3:根据接报情况,调查出发前应做好哪些准备?

【现场调查】

一、制定病例定义

根据本次疫情特点,建立病例定义,开展病例搜索,并对病例及 Y 公司开展流行病学调查。

> 问题 4:分别简述前往 D 县人民医院和 Y 公司时需开展哪些调查?
>
> 问题 5:病例定义如何分类,制定病例定义时需注意哪些关键信息?

疑似病例定义:2020 年 3 月 8 日以来,Y 公司的工作人员及其家属中出现发热、畏寒、乏力、肌肉酸痛、胸痛等不适症状的人员,不含已明确诊断其他疾病者。

二、病例搜索

通过网络直报、查看辖区内医院门急诊记录;查看 Y 公司因病缺勤记录,考勤记录,询问病例及公司负责人等方式进行病例搜索。

调查组根据病例定义,经病例搜索,共发现 Y 公司病例 12 人,罹患率 21.43%(12/56),其中 M 市 Z 医院收治 1 人、D 县人民医院收治 11 人。

三、描述性分析

(一)临床表现和检查情况

1. 临床症状

12 例病例均出现发热症状,其中最高 38.8 ℃(6 人超 38 ℃),最低 37.5 ℃,其中 11 名病例出现肌肉酸痛症状,8 名病例出现头痛,7 名病例出现畏寒,个别病例出现咳嗽、乏力、腹痛、腹泻、呕吐等症状,具体见表 6.15。

表 6.15　病例临床表现情况

临床表现	人数（n）	比例（%）
发热	12	100.0
肌肉酸痛	11	91.7
头痛	8	66.7
畏寒	7	58.3
咳嗽	3	25.0
乏力	3	25.0
腹痛	2	16.7
腹泻	1	8.3
恶心呕吐	1	8.3
胸痛	1	8.3

2. 血常规等辅助检查结果

12 名病例中有 9 人在 3 月 22 日进行了血常规检查，白细胞值、中性粒细胞绝对值和占比均明显升高，超敏 C 反应蛋白值明显偏高，且 9 名病例 23 日检测值明显高于 22 日。具体结果见表 6.16。病例肝、肾功能等生化检测结果无异常。12 名病例胸部 CT 检查除 1 人有纤维化病灶外，其他无异常。23 日所有病例病情均有明显好转，25 日均已出院。

表 6.16　病例血常规检测结果

病例	白细胞（10^9/L）		23 日中性粒细胞（10^9/L）		C 反应蛋白（mg/L）	
	22 日结果	23 日结果	绝对值	占比（%）	22 日结果	23 日结果
病例 1	—	9.66	6.50	67.30	—	59.63
病例 2	—	8.79	5.13	58.30	—	100.84
病例 3	—	10.01	8.09	80.81	—	129.48
病例 4	21.03	8.89	18.36	87.30	31.57	87.23
病例 5	16.25	6.43	14.60	89.90	14.50	40.79
病例 6	23.02	8.73	20.79	90.30	28.36	73.46
病例 7	18.50	6.08	17.22	93.10	13.29	59.49
病例 8	18.74	9.38	18.23	97.30	27.20	65.14
病例 9	17.01	8.06	15.15	89.10	45.47	92.29
病例 10	12.83	5.76	10.89	84.90	45.26	74.62
病例 11	25.10	12.74	23.62	94.10	86.49	237.91
病例 12	37.46	11.44	34.4	91.90	65.06	84.84

注：表中"—"为未检测。

> 问题 6：根据此次疫情中患者的临床表现和临床检查结果，对病因的寻找有何提示？

（二）流行病学特征

12 名病例均为 Y 公司员工，员工家属及其他人员未出现类似症状，罹患率为 21.43%（12/56），病例均在院治疗。12 名病例中，最小年龄 18 岁，最大 46 岁，中位年龄 30 岁。男性 11 人，女性 1 人。6 人为串焊工，5 人为设备工，1 人为电工。12 名病例最早发病时间为 21 日 21 时，最晚发病时间为 22 日 2 时，发病流行曲线见图 6.9。

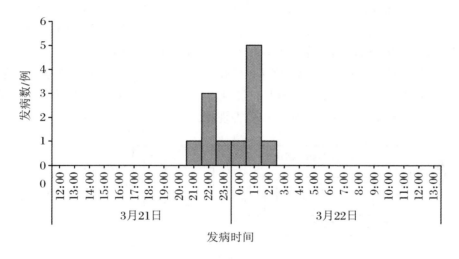

图 6.9　发病流行曲线图

> 问题 7：流行曲线图可分为哪几种暴露形式？
>
> 问题 8：根据此次疫情流行曲线图，推断患者可能的暴露时间？

（三）实验室检测结果

3 月 22 日至 23 日，M 市疾控中心对采集的 11 名病例呼吸道标本进行了新冠病毒和流感病毒核酸检测，结果均为阴性。

3 月 22 日，M 市疾控中心对 1 名病例（症状较重）呼吸道标本进行 FilmArray 多重核酸检测（腺病毒，冠状病毒 229E、HKU1、NL63、OC43，人偏肺病毒，鼻病毒，甲型流感病毒，乙型流感病毒，副流感病毒，呼吸道合胞病毒，鲍曼不动杆菌，阴沟肠杆菌，大肠埃希菌，流感嗜血杆菌，产气克雷伯菌，产酸克雷伯菌，肺炎克雷伯菌，卡他莫拉菌，变形杆菌，铜绿假单胞菌，粘质沙雷菌，金黄色葡萄球菌，无乳链球菌，肺炎链球菌，化脓链球菌，嗜肺军团菌，肺炎支原体，肺炎衣原体等 20 余种常见呼吸道病原体），结果为阴性。

> 问题9:排除新冠肺炎、流感等呼吸道疾病,为寻找致病因子如何考虑下一步调查?

【感染来源分析】

一、职业卫生学调查

根据患者临床表现,结合文献及专家意见,考虑是否为暴露于职业危害因素导致的金属烟热。

Y公司生产车间内有6台封闭式自动焊接机,1台层压机及其他辅助设备,均有自动排风系统。主要生产工序为分选、单焊、串焊、叠层、层压、修边补焊、加湿、擦洗装框、装箱。所有岗位均在同一生产车间内,但车间面积较大,不同工序操作区域相对独立。涉及的原辅材料主要有助焊剂、镀锡铜丝、75%医用酒精、硅胶等,现场可能存在的职业性危害因素为电焊烟尘,详见图6.10、图6.11。且Y公司自投产以来未开展建设项目职业病危害预评价和控制效果评价工作,也未对企业开展职业病危害现状评价。

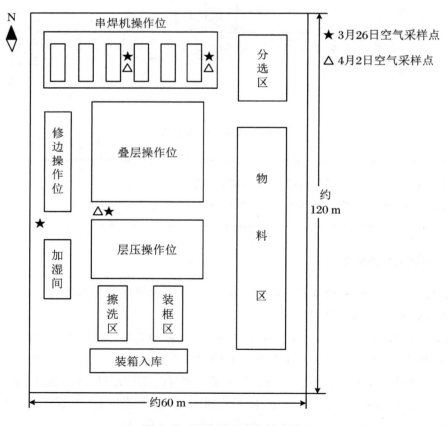

★3月26日空气采样点
△4月2日空气采样点

图6.10 Y公司生产车间布局

为寻找病因是否为暴露职业危害因素导致的金属烟热,M市疾控中心工作人员先后两

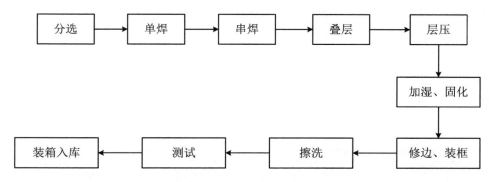

图 6.11 生产工艺流程

次在生产车间厂房内的重点作业岗位采集环境空气样品,对生产加工中涉及的锡、二氧化锡、铜及其化合物、铅及其化合物进行理化检测,结果均未检出,详见表 6.17、表 6.18。

表 6.17 3 月 26 日空气样品中职业危害因素检测结果

采样点设位置	二氧化锡		铜及其化合物	
	检测结果 (mg/m^3)	国家标准 (mg/m^3)	检测结果 (mg/m^3)	国家标准 (mg/m^3)
1 号串焊机操作位	<0.009	2	<0.001	0.2
4 号串焊机操作位	<0.009	2	<0.001	0.2
修边操作位	<0.009	2	<0.001	0.2
加湿器间外修框操作位	<0.009	2	<0.001	0.2

表 6.18 4 月 2 日空气样品中职业危害因素检测结果

采样点设位置	锡		铅及其化合物	
	检测结果 (mg/m^3)	国家标准 (mg/m^3)	检测结果 (mg/m^3)	国家标准 (mg/m^3)
1 号串焊机操作位	<0.007	2	<0.004	0.03
4 号串焊机操作位	<0.007	2	<0.004	0.03
修边操作位	<0.007	2	<0.004	0.03

二、环境卫生学调查

为进一步调查致病因子,结合文献资料,考虑是否与生产车间厂房内中央空调导致的嗜肺军团菌(*Legionella pneumophila*)感染有关。

经调查组现场查看,该 Y 公司厂房内设有水冷系统的中央空调,约 40 个回风口和 100

个送风口,新风口在厂房外过道上方。事发当日中央空调和送风系统及强排风系统均未开启。因工艺要求,车间后区设置了一间加湿间,加湿间外部两侧超声波雾化器将水箱中水雾化成烟雾,通过管道输入到加湿间内部,起到电池板冷却固化作用,加湿间对外留有开放式窗口,呈半封闭状态,见图6.12。调查组在第二次现场调查时采集加湿器水箱中水样及加湿器管道涂抹样,同时也采集了外部中央空调冷却水。结果显示,厂房内加湿系统及外部中央空调冷却水均检测出嗜肺军团菌,详见表6.19。

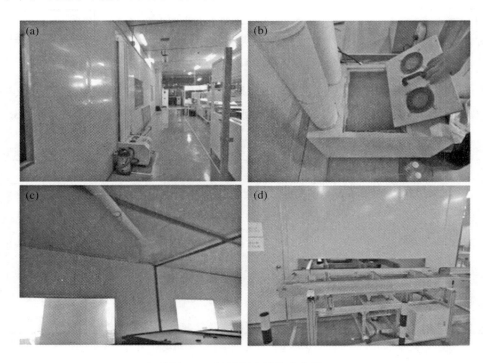

图 6.12 加湿间内外作业布局

表 6.19 嗜肺军团菌(LP)检测结果

样品名称	样品来源	检测结果
外部空调冷却水样	冷却塔	LP5
加湿器水样	加湿器	LP1、LP5、LP6
风管涂抹样	加湿器风管	LP5

随后对病例进行个案回顾性调查,21日13时一病例在复工后首次开启2个月内未消毒、清洗、换水的加湿器时,闻到难闻异味(常态下加湿器雾化水箱要求一周清洗一次,但因新冠肺炎疫情影响,停工至当日复工未进行清洗换水)。发病的12人中有6人当日下午在加湿间附近区域工作,其余6人在加湿间附近检修过设备。4月9日(恢复期)对其中可追溯到的9例病例进行了血液标本采集,通过血清学检测(德国维润赛润嗜肺军团菌抗体检测试剂),1例病例样本嗜肺军团菌1-7型通用IgG抗体阳性、1例病例样本嗜肺军团菌1-7型通

用 IgM 抗体阳性。

三、食品卫生学调查

Y 公司食堂统一供应中餐和晚餐（一荤两素一汤），在岗员工午餐均在食堂就餐，少数员工晚餐未在食堂就餐。12 名病例中有 2 名病例 21 日晚餐未在食堂就餐。食堂内设开水机提供员工饮水。

四、疫情分析

根据此次疫情病例发病急，临床特征相似、对症治疗后症状消失快的特点，可能的原因有三种：① 流感等常见呼吸道传染病。② 急性食物中毒。③ 急性职业中毒（金属烟热）。但依据现场调查、病例个案调查、病例临床表现及辅助检查、各项实验室检测等综合判断，基本排除新冠肺炎、流感及其他常见的二十多种呼吸道传染病；根据食堂就餐饮食情况及发病情况，排除食物中毒的可能；根据 Y 公司工艺流程及生产环境，结合 2 次职业卫生环境采样检测结果，该生产线可能产生的有毒有害气体（铅、锡、铜）均未检测出，基本排除急性职业中毒的可能；现场环境卫生学调查得出该生产工艺涉及加湿环节，加湿器久置未用，首次开启后易形成较高浓度的带菌气溶胶，综合病例个案回顾性调查及环境与人的军团菌样本检测结果，加之病例临床表现及病程与嗜肺军团菌庞蒂亚克热型相吻合，故判定本次疫情为加湿器引起的庞蒂亚克热型军团病聚集性疫情。

> 问题 10：此次疫情调查还存在哪些不足？

【控制措施与评价】

一、职业卫生管理

（1）Y 公司应加强职业病防治工作，依照相关职业病法律法规建立健全职业病防治规章制度，配备专、兼职业卫生管理人员。

（2）认真履行作业场所职业病危害告知制度。对存在电焊烟尘、噪声职业病危害工作场所或设备上或其前方醒目位置设置相应的警示标识。应当在醒目位置设置公告栏，公布有关职业病防治的规章制度、操作规程、职业病危害事故应急救援措施和工作场所职业病危害因素检测结果。

（3）切实做好防护设施的管理、维护和保养工作。加强车间通风，针对使用空调设备的场所，应确保安全通风换气。加强室内通风，保证足够的新风输入；做好空调与通风设施及加湿系统的定期清洁工作。

（4）加强职工个人卫生防护用品管理。应针对不同职业病危害因素的防护要求，正确选择性能符合要求的防护用品,规范使用。公司应有专人负责个人卫生防护用品管理、分发、收集和维护保养,并督促工人规范使用。

(5)及时制定公司的应急预案,并定期地组织演练,发现不足之处要及时地改正,保证在发生事故时,该预案能够正确、高效地防止事故的进一步扩大,尽量减小事故带来的损失。每次预案演练要求有详细地记录并及时地总结。

二、传染性疾病防治

(1)加强职业人群健康监测与健康管理。企业做好因病缺勤登记制度,对职业人群进行定期健康体检,密切关注职业人群身体健康状况,对健康异常者做到早发现、早报告。

(2)加强病例监测,开展相关培训。对医疗机构医务人员进行相关的知识培训,提高医疗机构病例诊断的敏感性。

(3)开展健康教育。对重点职业人群及企业管理人员开展相关的健康知识培训。

【讨论】

此次事件因正处新冠肺炎流行期间,故病例发现敏感性较高,但发生疫情的地点为 Y 公司,所以在首次进入公司调查时,未能充分调查到企业在岗其他人员,以致后续跟进调查难以真实调查到事发当时企业生产运作过程的具体实际情况。虽然职业危害因素调查采集了空气样本进行检测,但如果能做到模拟当日实际情况采样,并及时采集相关人员的血、尿(急性期)等生物样本进行铅、锡、铜及其化合物检测,则对急性职业中毒(金属烟热)的否定性更强。

此次事件中,如病例的咽拭子样本能及时分离培养,能进一步进行人与加湿器样本中的军团菌 PFGE 同源性检测,则结果的判定关联性更强。血清学抗体检测阳性率低,可能与采集样本时间(恢复期血)与试剂的敏感性有关。此外有文献报道,在病例发病的 1~3 天,尿液可出现军团菌抗原阳性,也提示我们在疫情处置时,病例的血标本、呼吸道标本、尿等生物样本采集对疫情研判有重要意义。本次疫情处置时,病因线索不明,多次陷入调查困境,只能根据现场情况结合实验室检测手段逐步排除病因,最终找出源头。若在疫情处置早期,有良好的现场调查经验与思维,每个环节全面系统地采样,对加湿系统或者中央空调的恢复使用有较高的敏感性,则本次疫情的调查与处置会更加及时有效。军团菌引起的庞蒂亚克热型暴发疫情报道较为少见,本事件对今后类似的传染病疫情调查处置有重要借鉴意义,能够提供调查思路,同时也提示卫生监督部门要加强企业卫生监管,督促企业对空调冷却水、加湿器经常进行清洗、消毒、杀菌,有效预防军团菌的污染,控制军团病的暴发流行,切实保障人民群众的身体健康。

(吴起乐编写,王俊、汤海燕审核)

案例五　一起致泻性大肠埃希氏菌引起的食源性疾病暴发事件的调查处置

【病例发现与报告】

2020年9月17日5时许，M市疾控中心接M市卫生健康委反馈信息，该市X学校自9月16日晚起，陆续有多个年级多个班级的多名学生出现腹泻、腹痛等症状，部分学生已到M主城区及相邻D县的多家二级及以上医疗机构就诊。因X学校建有食堂，多个年级和班级的学生集中发病，且临床表现基本相似，初步怀疑本次事件为食物中毒引起。

> 问题1：什么是食源性疾病、食源性疾病聚集、食源性疾病暴发？
>
> 问题2：食源性疾病分哪几类？
>
> 问题3：细菌性食源性疾病的流行病学特点有哪些？

【调查核实】

接报后，M市疾控中心联合辖区疾控中心立即组织多支流调队伍，分别赶赴学校和相关医疗机构开展调查处置工作。

> 问题4：本次事件如何核实诊断？
>
> 问题5：各支流调队伍出发前需要准备哪些物资？

【现场调查】

一、X学校基本情况

X学校位于M市经开区教育园区，为小学、初中九年一贯制公办寄宿式学校。学校共有24个班级，教职工62人，学生977人，其中一年级5个班级，二年级和三年级各3个班级，四年级至六年级各2个班级，七年级5个班级，八年级和九年级各1个班级。学校仅七年级有175名学生住校（该年级共有220名学生），其他学生均为走读生。学校的住校学生一日三餐均在食堂就餐，绝大多数走读生中餐也在学校食堂就餐。

二、制定病例定义、开展病例搜索

经对到医疗机构就诊的部分病例初步调查，病例多表现为腹泻、腹痛症状，部分学生伴有恶心、呕吐症状。为做好病例全面追踪调查，M疾控中心工作人员根据本次事件特点，讨论并建立了疑似病例定义,调查人员根据病例定义开展病例搜索。

> 问题 6:针对本次事件,疑似病例定义如何制定?
>
> 问题 7:如何进行病例搜索?

三、调查资料描述

通过在学校和多家医疗机构的调查,共发现符合疑似病例定义者 318 人。通过对搜索到的病例进行流行病学调查,将调查资料整理如下:

(一) 临床表现

病例临床表现以腹泻、腹痛为主,部分病例伴有恶心和呕吐等症状;24 小时内腹泻次数以 3～5 次为主,共 249 例,占总病例数的 78.30%。见表 6.20、表 6.21。

表 6.20　本次食源性疾病暴发事件患者的临床表现

症状/体征	人数($n=318$)	比例(%)
腹泻	318	100.00
腹痛	286	89.94
恶心	52	16.35
呕吐	27	8.49
发热	4	1.26

表 6.21　318 例病例腹泻次数分布

腹泻次数(次)	病例数($n=318$)	构成比(%)
3	114	35.85
4	88	27.67
5	47	14.78
6	33	10.38
7	11	3.46
8	13	4.09
≥9	12	3.77
合计	318	100.00

(二) 时间分布

病例发病时间最早为 9 月 16 日 13 时、最晚为 9 月 17 日 12 时,发病时间主要集中于 9

月 16 日 19 时至 9 月 17 日 4 时,共 254 人、占总数的 79.87%。流行曲线见图 6.13。

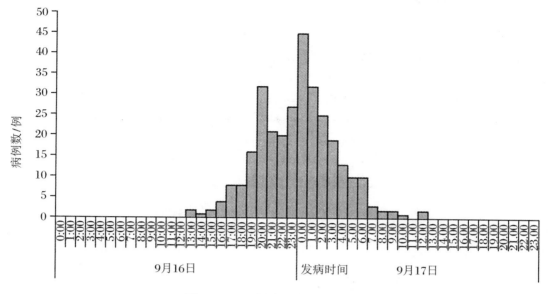

图 6.13 318 例病例发病时间分布

问题 8:什么是流行曲线? 流行曲线主要有哪些作用?

问题 9:本次事件流行曲线有何特征?

(三) 人群分布

318 例病例中 317 例为学生,1 例为食堂员工。年龄最大的 54 岁,最小的 5 岁。男性 157 例,女性 161 例,男女性别比为 0.97:1。全校 24 个班均有病例报告,7 年级发病人数最 多(89 人),6 年级罹患率最高(48.33%)。见表 6.22。

表 6.22 学生病例年级分布和罹患率情况

年级	病例数(n)	年级人数(n)	罹患率(%)
一年级	44	233	18.88
二年级	36	119	30.25
三年级	40	107	37.38
四年级	27	81	33.33
五年级	34	82	41.46
六年级	29	60	48.33
七年级	89	220	40.45
八年级	12	40	30.00
九年级	6	34	17.65

(四) 师生饮食、饮水情况

师生早餐每天均为包子、馒头、鸡蛋、煎饺、糍粑、稀饭；老师和学生中餐、晚餐菜品不同，由相同厨师加工；食堂工作人员用餐为剩余的学生餐品。现场调查获得 9 月 16 日师生用餐具体菜品见表 6.23。住宿学生中女生宿舍饮用水为饮水机加热直饮水，男生宿舍为桶装水，走读学生自带饮水或饮用教室桶装水，没有喝生水习惯；老师饮用的桶装水与学生相同。

> 问题 10：根据以上信息，可以形成哪些假设？
>
> 问题 11：如何验证所提假设？

表 6.23　X 学校 9 月 16 日师生午餐、晚餐菜谱

餐次	学 生 餐	老 师 工 餐
中餐	淮南酱鸭、西红柿炒蛋、金玉满堂、清炒豇豆、包菜蛋花汤、酸奶（仅供应小学生）	红烧猪蹄、干烧仔鸭、农家蒸蛋、清炒瓠子、蒜泥苋菜、包菜蛋花汤
晚餐	淮南酱鸭、西红柿炒蛋、金玉满堂、肉丝炒豇豆、红烧鸡腿	红烧猪蹄、干烧仔鸭、农家蒸蛋、清炒瓠子、蒜泥苋菜

【感染来源分析】

一、病例对照研究

从流行曲线和病例发病时间推测，可疑食物暴露可能为 9 月 16 日午餐。据此制作食物调查问卷。对全部病例所在班级和性别进行匹配，共选取对照 120 人，进行问卷调查。调查结果见表 6.24。

表 6.24　病例对照分析表

食　物	病　例 吃	未吃	对　照 吃	未吃	χ^2	P	OR	95%CI
淮南酱鸭	297	21	78	42	57.047	0.000	7.615	4.263～13.603
西红柿炒蛋	250	68	95	25	0.061	0.507	0.967	0.578～1.620
金玉满堂	251	67	96	24	0.060	0.895	0.937	0.556～1.579
清炒豇豆	210	108	71	49	1.789	0.182	1.342	0.871～2.066
包菜蛋花汤	113	205	53	67	2.758	0.099	0.697	0.455～1.068

> 问题 12：请对以上结果进行解释。

二、现场卫生学调查

学校食堂位于学校内部一独立建筑,分为加工区、出菜区、售卖区、用餐区,加工区配有冷藏库、热烹饪间、蔬菜加工间和荤腥加工间;出菜区有恒温和消毒设施;教师和学生均使用分格餐盘,餐具、餐盘在同一消毒柜消毒。食堂由第三方餐饮公司承包,共有 18 名工作人员,包括 1 名管理人员、2 名厨师、2 名面点师傅、1 名蒸菜师傅、4 名备菜间工作人员、4 名洗碗间工作人员、4 名前堂工作人员;18 人均有健康证。其中有一名洗碗间工作人员 9 月 17 日凌晨 1 点出现腹泻症状,腹泻 3 次,自行服药后好转。食堂冷冻食品均由 G 冷冻商品行供货。

淮南酱鸭制作流程为:解冻→清洗后加盐腌制 10 小时→焯水→加入自制卤包(白芷、桂皮、八角、香叶)加热卤制 40 分钟、浸泡 30 分钟→出锅切块(厨师自述砧板长久未用、使用前用水冲洗,过程中佩戴一次性手套和口罩)→装盘。现场经询问得知,在上述酱鸭制作过程中,解冻在荤腥加工间的水池中完成,酱鸭在腌制后到焯水、出锅后到切块的两个运输过程均使用 3 个大铁盆,铁盆在酱鸭送到焯水后并未清洗充分。当天淮南酱鸭共制作 80 kg,由于该食堂无专门的冷盘熟食间,故在荤腥加工间进行切块,再送至备餐间。

三、样本采集

M 市疾控中心实验室工作人员现场采集食堂食品留样 31 份、食堂环境涂抹样 31 份、学生宿舍饮用水样 9 份、食堂工作人员手涂抹样 1 份、肛拭子标本 67 份(食堂工作人员 12 份、学生 55 份)、粪便标本 22 份(厨师 1 份、学生 21 份)。

> 问题 13:引起本次食源性疾病的病原体,重点考虑有哪些?

经实验室检测,检出 12 份粪便(均为学生)、19 份肛拭子(15 名学生、3 名食堂工作人员、1 名宿舍管理员)、2 份食堂物表环境涂抹样(荤腥加工间水池壁、备餐间水龙头)、3 份食品样本(酱鸭、红烧鸡腿和苋菜)为致泻性大肠埃希氏菌(Diarrheogenic *Escherichia coli*)核酸阳性。

> 问题 14:根据上述资料,能否判断为一起食源性疾病暴发事件,依据有哪些?

【控制措施】

根据《食品安全事故流行病学调查技术指南(2012 年版)》《食源性疾病判定及处置技术指南(试行)》,经流行病学调查、实验室检测,结合病例临床表现,判断本次事件是一起由致泻性大肠埃希氏菌引起的食源性疾病暴发事件,主要因 9 月 16 日中餐酱鸭在制作过程中存在不规范操作导致就餐学生感染和发病。

问题15：针对本次事件，应采取哪些控制措施？

【讨论】

目前世界公认的致泻性大肠埃希氏菌有5种，分别是肠致病性大肠埃希氏菌（EPEC）、肠侵袭性大肠埃希氏菌（EIEC）、肠产毒性大肠埃希氏菌（ETEC）、肠出血性大肠埃希氏菌（EHEC）、肠集聚黏附性大肠埃希氏菌（EAEC）。欧美国家致泻性大肠埃希氏菌中引起食源性疾病最多的血清型是STEC；我国2012—2015年门诊腹泻患者中致泻性大肠埃希氏菌流行特征分析表明，我国的流行菌型以EAEC、EPEC和ETEC为主。

问题16：本次事件在调查过程中还存在哪些问题？还可以进一步开展哪些调查？

（杨锟编写，王俊、朱丽君审核）

第七章　桌面演练实践

第一节　桌面演练简述

一、概述

卫生应急演练是将卫生应急人员置身于模拟的突发事件场景之中，要求他们依据各自职责，按照真实事件发生时应履行职能而采取行动的一种实践性活动，用以评价相关机构履行应急预案或实施方案所赋予的一项或多项应急职能的能力。

中国疾病预防控制中心编印的《卫生应急演练技术指南(2013)》，将应急演练根据组织形式和演练规模分为讨论型演练(discuss-based exercise)和实战型演练(operations-based exercise)，其中讨论型演练包括主题研讨和桌面演练(table-top exercise)两种类型；实战型演练包括操练、功能性演练和全方位演练(full-scale exercise)三种类型。总体来说，从主题研讨、操练、桌面演练、功能性演练到全方位演练的复杂程度由简到繁，演练的职能从局限到广泛，实施成本从低到高。

桌面演练以建设性的讨论为基本形式，适宜在应急指挥中心(emergency operations center)或会议室等场所进行，在非正式或压力较低的环境下，参演人员聚集在一起，针对某一模拟的突发事件情景来开展相关内容的研讨交流。桌面演练的目的是想通过讨论来培训受练人员，使其熟悉各自单位(个人)的角色、职责或程序；同时也有助于受练人员基于现有的应急方案来尝试应对可能发生的事件，找出预案、方案和工作流程中需完善的部分。

二、应用范围

如果把突发事件应对行动简单概括为"做什么""谁来做"和"怎么做"这样三个层面，那桌面演练主要解决"做什么"和"谁来做"的问题，即专注于受练人员基于各自的角色和职责如何去制定应对计划，组织实施和协调开展。桌面演练的优点主要是时间、经费和资源的消耗适中。局限性在于对场景模拟方面的要求较少，缺乏真实感且没有时限性的压力，不能测试应急管理系统的真实应对能力；同时因不涉及具体操作层面的问题，仅能对方案、程序和

人员能力进行表面的测试。基于以上特征,桌面演练的应用范围包括:

(1)受练人员在压力较小的情况下讨论有关协调和决策的问题。

(2)提供机会使参演各方的应急工作负责人员彼此熟悉和加深了解,同时了解各自的角色和职责。

(3)提供一个良好地解决问题的氛围,尤其是参演各方对某项职责划分或协作方式等产生分歧时。

(4)非常有用的培训手段,能为功能性演练做好准备。

(5)检验和完善预案、实施方案的有效方式。

三、演练流程

按照任务产出环节,可将演练分为演练准备、演练设计、演练实施、演练评估和改进追踪5个产出环节,每个产出环节均包含有若干工作,上一次演练的结果将会影响下一次演练,从而形成循环,每个环节都是在上一个环节的基础上开展的。

(一)演练准备

演练准备主要包括回顾现有方案、评估开展演练的能力、经费预算、获取支持和组建设计团队等5项工作。

1. 回顾现有方案

演练设计人员首先应研究已编制的应急预案和方案,发现可能存在的问题,这些问题包括相关应急预案和方案应采取哪些响应措施、应急响应时可动用的人力物力资源及调用程序、不同类型突发事件的响应要求是否有差别、各单位在各类突发事件中所承担的角色和职责是否有区别、卫生应急人员在哪些方面还需要加强培训等。上述针对相关应急预案和方案梳理出的问题,就是演练的出发点。

2. 评估演练能力

在具体策划一个演练前,设计人员需首先评估所在单位或部门的能力水平,明确相关资源和条件是否具备成功组织开展本次演练的基础。评估需要考虑的因素包括上次演练开展的时间、既往演练中设计和参演人员获得了哪些经验、能够允许的本次演练设计投入的时间、设计团队能力、演练场地和软硬件设施设备到位情况、演练涉及的各方对本次演练所持有的积极态度等。

3. 经费预算

桌面演练所需经费一般低于实战演练,其经费支出一般包括演练前的培训会、演练视频资料录制剪辑费、演练场地租赁费、参演人员食宿费、专家劳务费等。

4. 获取支持

为使演练取得良好成效,在开始演练工作前首先应向上级部门汇报经评估后的本次演练的规划、目的、必要性和可行性,力争获得上级部门的支持。在获得上级部门的支持后,争取各参演方的支持也非常重要,这需要通过演练组织方与其他参演方在演练前的充分沟通来实现。

5．组建设计团队

策划并组织实施一个演练,从演练设计到演练管理和后勤事务,均有大量工作要完成,所以需要组建一个专职的设计团队。团队要有一名具备丰富经验的负责人,要有相应专业背景的团队成员,要有协同高效的执行力。

(二)演练设计

演练设计可分为需求评估、确定演练要素、明确演练目的、编写演练目标、设计背景故事、编写主要事件和细节事件、列出预期行动以及准备事件进展信息等 8 个基本步骤。因桌面演练只是对事件应对的部分模拟,因此,对于桌面演练,8 个基本步骤的前 4 个可以简化。下面简要介绍后 4 个步骤:

1．设计背景故事

背景故事是模拟真实事件的场景或情景,对演练开始前已经发生的事件的描述。桌面演练的背景故事一般较简短,以打印材料或播放幻灯的形式展示给受练人员。当桌面演练仅是为了讨论一般性响应时,也可不需要背景故事而直接进入各场景展开讨论。

2．编写主要事件和细节事件

主要事件和细节事件是背景故事所描述的突发事件引发的或大或小的事件,可视为突发事件带来的问题或是需要采取的应对行动,以达到演练目标。大部分桌面演练仅需编写少量主要事件和细节事件,这些事件应容易地被转化为问题。

3．列出预期行动

预期行动是指设计人员希望受练人员在演练中采取的行动或作出的决定,以显示其能力。列出预期行动将有助于编写提问和事件进展信息,也有助于设计人员进一步明确希望受练人员作出哪些贡献或通过讨论后最终达成某方面的一致。

4．准备事件进展信息

事件进展信息是受练人员实际接收到的一条条具体的信息,这些信息反映了所模拟的突发事件的进展情况。一条进展信息可以代表一个细节事件,也可以是几条进展信息合在一起代表一个细节事件。桌面演练设计时,事件进展信息要仔细编排,使得所有受练人员均有机会参与讨论。

(三)演练实施

桌面演练类似于一个旨在解决问题的头脑风暴会议,在演练过程中是一个接一个地应对问题,待上一个问题解决后再进入下一个问题。

1．参演人员

桌面演练参演人员一般分为控制人员(主持人)、受练人员和评估人员三类。控制人员一般为 1 人,负责全程引导、协调和调度整个演练讨论过程,其具体职责包括介绍背景故事、分发事件进展信息、控制演练进程、引导和调度研讨直至问题解决、激励研讨并从讨论中提炼出答案和解决办法等。受练人员通常是相对较高层级(管理和决策层级)的应急人员,即应急管理和决策人员、辅助决策人员;受练人员的具体选择范围主要依据演练的目的来确定,总的来说,只要受练人员能够从演练中获得提高,或是对既定的讨论主题有益处,其范围可扩展至与应急预案制定及应急响应有关的所有单位。评估人员一般为 1～2 人,负责全程观察并记录演练的过程,在每个演练环节结束或演练各环节全部结束后,可对演练实施情况、演练涉及的专业和技术问题进行点评和总结,并提出改进工作建议。

2. 场地布局

桌面演练的场地布局可以是摆放为回字形布局的集体讨论式布局,也可以是将桌子间隔开形成独立小组讨论式的布局。

3. 演练推进

桌面演练时长通常为 1～4 小时。演练的推进,一般是控制人员(主持人)首先宣读简短的叙述性文稿(背景故事),随后采取直接"提问"或输入"事件进展信息"的方式来引发讨论。一般来说,如果背景故事尚未囊括突发事件所有的进展信息,需要通过不断地输入事件进展信息来反映突发事件的不断发展变化,则采取输入事件进展信息的方式;而如果开始讨论前背景故事已完整地介绍了突发事件的情况,则可采取直接提问的方式。我国桌面演练常采取在持续输入事件进展信息的同时也使用直接提问的方式进行。

(四) 演练评估与改进

1. 演练评估

演练评估是由评估人员基于对演练记录及相关资料的全面分析,对比受练人员表现与演练目标的要求,对演练活动及其组织过程作出的全面客观评价。桌面演练的评估内容包括对演练组织和开展情况、对演练主持人、对演练总体情况等进行评价。为提升评估工作效率和质量,建议所有参演人员在演练实施过程中做好记录,细致记录在各个环节所发现的问题。

(1) 对演练组织和开展情况的评价内容。可包括现场布局是否合理、设施设备能否正常运转、资料准备是否齐全、参加人员是否齐全等。

(2) 对演练主持人的评价内容。可包括着装是否得体、语言和沟通能力是否达标、对应急预案和方案是否熟悉、每个议题讨论时间分配是否合理、现场气氛调动是否到位等。

(3) 对演练的总体评估内容。可涵盖演练需求是否符合实际、准备是否充分、设计是否合理、进程是否能有效模拟真实场景、是否达到了发现并解决问题的目的等多个方面。

演练评估团队负责人负责组织评估团队完成演练总结评估报告,报告中应列入所有在演练过程中发现的问题。总结评估报告是设计后续演练、完善应急预案和方案、采取改进行动的基础。报告的总体框架一般包括演练背景描述、演练概况(目的和目标、演练准备情况、参演部门和人员、演练过程等)、评估工作组织(评估人员选择、评估工作实施、报告撰写实施等)、评估结果(受练人员表现、演练设计和实施情况等)、改进工作建议(培训需求、应急预案和方案需要改进的地方等)等内容。

2. 实施改进

应急演练的主要目的就是通过演练来发现问题、讨论问题并获得对未来应急工作的改进建议。一般来说,所进行的改进多集中在响应程序需进一步优化、应急资源分配需更加合理、人员能力需进一步提升等方面。

四、卫生应急作业信息管理系统"桌面演练"模块功能使用

(一) 模块简介

马鞍山市疾控中心根据业务发展需求,结合实际工作,于 2020 年建成"马鞍山市卫生应急作业信息管理系统",该系统中建有"培训与演练"模块,该模块的"桌面推演"子模块细分为脚本管理、演练管理、演练开始和演练资料管理四个菜单栏。

(二) 使用介绍

(1)"脚本管理"菜单栏,具有编辑和设置演练脚本功能,如拟开展一次新的桌面演练,新建演练脚本则需点击图 7.1 中菜单栏界面的"添加"按钮,进入"添加演练脚本"界面后,分别依次输入脚本名称、年度、演练目的、演练提示、演练背景及内容。下面以新建"一起传染病突发事件调查处置桌面演练"为例介绍使用过程,见图 7.2。

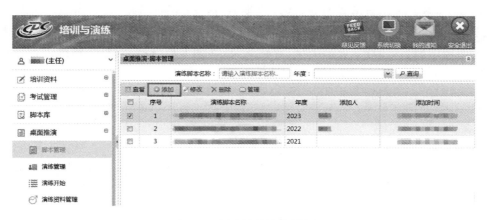

图 7.1　新建演练脚本界面

* 脚本名称:	一起传染病突发事件调查处置桌面演练		* 年度:	2023
演练目的:	检验M市各级疾控机构应对急性呼吸道传染病类突发公共卫生事件应急处置能力,提高相关专业人员现场流行病学调查处置技术水平,进一步规范疫情报告流程和内容,为今后应对急性呼吸道传染病类突发事件打好坚实的综合理论和实践基础。			
演练提示:	1.此次演练依托M市卫生应急作业中心信息管理系统,各场景通过系统内演练功能模块以文字形式展示,参演者需事先登录系统界面,待桌面演练开始时会依次出现各场景介绍和相关问题,参演者在指定区域作答。 2.演练背景和场景内容均为假定,参加演练者无需质疑发生的可能性,只需按照给定场景和问题进行要点作答。			
演练背景及内容:	以医院向疾控机构报告发现不明原因肺炎病例为起点,结合依次给定的背景,被考核人员展开对疫情报告、快速响应、现场流行病学调查等工作的描述。			

图 7.2　添加演练脚本界面

（2）新建桌面演练的信息后，在"脚本管理"界面选择新建的演练脚本名称，再点击"管理"按钮，进行脚本的内容编辑（图7.3）。

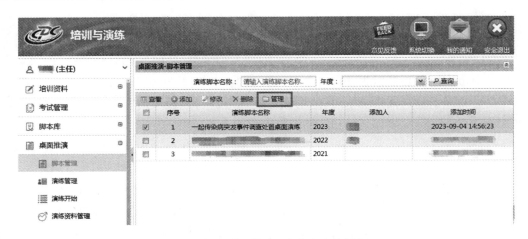

图7.3 点击"管理"进入脚本内容编辑界面

（3）进入脚本内容编辑界面后，选择脚本名称，对脚本场景及场景内问题进行设置编辑，父节点是指每个内容的上级。建立场景后，点击鼠标右键，插入子节点，进行场景内问题编辑，同时需编辑答题时间、评分类型、评估人员、答题人员，以便对整个演练进行管理。见图7.4、图7.5。

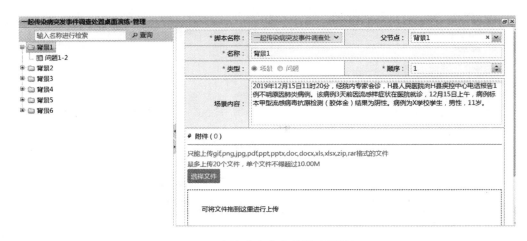

图7.4 演练脚本内容编辑设置界面

（4）演练脚本编辑完成后，进入"演练管理"菜单栏，本栏目是对演练过程的控制设置。点击"添加"后进入选择演练脚本页面（图7.6），在选择演练脚本后，设置演练地点、时间、主持人即可（图7.7）。

（5）"脚本管理"内容设置完成后，进入"演练开始"菜单栏。根据此前设置的主持人，主持人使用系统账号登录，在既定的时间点点击"开始演练"（图7.8），答题人即可使用自己账号进行桌面推演，每完成一个问题，对应的评估人员登录账号即可看到答题内容进行定量或定性评分。

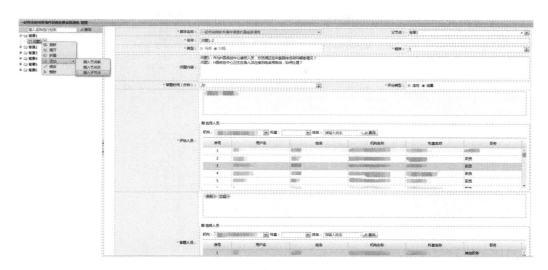

图 7.5　演练脚本场景及问题编辑界面

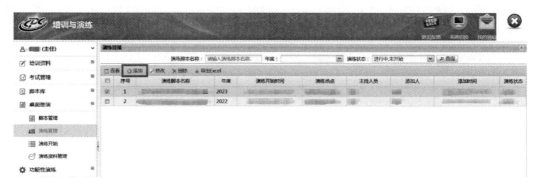

图 7.6　点击"添加"编辑本次演练的具体信息界面

序号	*场景名称	*问题名称	*答题时间（分钟）	*评估人	*参演人	*评分类型
1	背景1	问题1-2	20			定量
2	背景2	问题3-5	40			定量
3	背景3	问题6-7	25			定量
4	背景4	问题8-10	40			定量
5	背景5	问题11-12	25			定量
6	背景6	问题13-15	40			定量

图 7.7　演练脚本及演练过程控制编辑界面

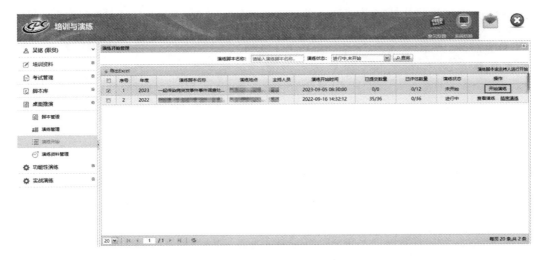

图7.8　主持人点击"开始演练"即可进入桌面演练

（6）"演练资料管理"菜单栏是对每次演练脚本及桌面推演结果的留存,便于后期查看。见图7.9。

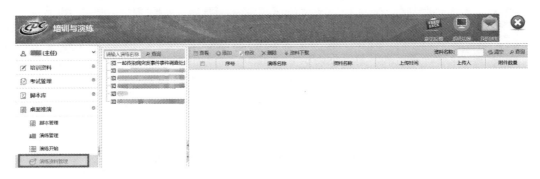

图7.9　演练资料管理界面

第二节　桌面演练实操

一、演练准备

（一）演练准备

为确保演练成功,要成立演练管理组,人员包括控制人员、技术专家、演练专家等,要尽早确定人员分工并列出工作清单。演练准备的环节应包括回顾现有预案、开展需求评估、评估演练能力、明确演练要素、估计演练经费、编制演练目的、获取支持、组建设计团队和后勤保障准备。其中,演练需求评估应结合参演部门的卫生应急职责进行考量,可从当前重要的健康威胁、需要加强的薄弱环节、需要检验或磨合的预案和方案、培训重点等方面进行考虑;明确演练要素就是要明确演练目的与目标(明确参演的受练人员在应急过程中应具备的核心能力、期望受练人员在不同背景下应采取的行动),确定演练内容、参演人员、时间安排和预算。

(二)演练设计

演练设计是演练准备的重点环节,演练设计的核心内容是编制背景故事,因为演练需要模拟真实事件发生的场景或情景,情景设计就要针对演练模拟的假想事件的发展过程,设计出一系列事件的情景顺序和背景故事,通过引入这些事件,确保演练不断深入进行,从而全面检验演练确定的目标。背景故事是按时间顺序描述勾勒出事态进展的轮廓,要具有真实性和专业性,符合逻辑,应说明事件发生的时间和地点、事件类型和发展速度、强度与危险性、受影响范围和造成的损失、人员和物资分布、后续发展预测以及其他条件(气象或环境)等内容。在背景故事设计过程中,故事情节就是根据目标需要,描述由假设的突发事件造成的一系列或大或小的后果或突发事件发生后的有关情况,并以此来提出问题,期望受练人员针对故事情节回答应采取的应对行动。

(三)传染病突发事件桌面演练所涉问题的常见范围

在流行病学调查方面,一般会围绕背景故事,针对现场调查所涉及的接到疫情报告后的准备、暴发疫情的确定、核实诊断、病例定义的制定、病例搜索、三间分布描述性分析、假设的提出、检验假设、控制措施等各个环节展开提问;在疫情信息报告、分级响应、应急监测、快速风险评估等方面也会提出问题。在样本采集和实验室检测方面,提出的问题可涉及采集样本的类型、样本保存与运输方式;根据给定背景故事提出样本检测的病原范围、检测方法和流程等。

二、一起传染病突发事件调查处置桌面演练实操

背景 1:2019 年 12 月 15 日 11 时 20 分,经院内专家会诊,H 县人民医院向 H 县疾控中心电话报告 1 例不明原因肺炎病例。该病例 3 天前因流感样症状在医院就诊,12 月 15 日上午,病例标本甲型流感病毒抗原检测(胶体金)结果为阴性。病例为 X 学校学生,男性,11 岁。

> 问题 1:作为 H 县疾控中心接报人员,你觉得还应向医院询问哪些情况?
> 问题 2:H 县疾控中心卫生应急人员在接到电话报告后,如何处理?

背景 2:H 县疾控中心组成应急小分队于 12 月 15 日 14 时赶赴医院开展调查。该病例

于 12 月 12 日出现发热(38.5 ℃)、咽痛、流涕、咳嗽、全身酸痛、乏力等症状,当天到 H 县人民医院就诊,医院给予退热、抗病毒和抗生素治疗,12 月 15 日,患者仍然发热,再次到医院就诊,入院时体温 39 ℃,乏力,咳嗽加重,X 线显示双肺有片状阴影,WBC:4.5×10^9/L,无淋巴结肿大及其他阳性表现。

> 问题 3:H 县疾控中心拟组织卫生应急小分队赶赴 H 县人民医院开展调查处置工作,你认为小分队成员应包括哪些人员?需要携带哪些装备和物品?
>
> 问题 4:全国不明原因肺炎病例监测方案中,对不明原因肺炎病例的病例定义是什么?本病例是否符合?是否需要网络报告?
>
> 问题 5:H 县疾控中心卫生应急小分队到达医院后,需开展哪些工作?

背景 3:经调查,病例患病前一直居住在家,未接触过病死禽,未外出,患者自诉班级近期有 10 多例发热病例。

> 问题 6:鉴于上述情况,卫生应急人员应对医院提出哪些措施建议?
>
> 问题 7:H 县疾控中心下一步需要开展哪些工作?

背景 4:12 月 15 日 16 时,H 县疾控中心立即赶赴 X 学校进行调查。该学校共有 2010 名学生,分为第一教学楼和第二教学楼,两栋教学楼相距约 100 m。学校学生均为走读生,该校无保健医生。学校第一教学楼 15 个班,734 人,第二教学楼 24 个班,1276 人;有教职员工 114 人。通过学校老师报告资料统计,从 12 月 4 日起,第一教学楼一年级(2)班班主任发现本班学生缺课较多,同时班级内学生咳嗽的也较多,随即报告学校,学校让各班班主任进行调查(班主任通过让生病的孩子举手,然后对举手的小孩进行登记),发现有不少班级也存在类似情况,共登记 534 例病例,主要临床表现为发热、咽痛、咳嗽等流感样症状,多数为轻症,无须治疗。

> 问题 8:根据初步了解的情况,请制定本次疫情的可能病例定义,根据病例定义如何开展病例搜索?
>
> 问题 9:因学校符合病例定义患者较多,请设计病例调查一览表。
>
> 问题 10:调查人员在学校除开展病例搜索、个案调查等工作外,还需开展哪些调查工作?

背景 5:H 县疾控中心调查人员制定如下搜索病例定义:12 月 1 日以来,X 学校出现发热伴咳嗽、咽痛、流涕、畏寒等流感症状之一者。通过对学校、周围的医疗机构和社区等地进行搜索,共搜索出符合病例定义的病例 163 例,均为学生,症状以发热、咳嗽和流涕为主,分别占总病例数的 100%、77% 和 58%。全校学生罹患率为 8.1%,其中第一教学楼发病 40 例,罹患率 5.4%,第二教学楼发病 123 例,罹患率 9.6%,两栋教学楼学生罹患率差异有统计学意义($\chi^2 = 10.977, P = 0.001$)。两栋教学楼男女发病均无差异,一年级(1)班、一年级(2)班、三年级(2)班病例数较多,分别为 13 例、17 例和 14 例,其他班级病例数均少于 5 例。163 例病例流行曲线见图 7.10。

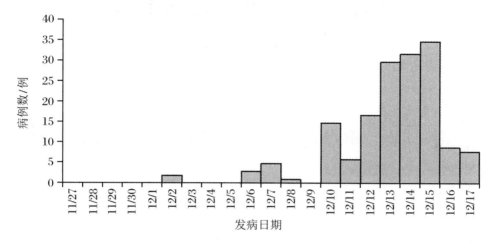

图 7.10　163 例病例流行曲线

问题 11:请根据以上资料,初步分析本次疫情特点。

问题 12:请根据上述调查资料信息提出现场控制措施。

背景 6:12 月 15 日 H 县疾控中心在医院及学校采集了症状典型的 10 个病例咽拭子样本,经市疾控中心实验室检测,10 份样本中有 8 份为乙型(Victoria 系)流感病毒核酸阳性、2 份为甲型(H3N2 亚型)流感病毒核酸阳性。

问题 13:针对本次疫情,H 县疾控中心应如何进行网络报告?

问题 14:如要评价所采取的疫情控制措施的有效性,请列举 3 种以上评价方法。

问题 15:经各项控制措施的有效落实,何时可判断本次暴发疫情结束?H 县疾控中心需要对疫情处置情况进行总结,总结内容应包括哪些方面?

（杨锟编写,金岳龙、常微微审核）

第八章　现场实践要求

第一节　重点传染病个案流行病学调查处置

一、调查病种

根据传染病防控工作需要,要求对报告的重点传染病病例全部开展细致的个案流行病学调查。结合当地传染病流行情况,重点传染病病例可包括甲类及按甲类管理传染病病例、新型冠状病毒感染、手足口病重症病例及死亡病例,人感染动物源性流感(human infection with animal influenza)、狂犬病(rabies)、布鲁氏菌病(Brucellosis)、登革热(Dengue fever)、伤寒(typhoid fever)及副伤寒(paratyphoid fever)、钩端螺旋体病(leptospirosis)、猴痘(monkeypox)病例,当地流行的肾综合征出血热(hemorrhagic fever with renal syndrome)、发热伴血小板减少综合征、恙虫病(tsutsugamushi disease)等自然疫源性疾病,及当地罕见病或5年内未发生的新发及再发传染病等。

二、调查要求

(1) 调查方式:以现场调查为主,电话调查为辅。

(2) 时限要求:接到报告后的48小时内完成。

(3) 调查准备(包括但不限于以下内容):① 人员方面:流调、采样、消毒人员等。② 物资方面:流调物资(相关调查表、登记表等)、防护物资(防护服、隔离衣、口罩、手套、帽子、靴套、防护面屏等)、采样物资(各类拭子、样本保存管、记号笔、条码、样本登记表等)、样本转运箱等。③ 携行电子设备:手机、笔记本电脑、手持流调和采样移动终端设备等。④ 技术方面:相关传染病的调查技术方案、文献等。⑤ 车辆准备。

(4) 调查处置(包括但不限于以下内容):① 病例基本信息、发病与就诊经过、临床表现、预防接种史。② 病例可能的感染来源(暴露史、感染时间和地点)、感染途径、危险因素。③ 病例共同暴露者和密切接触者排查(必要时开展)。④ 风险区域评估与划定(必要时开展)。⑤ 各类样本采集、转运保存与送检。⑥ 现场消毒。⑦ 人、媒介生物、宿主动物应急监测（必要时开展）。⑧ 采取控制措施或提出控制措施建议。

（5）撰写个案流行病学调查报告（报告格式和主要内容可参考第二章第三节）。

第二节　常见传染病聚集性和暴发疫情调查处置

一、常见疫情

结合当地传染病流行情况，常见的可引起聚集性和暴发疫情的传染病包括新型冠状病毒感染、流感、手足口病、流行性腮腺炎（mumps）、诺如病毒感染性胃肠炎、猩红热（scarlet fever）、水痘（chickenpox）等。

二、调查要求

（1）调查方式：必须赴现场开展调查。

（2）时限要求：须在接到报告或发现后的第一时间组织调查人员赶赴疫情现场。

（3）调查准备：在重点传染病个案调查准备内容的基础上，强调调查人员和物资准备的数量要能满足疫情处置需求，人员分工要细化和合理，并建立人员和物资调配机制。

（4）调查处置：按照暴发疫情现场调查的基本步骤（可根据实际情况调整各步骤的先后顺序），边调查边采取控制措施。通过调查，掌握疫情规模和分布情况、查明疫情可能的感染来源、传播链条和造成疫情传播的危险因素，提出控制措施建议。必要时，开展应急监测和风险评估等工作。调查程序和内容可参考本教材第一章至第六章有关内容。

（5）撰写聚集性和暴发疫情流行病学调查报告（报告格式和主要内容可参考第二章第三节）。

（6）撰写专题风险评估报告（必要时开展）。

（杨锟编写，汤海燕、常微微审核）

附录 A 传染病病原体简述

人类获知的微生物种类只有不到自然界微生物物种的 1%～10%,获知能引起人类疾病的病原体种类则是更少,包括当前传统认知的病原体、新发现病原体、复杂人类共生微生物、自然界潜在人类病原体等。

针对引起人类传染病危害性特点,我国根据生物安全管理要求制定了《人间传染的病原微生物名录》,分别将病毒、细菌、真菌分为"一类、二类、三类、四类"四个危害等级的病原微生物。但是引起人类传染病的病原体远非如此,伴随现代检测技术不断提高和运用,会有越来越多的新病原体被发现。附录 A 就人类感染常见和已知病原体从传播途径(感染途径)的角度,进行分类简要罗列述之。

一、肠道病原体

经肠道传播的传染病,这是我国以及发展中国家每年最常见传染病,其病原体检测也是基层疾病预防控制机构微生物实验室的重要工作之一。

肠道传染病病原体有很多生物类别,包括肠道细菌、病毒和少数引起腹泻的寄生虫。常见的肠道细菌类有霍乱弧菌及致病性弧菌(包括 O1 群、O139 群霍乱弧菌和非 O1 群、非 O139 群霍乱弧菌、副溶血性弧菌、河弧菌、拟态弧菌、溶藻弧菌、创伤弧菌等)、沙门菌(包括伤寒沙门菌、副伤寒沙门菌和非伤寒沙门菌)、志贺菌、小肠结肠耶尔森菌、致泻性大肠埃希菌(包括 EPEC、ETEC、EHEC、EIEC、EAEC)、弯曲菌(空肠弯曲菌、结肠弯曲菌等)、亲水气单胞菌、类志贺邻单胞菌、单核细胞增生李斯特菌、艰难梭菌等致腹泻型细菌;致腹泻肠道病毒主要以轮状病毒、诺如病毒、札如病毒、星状病毒、肠腺病毒 40 型和 41 型五类为主;肠道病毒还包括导致小儿麻痹症的脊髓灰质炎病毒,引起较严重的儿童手足口病的 EV71 病毒、柯萨奇病毒,还有导致肝炎症状的甲型肝炎病毒、戊型肝炎病毒等;寄生虫类常见有:隐孢子虫、环孢子虫(卡宴环孢子虫)、比氏肠胞虫、痢疾阿米巴、兰伯氏贾第鞭毛虫等。

二、呼吸道病原体

经呼吸道传播的传染病是人类近些年来特别关注并重点防范的传染病,近三年来以新型冠状病毒感染为主的病毒性呼吸道传染病更是得到全球各国的高度重视。呼吸道传染病具有传播速度快、传播范围广、隐匿性传播能力强等特点,由于病原体特别是病毒变异速度快和变异能力强导致免疫措施跟不上,致其流行、暴发的社会危害大,防控措施很难有显著效果。

呼吸道病原体种类繁多,细菌性呼吸道病原体常见的有脑膜炎奈瑟菌、肺炎链球菌、溶血性链球菌、军团菌(嗜肺军团菌为主)、金黄色葡萄球菌、白喉棒状杆菌、百日咳鲍特氏杆菌(或博德特氏菌)、流感嗜血杆菌、肺炎克雷伯菌、鹦鹉热衣原体、肺炎衣原体、肺炎支原体、耶氏肺孢子菌等;病毒性呼吸道病原体有常见和新发病原体,如 2020 年初全国各地陆续出现的新型冠状病毒引起的严重的呼吸道感染疫情,如本世纪初出现的 SARS 冠状病毒、MERS 冠状病毒,常见的还包括麻疹病毒、风疹病毒、流行性腮腺炎病毒、水痘带状疱疹病毒、流感病毒、禽流感病毒(包括 H5N1、H7N9 等)、副流感病毒(1、2、3、4 型)、腺病毒、呼吸道合胞病毒、冠状病毒(HKU1、NL63、229E、C43)、人类偏肺病毒、人鼻病毒、肠病毒、博卡病毒、EB 病毒等。

三、自然疫源性(人兽共患)病原体

细菌类包括鼠疫耶尔森菌、炭疽芽孢杆菌、猪链球菌、布鲁氏菌、立克次体(斑点热立克次体、莫氏立克次体、普氏立克次体等)、埃立克体(人粒细胞埃立克体、单核细胞埃立克体、查菲埃立克体等)、伯氏疏螺旋体、恙虫病东方体、钩端螺旋体、鼻疽伯克霍尔德菌、土拉弗朗西斯菌等;病毒类包括流行性乙型脑炎病毒、登革热病毒、寨卡病毒、流行性出血热病毒(汉坦病毒、汉城病毒、普马拉病毒、多布拉戈病毒)、萨比亚病毒、肮病毒、亨得拉病毒、埃博拉出血热病毒等;寄生虫类包括血吸虫、疟原虫、棘球绦虫(棘球蚴,引起包虫病的病原体)等。

四、其他传播(感染)途径相关病原体

经血液或性接触途径传播的病原体有乙肝病毒、丙肝病毒、SEN 病毒、HIV 病毒、人乳头瘤病毒、人类单纯疱疹病毒、苍白(梅毒)密螺旋体、淋球菌、衣原体、支原体、阴道滴虫等;经接触动物或被动物咬伤、抓伤等传播的病原体有狂犬病毒、巴尔通体(猫抓病)、弓形虫、旋毛虫、钩虫等。

关于传染病原体的传播来源和传播途径并非唯一性,有的病原体来源于肠道,但也可以通过呼吸道传播;有的来源于家养或野生动物,除了接触传播途径外也可以通过呼吸道传播;甚至有的病原体可以同时具有多途径传播能力,因此什么传播类型病原体主要依据为其最早发现或长期存在或绝大多数存在的来源所定的。上述列举的病原体只是人类认识的能引起典型致病症状的很少的一部分病原体,近 50 年来新发再发传染病层出不穷,老的病原体经过变异获得新的传播力、新的致病能力、新的耐药能力再次"攻击"人类;而且新的病原体引起的新传染病不断被发现,人类与病原体的"战斗"永远不会停止。

(陈道利编写)

附录 B　专题风险评估案例——M 市流行性出血热疫情专题风险评估

一、评估缘由

冬季是流行性出血热姬鼠型疫区病例高发季节,12 月份以来 M 市已报告 4 例流行性出血热病例,为及早发现疫情苗头,规范、有序做好流行性出血热疫情防控工作,进一步加强监测报告和风险评估,保障人民群众身体健康和生命安全,特开展专题风险评估。

二、评估内容

近期 M 市发生流行性出血热病例的风险及相应的防控措施。

三、资料来源与评估方法

(一)资料来源

(1)《全国肾综合征出血热监测方案(试行)》《A 省流行性出血热疫情处置技术方案》《流行性出血热诊断标准》,流行性出血热相关文献资料。

(2)国家、A 省近期通报的相关疫情资料,M 市既往疫情资料。

(3)M 市病媒生物(鼠)病原学监测结果。

(二)评估方法

采用专家会商法和风险矩阵法相结合的半定量评估方法。

(三)评估人员

流行病学、实验室检测、信息报告与风险评估专业人员等。

四、风险识别信息

（一）疫情概况

1. 全国

（1）2019 年，中国有 30 个省（自治区、直辖市）共报告流行性出血热病例 9596 例，死亡44 人，其中实验室确诊病例数和死亡数分别为 7638 例和 41 人，临床诊断病例数和死亡数分别为 1958 例和 3 人；与 2018 年报告病例数（11966 例）和死亡数（97 人）相比分别下降了19.81% 和 54.64%。报告发病率 0.69/10 万，较 2018 年（0.86/10 万）下降 20.23%；报告死亡率为 0.0031/10 万，较 2018 年（0.007/10 万）下降了 55.71%。全国流行性出血热病死率0.46%。

（2）1992—2019 年报告发病趋势。中国流行性出血热疫情自 20 世纪 80 年代发生较大规模流行后，总体呈下降趋势，但每 3～5 年疫情仍有周期性波动。20 世纪 90 年代，年报告发病数 4 万～6 万例，进入 2000 年以后，报告发病数呈持续下降趋势，到 2009 年全国报告发病数 8745 例，达到近 20 年来的最低水平，随后又逐步升高，2012 年达到小高峰（报告 13308例），2013 年始至 2016 年，呈现逐年下降的特征，但 2017 年疫情又有所上升，2018 年继续升高，2019 年又开始呈现下降的趋势。

（3）近期，S 省 X 市陆续报告多例流行性出血热病例。

2. A 省

2021 年 1—11 月，A 省共报告 123 例流行性出血热病例。2020 年全年报告 180 例流行性出血热病例，2019 年全年报告 253 例流行性出血热病例。A 省全年发病呈双峰型，为 4 月至 6 月和 10 月至次年 1 月两个流行高峰，当下，A 省正处于流行性出血热冬季流行期，具体见图 B1。

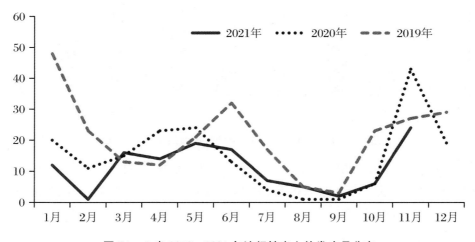

图 B1　A 省 2019—2021 年流行性出血热发病月分布

3. M市

（1）时间分布。M市2021年1月1日至12月24日共报告13例流行性出血热病例，其中12月份以来报告4例。2020年全年报告8例流行性出血热病例，2019年全年报告16例流行性出血热病例。根据发病月分布显示，冬春季是M市流行性出血热病例高发期，具体见图B2。

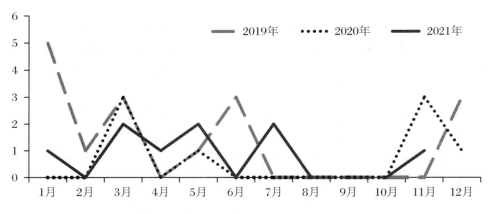

图 B2　M市2019—2021年流行性出血热发病月分布

（2）人群分布。M市2019年1月1日至2021年12月24日，共报告37例流行性出血热病例。男性28例，女性9例，男女比为3.1∶1。职业主要为农民，29例，占78.39%。年龄主要集中在50～70岁之间，占51.35%，具体见图B3。M市出血热病例人群主要为中老年务农男性。

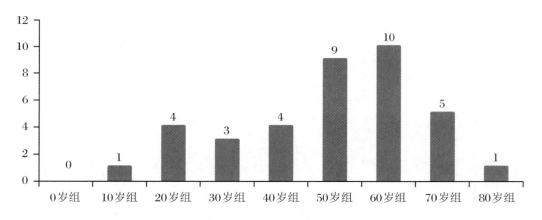

图 B3　M市2019—2021年流行性出血热发病年龄分布

（3）地区分布。M市2019年1月1日至2021年12月24日，报告的37例病例主要分布在BW区（12例），占32.43，%，HS县（9例），占24.32%，H县（8例），占21.62%，D县（7例），占18.92%，具体见图B4。

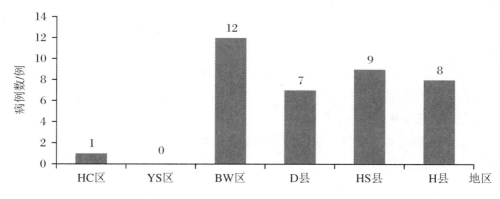

图 B4　M 市 2019—2021 年流行性出血热发病地区分布

（二）M 市 2021 年病媒生物（鼠）监测

（1）根据 M 市病媒生物（鼠）生态学监测结果显示，M 市范围内特别是 HS 县两个乡镇、BW 区两个乡镇等流行性出血热高发地区既存在黑线姬鼠也存在褐家鼠及小家鼠等鼠种，提示 M 市可能存在姬鼠型和家鼠型混合型疫区，冬、春季均可出现流行高峰。

（2）根据 M 市病媒生物（鼠）病原学监测结果显示，2021 年 9 月，HS 县 QX 镇 HL 村 4 只鼠病原学检测汉坦病毒阳性，提示鼠间存在流行性出血热疫情，有向人间扩散疫情的风险。

（三）关键知识文献综述

1．概述

流行性出血热（EHF）又称肾综合征出血热（HFRS），是由汉坦病毒感染引起的一种自然疫源性疾病，鼠类为其主要的自然宿主和传染源。人感染汉坦病毒后潜伏期通常为 7～14 天，也偶见短至 4 天或长至 2 个月者。典型临床表现具有三大主征，即发热、出血和肾损害。患者起病急，早期有发冷，发热等症状，全身酸痛，乏力，呈衰竭状；可有头痛，眼眶痛，腰痛（三痛）和面、颈、上胸部充血潮红（三红），呈酒醉貌；可出现眼睑浮肿，结膜充血，水肿，有点状或片状出血；上腭黏膜呈网状充血，点状出血和腋下皮肤有线状或簇状排列的出血点。患者束臂试验阳性。典型病例病程经过有发热期、低血压休克期、少尿期、多尿期和恢复期五期经过。轻型或治疗合理而及时的患者，往往五期过程不明显，或出现越期现象；重症患者则病情重，来势凶猛，病期可相互重叠，预后差。

2．病原学

汉坦病毒至少有 20 个血清型，主要分为 I 型汉滩病毒（HTNV）、II 型汉城病毒（SEOV）、III 型普马拉病毒（PUUV）、IV 型希望山病毒（PHV）。我国自 1980 年首次分离出 HFRS 病毒，至今证实存在 HTNV 和 SEVO 两型，近期在吉林又发现了 PUUV 型。汉坦病毒为有包膜的 RNA 病毒，抵抗力不强，使用一般有机溶剂和消毒剂如氯仿、丙酮、β-丙内脂、乙醚、酸（pH<3.00）、苯酚、甲醛等均很容易将其灭活，此外，56℃ 30 分钟或 100℃ 1 分钟及

紫外线(10～15分钟)也可将其灭活。但汉坦病毒在低温条件下(－20℃以下)可长期保持其活性。

3．传播途径

(1)皮肤黏膜传播：即鼠类的排泄物、分泌物由破损的皮肤或黏膜侵入人体。

(2)消化道传播：病毒可在水和食物中存活较长时间,进食被病毒污染的水和食物,经口腔或消化道黏膜发生传播。

(3)呼吸道传播：即通过携带病毒的鼠类的排泄物(尿、粪便、唾液)污染尘埃形成的气溶胶吸入,是主要的传播方式。

(4)虫媒传播：被带病毒的革螨、恙螨的叮咬传播。已证实螨体可分离出病毒,病毒可经卵传代。

(5)垂直传播：孕妇可通过胎盘将病毒传给胎儿。

4．流行季节

本病一年四季均可发生,但不同年代、不同类型疫区和不同地理景观地区其流行季节并不完全相同。姬鼠型疫区发病呈现双峰型,即10—12月的高峰及6—7月的小高峰,分别为秋冬季和夏季发病高峰；家鼠型发病高峰多为春季(3—5月)；混合型疫区冬、春季均可出现流行高峰。季节性特点与鼠类繁殖和人群活动有关。

五、评估结果及其依据

(一)发生可能性等级及依据

经专家综合分析判断,一致认为近期 M 市发生流行性出血热病例的可能性等级为"可能",依据:一是冬季是流行性出血热高发季节,根据历年监测数据显示,M 市已进入流行性出血热高发期；二是 M 市近期已有流行性出血热病例报告；三是 M 市 2021 年 9 月份病媒生物(鼠)病原学监测已从褐家鼠及小家鼠中检测出汉坦病毒阳性,提示鼠间疫情向人间播散的可能性较大。

(二)后果严重性等级及依据

经专家综合分析判断,一致认为病例发生后的后果严重性为"高",依据:一是流行性出血热患者易出现重症甚至死亡,危害严重；二是流行性出血热治疗费用给患者家庭带来严重经济负担；三是新冠肺炎疫情期间,社会公众、媒体对各类疫情信息敏感性提高,疫情发生后易引起公众心理恐慌,影响社会稳定。

(三)事件风险等级判定

综合专家意见,将疫情发生的"可能性""后果严重性"代入风险矩阵,得出本次风险评估的结果:近期 M 市发生流行性出血热的风险等级为"高风险"。

（四）不确定性分析

（1）本次专题风险评估基于现有监测数据，病媒生物（鼠）生态学、病原学监测数据样本量仍不够全面，仅反映监测开展时该样本点的情况。

（2）病例的报告基于各级医疗机构诊断的敏感性，且隐性感染人群不易发现。

六、风险管理建议

（1）各级政府各相关部门高度重视流行性出血热防控工作，大力开展爱国卫生运动。在整治环境卫生，清除鼠类栖息活动场所的基础上开展以药物灭杀为主的灭鼠措施。

（2）全市二级以上医疗机构要及时开展流行性出血热防治专题培训，提高病例发现的敏感性，做到早发现、早报告、早诊断、早治疗，应尽早开展抗病毒治疗，同时要加强重症病例的救治，降低病死率。

（3）全市各级疾控机构加强疾病监测、病原检测等工作，规范开展病例流行病学调查、病媒生物（鼠）病原学监测工作，科学、规范、有效开展流行性出血热疫情防控工作；要在病例发生地及病原学监测阳性地点开展鼠密度及带毒情况扩大监测，必要时，以乡（镇）为单位在重点地区重点人群中开展流行性出血热抗体（IgG）监测和疫苗接种。

（4）各有关部门积极开展流行性出血热健康宣教工作，提高公众自我防护意识，避免接触鼠类及其排泄物（尿、粪）或分泌物（唾液），不吃生冷特别是鼠类污染过的食物、水和饮料等，指导并促进公众养成良好的个人卫生习惯。

（吴起乐编写，杨锟审核）

附录 C 传染病疫源地消毒基本要求和工作程序(标准和规范节选)

一、疫源地消毒基本要求

(一)组织执行

(1)对甲类传染病和肺炭疽、艾滋病等乙类传染病必须在当地疾病预防控制和监督机构的监督指导下,由有关单位和个人及时进行消毒处理,或由当地疾病预防控制和监督机构负责进行终末消毒。

(2)对乙类传染病中的病毒性肝炎、细菌性痢疾、伤寒和副伤寒、脊髓灰质炎、白喉、布鲁菌病、炭疽、钩端螺旋体病、流行性出血热、淋病、梅毒等和丙类传染病中肺结核,必须按照当地疾病预防控制和监督机构提出的卫生要求,由病人陪护人或所在单位进行消毒处理或由当地疾病控制机构组织进行消毒处理。

(3)对丙类传染病中的急性出血性结膜炎、感染性腹泻等由病人或其陪护人进行消毒处理。

(4)各类传染病(包括非法定传染病)暴发流行时应在当地疾病预防控制和监督机构的监督指导下,由有关单位及时进行消毒,或由当地疾病预防控制和监督负责对其进行消毒处理。

(5)在医院中对传染病病人的终末消毒由医院安排专人进行。

(6)非专业消毒人员开展疫源地消毒前应接受培训。

(二)时限要求

接到甲类传染病疫情报告和乙类传染病中的肺炭疽和艾滋病的疫情报告后,城市应在6小时内,农村应在12小时内采取消毒措施,其他传染病按病种不同应在24~48小时内采取消毒措施。

(三)装备要求

承担疫源地消毒任务的单位,应根据工作需要和条件配备消毒工具和防护用品,储备一定数量的消毒剂。

(1)消毒工具:背负式喷雾器、气溶胶喷雾器、机动喷雾器、配药桶(10 L)、刻度量杯

（筒）、工具箱、消毒车。

（2）防护用品：工作服、隔离服、防护眼镜、口罩、防鼠疫口罩、帽子、手套、长筒胶靴、毛巾、污物袋、手电筒、皮卷尺、雨衣、长柄毛刷、装工作衣的布袋（30 cm×30 cm×40 cm）、肥皂盒、皮肤消毒盒（瓶）。

（3）消毒剂：储备一定量的消毒剂并与有关厂家建立联系，确保处理突发疫情的需要。常用消毒剂有过氧乙酸、含氯消毒剂、碘伏等。

（四）技术要求

1．疫区消毒

（1）消毒范围和对象：以传染源排出病原体可能污染的范围为依据确定消毒范围和对象。

（2）消毒持续时间：以传染病流行情况和病原体监测结果为依据确定消毒的持续时间。

（3）消毒方法的选择：以消毒因子的性能、消毒对象、病原体种类为依据选择消毒方法。尽量避免破坏消毒对象的使用价值和造成环境的污染。

（4）疑似传染病疫源地的消毒：可按疑似的该类传染病疫源地进行消毒处理或按下一条进行处理。

（5）不明传染病疫源地的消毒：应根据流行病学指征确定消毒范围和对象，采取最严格的消毒方法进行处理。

（6）注意与其他传染病控制措施配合：搞好传染源的管理，疫区的封锁、隔离，杀蝇、防蝇，灭鼠、防鼠，灭蚤，搞好饮用水、污水、食品的消毒及卫生管理，搞好环境卫生。加强易感人群的保护。

（7）填报消毒工作记录，必要时进行消毒效果评价。

2．疫点随时消毒

（1）对病人应根据病情做到"三分开"与"六消毒"。"三分开"是指：① 分住室（条件不具备可用布帘隔开，至少要分床）。② 分饮食。③ 分生活用具（包括餐具、洗漱用具、便盆、痰罐等）。"六消毒"是指：① 消毒分泌或排泄物（如呼吸道传染病主要为口鼻分泌物，肠道传染病主要为粪便，接触性传染病主要为脓液、痂皮等）。② 消毒生活用具。③ 消毒双手。④ 消毒衣服、被单。⑤ 消毒患者居室。⑥ 消毒生活污水、污物。

（2）病人陪伴和护理人员，除做好病人的随时消毒外，应做好本人的卫生防护，护理病人后，应消毒双手。

二、疫源地终末消毒工作程序

（一）工作程序

（1）消毒人员到达病人家后，首先向病人家属做好解释工作。查对门牌号、患者姓名是否符合，了解发病日期、病人居室、活动场所及日常接触使用的物品等情况，并以此确定消毒的对象、范围及方法。

（2）消毒前应穿戴好隔离衣、帽、口罩、手套，备好防护用具，进行现场观察，了解污染情况，划分清洁区和污染区，禁止无关人员进入消毒区内，并按面积或体积、物品多少计算所配制的消毒药物量，并注意所用药物有效成分含量，保证配置药物的有效浓度。

（3）必要时在实施消毒前应先由检验人员对不同消毒对象采集样品（按 GB 15982—2012 中附录 A 执行），以了解消毒前污染情况。

（4）将需集中消毒的污染衣服、床单等用品收集在一起进行处理（或放入大帆布袋或一次性塑料袋中送当地疾病预防控制机构或消毒站消毒）。

（5）房间消毒前，应先关闭门窗，保护好水源（盖好灶边井、水缸等），取出食物、厨具等。若为肠道传染病，应先灭室内苍蝇，然后再消毒。

（6）患者的排物、呕吐物、分泌物、残余食物等，以及装前述污物的便器、痰盂、痰杯和用过的日常生活用品（食具、毛巾、抹布、牙刷、毛巾等，以及皮张、兽毛、奶制品等）应严格进行消毒。

（7）消毒顺序：应按先外后内、先上后下，先清洁房间内污染严重的场所，依次对门、地面、家具、墙壁等进行喷雾消毒；呼吸道传染病重点做好空气消毒。

（8）室内消毒完毕后，应对其他污染处，如走廊、楼梯、厕所、下水道口等进行消毒。

（9）将集中在现场消毒的物品，消毒好后交还病人家，并告诉病人家属在 60 分钟后再进行清洗处理。

（10）传染病病家随时消毒的要求：在接到患者诊断和原驻地隔离卡后，消毒人员应立即到病人家指导随时消毒，必要时提供所需药品，并标明药品名称及使用方法。根据病种和病人家具体情况应做到"三分开"和"六消毒"。"三分开"是：住室（条件不具备者可用布帘隔开，至少也要分床）、饮食、生活用具（包括餐具、洗漱用具、便盆、痰罐等）分开；"六消毒"是：消毒分泌物或排泄物、消毒生活用具、消毒双手、消毒衣服和被单、消毒患者居室、消毒生活污水。患者家属和护理人员除做好患者的随时消毒外，还应做好本人的卫生防护，特别是护理患者后要消毒双手。

（11）消毒工作完毕后，应将所有的消毒工具进行消毒清洗，然后依次脱下隔离衣、帽、口罩（或其他防护用具），衣服打叠好，使脏的一面卷在里面，放入消毒专用袋中带回彻底消毒；最后消毒员应彻底清洗双手，消毒，并填写好工作记录表；消毒完毕 60 分钟后，检验人员再次采样，消毒人员应告诉病人家在消毒后 1～2 小时，彻底通风和擦洗，然后消毒人员撤离。必要时疫源地终末消毒效果应进行评价。

（12）室外环境或病人居住、工作的污染场所（如工厂、机关、学校等），应根据具体情况决定进行追踪消毒或指导上述单位医务室进行消毒。

（13）托幼机构发生传染病应在当地疾病预防控制机构监督指导下由有关单位或个人及时进行消毒，或由当地疾病预防控制机构负责进行终末消毒；医疗单位的隔离消毒由医疗单位按上述原则进行。

（14）传染病医院和综合医院的传染病房的消毒工作参照本程序进行。

（二）消毒操作注意事项

（1）对鼠疫、流行性出血热、疟疾、流行性斑疹伤寒等传染病，除按上述要求消毒外，还应做好杀灭媒介昆虫和灭鼠工作；参加防治鼠疫工作的消毒人员应穿着防鼠疫服，严格遵守操作规程和消毒制度，以防受到感染。必要时可口服抗生素预防。全套防鼠疫服包括：医用防护服、护目镜、医用防护口罩、乳胶手套和长筒胶靴。其穿脱方法为：先穿连身服和长筒胶靴，戴好普通工作帽，再包头巾，使盖住头发、两耳和颈部，然后戴上口罩，在鼻翼两侧塞上棉花球；戴防护眼镜，再穿上罩衫，最后戴乳胶手套。

（2）根据传染病病原体的种类不同、消毒处理的对象不同、消毒现场的特点不同，选用恰当的消毒剂和合适的消毒方法；消毒药物必须在现场配制。

（3）消毒人员在消毒时不准吸烟、饮水、吃食物、随意走出疫区（点），并阻止无关人员进入工作场所。

（4）消毒人员应谨慎细心，不得损坏病人家物品，凡需消毒的物品切勿遗漏；应将已消毒和未消毒物品严格分开堆放，以防反复污染。

（5）用气体熏蒸消毒时，应使房间密闭，达到基本不漏气；要充分暴露需消毒的物品，物品要分散开，相互间要有空隙，以利药物扩散、接触；要控制消毒要求的温度、湿度及时间；食物及不耐腐蚀或怕沾染气味的物品要取出或盖严；用火加热时，应严防火灾。

（方大春节选，陈健审核）

参 考 文 献

［1］ GREGG M B.现场流行病学［M］.3 版.张顺祥,译.北京:人民卫生出版社,2014.

［2］ 冯子健.传染病突发事件处置［M］.北京:人民卫生出版社,2013.

［3］ 许国章,魏晟.现场流行病学［M］.北京:人民卫生出版社,2017.

［4］ 詹思延.流行病学［M］.7 版.北京:人民卫生出版社,2012.

［5］ 叶冬青.流行病学进展(第 13 卷)［M］.北京:人民卫生出版社,2017.

［6］ 任军.安徽省现场流行病学实例［M］.合肥:安徽科学技术出版社,2017.

［7］ 中华人民共和国卫生部办公厅.食品安全事故流行病学调查技术指南(2012 年版)［EB/OL］.(2012-
06-11)［2023-10-17］.http://www.nhc.gov.cn/sps/s3594/201206/f67
04ce99c66438b832771b12aa0a903.shtml.

［8］ 国家卫生健康委办公厅.猴痘防控技术指南(2022 年版)［EB/OL］.(2022-07-01)［2023-10-17］.
http://www.nhc.gov.cn/yjb/s3577/202207/acd6016aaca543e29c16
deb9b5ea3303.shtml.

［9］ 孙亚敏,刘锋,蔡伟,等.北京市某市场新型冠状病毒肺炎相关聚集性疫情传播链分析［J］.2021,42
(3):427-432.

［10］ NHU NGUYEN T M,ILEF D,JARRAUD S,et al. A community-wide outbreak of legionnaires
disease linked to industrial cooling towers-how far can contaminated aerosols spread? ［J］. The
Journal of infectious diseases,2006,193(1):102-111.

［11］ 查兵,秦伟,葛大放,等.2016 年马鞍山市 226 例横纹肌溶解综合征病例流行病学调查［J］.职业与健
康,2018,34(21):2955-2958.

［12］ 张晓宝,严丹莹,陈灿,等.传染病流行病学中基本再生数与有效再生数指标的研究进展［J］.中华疾
病控制杂志,2021,25(7):753-757.

［13］ 吴朝仁,连志浩,陈文俊,等.肉毒中毒:"察布查尔病"的调查［J］.中华医学杂志,1958,44:932-938.

［14］ 杨维中.新型冠状病毒肺炎疫情由应急处置转入应急处置和常态化防控相结合的思考［J］.中华流行
病学杂志,2020,41(6):806-808.

［15］ 中华人民共和国中央人民政府.中共中央关于制定国民经济和社会发展第十四个五年规划和二〇三
五年远景目标的建议［EB/OL］.(2020-11-03)［2023-10-15］.https://www.gov.cn/zhengce/2020-
11/03/content_5556991.htm.

［16］ 王陇德.现场流行病学理论与实践［M］.北京:人民卫生出版社,2004.

［17］ 李群.基层卫生人员常见传染病实用防控技术［M］.北京:人民卫生出版社,2018.

［18］ 中国疾病预防控制中心.人禽流感诊疗方案(2005 版修订版)［EB/OL］.(2005-11-24)［2023-10-15］.
https://www.chinacdc.cn/jdydc/200511/t20051124_32137.htm.

［19］ 中国疾病预防控制中心.发热伴血小板减少综合征流行病学调查方案［EB/OL］.(2015)［2023-10-
15］.https://www.chinacdc.cn/.

[20]　阚飙.传染性疾病与精准预防[M].上海:上海交通大学出版社,2020.

[21]　李金明.实时荧光 PCR 技术[M].2 版.北京:科学出版社,2016.

[22]　叶棋浓.现代分子生物学技术及实验技术[M].北京:化学工业出版社,2015.

[23]　陈浩峰.新一代基因组测序技术[M].北京:科学出版社,2016.

[24]　周海健,崔志刚,阚飙.实验室监测在传染病预警中的应用及思考[J].中华预防医学杂志,2022,56(4):401-404.

[25]　徐建国.反向病原学[J].疾病监测,2019,34(7):593-598.

[26]　徐建国.发现新病原、建立新病原学的技术与理论体系[J].微生物与感染,2010,5(3):129-134.

[27]　赵敏.实时荧光 PCR 技术的前世今生[EB/OL].(2021-03-26)[2023-10-17].https://lab.vogel.com.cn/c/2021-03-26/1102849.shtml.

[28]　微流控学习.微流控 PCR 芯片综述[EB/OL].(2022-09-19)[2023-10-17].https://zhuanlan.zhihu.com/p/566136109.

[29]　探索者 v.一代、二代、三代测序技术原理与比较[EB/OL].(2017-11-10)[2023-10-17].https://blog.csdn.net/tanzuozhev/article/details/78499194.

[30]　贾慧琼,阮陟.全基因组测序在病原菌分型与溯源中的应用研究进展[J].微生物学报,2022,62(3):949-967.

[31]　王桢干,周志慧.拉曼光谱在微生物研究中的应用[J].世界最新医学信息文摘,2019,19(71):151-152.

[32]　高鹏亚,苏英会,孙晖,等.显微共聚焦拉曼技术在细菌分类鉴定中的应用[J].疾病监测,2021,36(1):74-81.

[33]　Bioinfor 生信云.生物信息学的发展与未来[EB/OL].(2022-06-13)[2023-10-20].https://zhuanlan.zhihu.com/p/528262228.

[34]　张羽,马爱进,高利芬,等.微生物资源分子鉴定技术的研究进展[J].中国工程科学,2021,23(5):86-93.

[35]　杨玉红,吕玉珍.食品微生物与实验实训[M].大连:大连理工大学出版社,2011.

[36]　GEORGE D B, TAYLOR W, SHAMAN J, et al. Technology to advance infectious disease forecasting for outbreak management[J]. Nature Communications,2019,10(1):3932.

[37]　杨维中.传染病预警理论与实践[M].北京:人民卫生出版社,2012.

[38]　YANG W. Early warning for infectious disease outbreak:theory and practice[M]. Cambridge:Academic Press,2017.

[39]　BUCKERIDGE D L,OKHMATOVSKAIA A,TU S,et al. Understanding detection performance in public health surveillance:modeling aberrancy-detection algorithms[J]. Journal of the American Medical Informatics Association:JAMIA,2008,15(6):760-769.

[40]　刘金妹,高倩倩,焦敏,等.新发(重大)传染病"全哨点""多症候"监测体系构建[J].中国公共卫生,2021,37(10):1468-1472.

[41]　赖圣杰,冯录召,冷志伟,等.传染病暴发早期预警模型和预警系统概述与展望[J].中华流行病学杂志,2021,42(8):1330-1335.

[42]　胡艺铭,培武,沈群红,等.我国传染病监测系统有效利用程度分析[J].中国公共卫生,2022,38(8):1043-1047.

[43]　杭惠,覃江纯,张钧,等.2010—2018 年苏州市传染病自动预警系统运行情况分析[J].现代预防医学,

2020,47(2):344-347,366.

[44] 王彤,谢青燕,韦柳芳,等.新冠肺炎疫情下对传染病监测预警系统的思考[J].实用预防医学,2021,28(8):1018-1021.

[45] 洪荣涛,吴生根,李群,等.中国大陆传染病监测与展望[J].疾病监测,2015,30(12):994-1001.

[46] 陈碧云,高立冬,陈长,等.我国传染病预警研究及工作现况[J].实用预防医学,2014,21(12):1537-1538,1551.

[47] 黄硕,刘才兄,邓源,等.世界主要国家和地区传染病监测预警实践进展[J].中华流行病学杂志,2022,43(4):591-597.

[48] 杨维中,兰亚佳,吕炜,等.建立我国传染病智慧化预警多点触发机制和多渠道监测预警机制[J].中华流行病学杂志,2020,41(11):1753-1757.

[49] JIA P,YANG S. Early warning of epidemics:towards a national intelligent syndromic surveillance system (NISSS) in China[J]. BMJ Global Health,2020,5(10):e2925.

[50] 陈强,郭岩,万明,等.全球公共卫生情报网及对我国的启示[J].医学信息学杂志,2011,32(8):2-5,19.

[51] BRADLEY C A,ROLKA H,WALKER D,et al. BioSense:implementation of a National Early Event Detection and Situational Awareness System[J]. MMWR Suppl. ,2005,54:11-19.

[52] 杨维中,兰亚佳,李中杰,等.国家传染病自动预警系统的设计与应用[J].中华流行病学杂志,2010,31(11):1240-1244.

[53] 张颖,徐文体,董晓春,等.药物销售监测在社区流感监测中的应用[J].中华预防医学杂志,2012,46(6):571-572.

[54] 朱渭萍,孙乔,薛曹怡,等.上海世博会期间浦东新区传染病症状监测预警系统的建立与分析[J].上海预防医学,2011,23(12):630-633.

[55] 关静,张震,周红玲,等.北京市西城区中学传染病症状监测预警系统研究[J].中国热带医学,2009,9(10):2049-2050.

[56] 中华人民共和国卫生部.突发事件公共卫生风险评估管理办法[S].2012.

[57] 张琳,雷杰,袭燕.传染病疫情风险评估方法与视角的研究进展[J].预防医学论坛,2023,29(1):70-74.

[58] 康良钰,刘珏,刘民.传染病风险评估方法研究进展[J].中国公共卫生,2021,37(10):1454-1458.

[59] 中国疾病预防控制中心.突发事件公共卫生风险评估技术方案(试行)[EB/OL].(2017-08-10)[2023-04-15].http://www.chinacdc.cn/jkzt/tfggwssj/gl/201708/t20170810_149318.html.

[60] 龚磊,许德,宋丹丹,等.基于德尔菲法和层次分析法在洪涝灾害公共卫生风险评估中的应用[J].疾病监测,2017,32(1):57-61.

[61] 夏静,蔡蕾,陈磊,等.国际邮轮传染病疫情风险评估体系的建立[J].中国国境卫生检疫杂志,2019,42(5):319-322,344.

[62] 王媛,韩桃利,王英.采用风险矩阵评估俄罗斯、哈萨克斯坦两种蜱传病毒性传染病输入我国风险水平[J].病毒学报,2020,36(5):865-870.

[63] 林君芬,何凡,柴程良,等.突发事件公共卫生风险评估理论与实践[M].杭州:浙江大学出版社,2016.

[64] 马红梅,柳小青,陈海婴.基于风险评估矩阵法的城市蚊媒疾病风险研究[J].中华疾病控制杂志,2014,18(9):887-890.

[65] 杨仁东,胡世雄,曾小敏,等.手足口病疫情预测预警模型研究进展[J].实用预防医学,2015,22(11):

1399-1402.

[66] REN H,LI J,YUAN Z,et al. The development of a combined mathematical model to forecast the incidence of hepatitis E in Shanghai,China[J]. BMC infectious diseases,2013,13(1):421.

[67] 姚春凤,谭兆营,杨丹丹.化学中毒突发公共卫生事件风险评估指标体系和评估方法探讨[J].职业与健康,2014,30(10):1416-1419.

[68] 李学云,周志峰,赵梦蓝,等.应用 Delphi 法和 AHP 法构建中小学校公共卫生应急能力评估指标体系研究[J].实用预防医学,2018,25(7):890-893.

[69] 王金龙,黄静,巫小佳,等.基于德尔菲法对人感染 H7N9 禽流感监测预警指标体系的研究[J].热带医学杂志,2014,14(8):988-991.

[70] 丁晋飞,谈立峰,汤在祥,等.德尔菲法及其在公共卫生领域的应用和展望[J].环境与职业医学,2012,29(11):727-730.

[71] 刘伟涛,顾鸿,李春洪.基于德尔菲法的专家评估方法[J].计算机工程,2011,37(S1):189-191.

[72] 毛琦,王瑞平,郭晓芹,等.应用德尔菲法评估上海市松江区 2013-2014 年冬春季呼吸道传染病风险[J].上海预防医学,2014,26(9):469-472.

[73] 朱梦,龚磊,宋丹丹.应用德尔菲法构建流感与新型流感暴发早期预警指标体[J].安徽医科大学学报,2018,53(9):1403-1406.

[74] 李娟生,李江红,刘小宁,等.Kendall's W 分析方法在医学数据处理中的应用及在 SPSS 中的实现方法[J].现代预防医学,2008,35(1):33,42.

[75] 逯建华,何建凡,许舒乐.公共卫生产品常态化应用探讨[J].中国公共卫生管理,2018,34(1):5-8.

[76] 董选军,楼洁云,余运贤,等.流感流行综合指数的探索建立与应用[J].中国卫生统计,2016,33(4):665-666.

[77] 逯建华,何建凡,房师松,等.深圳市流感指数的制定及应用[J].实用预防医学,2016,23(5):628-629.

[78] 逯建华,何建凡,许舒乐,等.深圳市流感指数运行结果调查[J].中国公共卫生管理,2016,32(4):567-568.

[79] 杨仁东,胡世雄,邓志红,等.湖南省手足口病发病趋势 SARIMA 模型预测[J].中国公共卫生,2016,32(1):48-52.

[80] 国务院应对新型冠状病毒肺炎疫情联防联控机制综合组.新型冠状病毒肺炎防控方案(第九版)[EB/OL].（2022-06-28）[2023-10-22].https://www. gov. cn/xinwen/2022/06/28/content_5698168.htm.

[81] 黄飞,林鹏,李艳.艾滋病预防控制工作指南[M].广州:中山大学出版社,2009.

[82] 王陇德.艾滋病防治工作手册[M].北京:北京出版社,2005.

[83] 陈曦,贺健梅,郑军.艾滋病性病防治技术手册[M].北京:世界图书出版公司,2014.

[84] 梁志静,周哲人.艾滋病防治知识读本[M].西安:西安交通大学出版社,2015.

[85] 中国疾病预防控制中心性病艾滋病预防控制中心.男男性行为人群预防艾滋病干预工作指南[EB/OL].（2016-05）[2023-10-22].http://dghb. dg. gov. cn/attachment/cmsfile/cdpc/azb/201703/daofile/56572d8f6e316-b4aa-442b-960c-0c03d03b9cd1.pdf.

[86] 中国疾病预防控制中心性病艾滋病预防控制中心.HIV 传播网络监测和干预技术指南（试行）[EB/OL].（2019-09-29）[2023-10-10].http://ncaids. chinacdc. cn/zxzx/zxdteff/201909/t20190929_205904.htm.

［87］ 李伟,钟平,吴波,等.HIV-1 分子传播网络分析及应用［J］.中国艾滋病性病,2018,24（12）：1258-1261.

［88］ 冯毅,王栋,邢辉.HIV 分子传播网络助力我国艾滋病精准防控［J］.中国艾滋病性病,2023,29（1）：1-8.

［89］ 中华人民共和国卫生部疾病控制司.血吸虫病防治手册［M］.3 版.上海：上海科学技术出版社,2000.

［90］ 中华人民共和国国家卫生和计划生育委员会.血吸虫病消除工作规范［EB/OL］.（2018-02-28）［2022-02-05］.https://www.whcdc.org/upload/old_file/201808/5b84f46dc0560.pdf.

［91］ 中国疾病预防控制中心.全国血吸虫病监测方案（2020 年版）［EB/OL］.（2021-07-22）［2023-10-22］.http://hc.jiangxi.gov.cn/module/download/downfile.jsp? classid＝0&showname%20＝undefined&filename＝90952d60190b4c2fb3547ff6be0ac7df.pdf.

［92］ 中华人民共和国卫生部.血吸虫病突发疫情应急处理预案［EB/OL］.（2005-07-08）［2023-10-22］.https://www.chinacdc.cn/.

［93］ 孙成松,朱海,章乐生,等.2020 年洪涝灾害期间安徽省血吸虫病高风险地区疫情调查［J］.热带病与寄生虫学,2021,19（2）：77-81.

［94］ 汪为春,詹惕,项可霞,等.马鞍山市长江东岸湿地公园建设对血吸虫病传播风险的影响［J］.安徽预防医学杂志,2022,28（2）：92-95.

［95］ 杨凯,林梦佳,范文成,等.2013 年四川省仁寿县血吸虫病重疫区野粪分布及血吸虫污染调查［J］.寄生虫病与感染性疾病,2016,14（3）：149-151.

［96］ World Health Organization. Global tuberculosis report 2022［EB/OL］.（2022-10-27）［2023-10-22］.https://www.who.int/teams/global-tuberculosis-programme/TB-reports/global-tuberculosis-report-2022.

［97］ 王陇德.结核病防治［M］.北京：中国协和医科大学出版社,2004.

［98］ 戴志澄,肖东楼,万利亚.中国防痨史［M］.北京：人民卫生出版社,2013.

［99］ 李兰娟,任红,高志良,等.传染病学［M］.9 版.北京：人民卫生出版社,2018：212.

［100］ 国家卫生健康委办公厅,教育部办公厅.中国学校结核病防控指南（2020 年版）［EB/OL］.（2020-12-04）［2023-10-22］.http://www.nhc.gov.cn/jkj/s7923/202012/5f40b53827ae41c5ab7827507d584cab.shtml.

［101］ 赵雁林,陈明亭,徐彩红,等.中国结核病防治工作技术指南［M］.北京：人民卫生出版社,2021.

［102］ 中华人民共和国卫生部.2003—2010 年全国保持无脊髓灰质炎状态行动计划［EB/OL］.（2003-06-24）［2023-10-22］.https://www.gov.cn/gongbao/content/2003/content_62505.htm.

［103］ 中华人民共和国卫生部.全国急性弛缓性麻痹病例监测方案［S］.2006.

［104］ 中华人民共和国卫生部办公厅.全国麻疹监测方案［EB/OL］.（2009-02-02）［2023-10-22］.http://www.nhc.gov.cn/zwgk/wtwj/201304/f9956cbc95594311902cf554e0aee4b7.shtml.

［105］ 中国疾病预防控制中心.麻疹疫情调查与处置技术指南（2013 年版）［S］.2013.

［106］ 国家疾病预防控制局.手足口病预防控制指南（2008 年版）［EB/OL］.（2008-05-02）［2023-10-22］.http://www.nhc.gov.cn/jkj/s3577/200805/e73df45b7b1549188b1d4e1efd604da9.shtml.

［107］ 中华人民共和国卫生部办公厅.手足口病聚集性和暴发疫情处置工作规范（2012 版）［EB/OL］.（2012-06-21）［2023-10-22］.http://www.nhc.gov.cn/jkj/s3577/201206/60672ca1e12e48ff9664a2ac42a01d84.shtml.

［108］ 中国疾病预防控制中心传染病预防控制处.诺如病毒感染暴发调查和预防控制技术指南（2015 版）

[EB/OL].（2015-11-17）[2024-08-15]. https：//www. chinacdc. cn/jkzt/crb/xcrxjb/201801/P020180104571455925608. pdf.

[109]　中华人民共和国国家卫生和计划生育委员会.经空气传播疾病医用感染预防与控制规范（WS/T 511-2016）[EB/OL].（2016-12-27）[2023-10-22]. https：//www. luhehospital.com/Sites/Uploaded/File/2017/03/10636247384123 7402346058875. pdf.

[110]　中华人民共和国卫生部.医院隔离技术规范（WS/T 311-2009）[EB/OL].（2009-04-01）[2023-10-22].http：//www. nhc. gov. cn/cmsresources/mohyzs/cmsrsdocument/doc5841. pdf.

[111]　饶琳,韩文东,李红,等.新型冠状病毒肺炎疫情中医护人员个人防护装备的选择与使用[J].微生物感染,2020,15（1）:44-51.

[112]　李群.应急演练实务:设计与实例[M].北京:人民卫生出版社,2018.

[113]　中华人民共和国卫生部.发热伴血小板减少综合征防治指南（2010 版）[EB/OL].（2010-09-29）[2023-10-15].https：//www.chinacdc.cn/.

[114]　中华人民共和国卫生部.消毒技术规范（2002 年版）[S].2002.

[115]　中华人民共和国国家质量监督检验检疫总局,中国国家标准化管理委员会.疫源地消毒总则（GB19193—2015）[S].北京:中国标准出版社,2015.

中英文名词对照索引